# 불꽃 활력

: 스트레스, 피로, 만성질환에서 벗어나
에너지를 회복하는 방법

몰리 말루프 지음 ㅣ 박세연 옮김

RHK
알에이치코리아

일러두기

이 책에는 건강관리에 관한 조언과 정보가 담겨 있다. 이 책은 의사나 다른 건강 전문가의 조언을 대체하는 것이 아니라 보완하는 차원에서 활용해주길 바란다. 자신에게 건강 문제가 있다는 사실을 알거나 그런 의심이 든다면, 특정 프로그램이나 치료를 시작하기에 앞서 의사의 자문을 구하길 권한다. 정보를 정확하게 소개하기 위해 출간 시점을 기준으로 최선을 다했다. 이 책의 출판사와 저자는 여기서 소개한 방법을 적용함으로써 나타날 수 있는 모든 의학적 결과에 대해 책임이 없음을 밝힌다.

- 본문의 옮긴이 주는 아래첨자로 표기했다.
- 본문의 표기는 대체로 국립국어원에서 펴낸 표준국어대사전을 비롯해 한국어 어문 규범을 기준으로 삼았으나 일부 단어의 경우에는 규범 표기에 다소 어긋나더라도 대중적으로 널리 알려진 표기를 따랐다.

무한한 사랑으로 삶의 의미를 깨닫게 해준
나의 훌륭한 부모님과 네 명의 자매에게
이 책을 바칩니다.

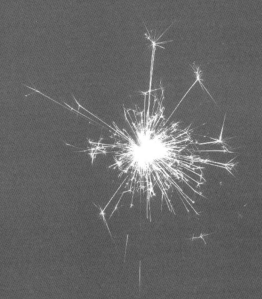

# 차례 🔥

내가 몰리 박사를 처음 만난 것은 2019년이었다. 그날 우리는 바이오해킹biohacking, 신체적, 정신적 건강을 최적의 상태로 만드는 기술을 주제로 한 행사에 토론자로 참석한 차였다. 언론은 나를 "바이오해킹의 아버지"라고 언급했는데, 그건 내가 10년 넘게 바이오해킹 운동을 이끌어왔기 때문일 것이다. 사람들의 관심 밖에 머물러 있던 바이오해킹 분야는 어느덧 주류로 자리 잡았고, '바이오해킹'이라는 용어는 메리엄웹스터 사전에 등재되기까지 했다.

나는 인간의 하드웨어와 소프트웨어를 업그레이드함으로써 우리의 역량과 수명을 자연의 한계를 넘어 얼마나 확장할 수 있을지 항상 궁금해했다. 그리고 내 몸을 '최대 수명 구간maximum longevity zone'(100년을 넘어 200년에 가까운, 혹은 이를 능가할 수도 있는)으로 끌어올리고 정신적 역량과 회복탄력성을 높이기 위해 첨단 혁신과 장비, 기술에 수백만 달러를 투자해서 실험을 해왔다. 그랬기에 누군가 바이오해킹에서 상당한 성과를 올렸다면, 그는 틀림없이 내가 아는 인물일 터였다.

그런데 몰리 말루프 박사에 대해서는 들어본 바가 없었다. 내 옆자리에 앉은 처음 보는 얼굴의 이 젊은 여성 의사는 대체 누구란 말인가? 내가 몰리 박사에 대해 가장 먼저 눈치챈 부분은 그가 대단히 영민한 정신의 소유자라는 사실이었다. 나는 그가 대단히 박식하고, 또한 (나중에 알게 됐지만) 실제 나이보다 훨씬 젊어 보인다는 사실에 강한 인상을 받았다. 그는 이론을 입증하는 사례 그 자체였다! 그는 전문가로서 바이오해킹을 몸소 실천하고 있었다. 그런데 왜 내가 그때까지 몰리 박사에 대해 듣지 못했는지 의아할 따름이었다.

당시 몰리 박사는 실리콘밸리에서 왕진 의사로 활동하고 있었다. 그는 자신의 활동을 널리 알리고 다니지는 않았다. 다만, 다른 이들이 더 나은 삶을 살아가도록, 그래서 그들이 '스스로' 강해질 수 있도록 돕고 있었다. 그는 세간의 주목을 받는 IT 기업을 대상으로 컨설팅을 하고 있었다. 그리고 다른 한편으로는 스펀지처럼 지식을 빨아들이고, 스탠퍼드대 학생들을 대상으로 최고의 성과를 올리기 위해 건강을 최적화하는 방법을 가르치면서 자신의 길을 묵묵히 걸어가고 있었다. 그 모든 노력의 조각을 하나씩 모아 가면서 언젠가 준비가 됐을 때 회사를 설립하고 책을 펴냄으로써 스포트라이트 속으로 당당히 걸어 들어갈 계획을 품고 있었다.

그리고 그는 지금 그 계획을 실행에 옮기고 있다. 그런 그의 모습은 대단히 흥미롭다. 몰리 박사는 지금껏 내가 만났던 사람들 중 가장 개방적이고, 호기심 가득하고, 질문이 넘치고, 감각이 날카로운 사람이다. 그는 바이오해킹 전문가이면서도 언제나 더 많은 것을 배우려 하고, 다음번 중요한 질문으로 넘어가려 하며, 최근 발견한 바를 실행에 옮기고자 노력하고 있다. 그런 그가 책을 쓰고 있다는 소식을 들었을 때, 나는 무척 기뻤다. 내가 가장 흥미롭게 생각한 부분은 이 책에서 다양한 처방이 어떻게 남성과 여성에게 서로 다른 영향을 미치는지에 주목한다는 사실이었다. 남성은 덩치 큰 여성이 아니며, 그 반대도 마찬가지다. 그리고 우리는 모두 고유한 존재다. 이러한 점에서 바이오해킹은 과학이자 기술이다.

나는 '더 휴먼 업그레이드The Human Upgrade'라는 팟캐스트에서 1000회에 달하는 에피소드를 진행하는 동안 바이오해킹 분야에서 활동하는 수십 명의 여성과 인터뷰를 했다. 남성에게 효과가 있는 바이오해킹 기술 중 대부분은 여성에게도 효과가 있었다. 그러나 거기에는 미묘한 비대칭이 존재했다. 남성과 여성은 호르몬 구성이 다르므로 처방도 달라야 했고, 또한 호르몬이 주기적으로 오르내리는 특성으로 인해 여성을 대상으로 한 바이오해킹은 훨씬 더 복잡하고 흥미로운 양상을 보여야 했다.

몰리 박사가 자신의 획기적인 책(지금껏 내가 확인한 바에 따르면 여성을 위한 최초의 본격적인 바이오해킹 책)을 통해 이룩한 성취는 전문적이고 고차원적인, 때로는 난해하고 접근하기 어려운 바이오해킹의 세상에 도구와 원리, 혁신을 가져와서 한 번도 바이오해킹에 도전해본 적 없는 사람도 이를 쉽게 이해하고 실천할 수 있는 기술로 바꿔놓았다는 사실이다. 그는 기본적이지만, 바이오해킹에 대해 사람들이 제대로 이해하지 못하는 한 가지 사실로부터 이야기를 시작한다. 그 사실은 에너지가 우리 삶에 활력을 준다는 것이다. 그는 우리 몸 안에서 벌어지는 일을 새로운 시각으로 들여다본다. 특히 고등학교 생물 시간에 배웠지만 기억이 가물가물한 미토콘드리아에 주목한다. 미토콘드리아는 삶에 활력을 주는 세포 배터리의 불꽃이다. 이 책의 제목 역시 바로 여기서 비롯됐다. 이 책의 원제는 'The Spark Factor'로 '세포 배터리에 불꽃을 일게 하는 요소' 정도로 직역할 수 있다. 우리가 이러한 미토콘드리아를 올바로 이해할 때, 우리 몸도 올바로 이해할 수 있다.

그렇다면 어떻게 시작해야 할까? 몰리는 구체적인 방법을 알려준다. 세포 배터리는 충전 이외에 더 많은 일을 하는데, 이 책은 배터리를 어떻게 충전하는지, 어떻게 사용하는지, 어떻게 배터리에 플러그를 연결하는지를 보여준다. 이 책에서 가장 멋진 부분은 에너지 용량을 최대로 끌어올리기 위해 식습관과 운동을 바이오해 킹 하면서, 동시에 우리의 배터리를 방전시키는 스트레스의 위협 에 맞서 싸울 수 있는 올바른 방법을 가르쳐준다는 것이다. 몰리 박사는 어릴 적 트라우마와 "위협"에서 비롯된 근원적인 스트레스 를 새로운 시각으로 바라보면서, 호르몬이 여성의 삶에서 기능하 는 다양한 방식(그리고 호르몬을 해킹하는 방법)과 더불어 의사에게 물어보기 힘든 인간관계와 섹스에 관한 다양한 이야기를 들려준 다. 이러한 점에서 이 책은 진정으로 포괄적인 지침서다.

우리는 이 책에서 분명히 뭔가를 얻을 수 있다. 다이어트와 마 이크로바이옴microbiome, 체내 미생물 생태계, 최적의 운동, 성생활, 호르 몬 변화, 정신, 영성 등 우리가 건강과 관련해서 궁금해하는 모든 주제에 대해 몰리 박사는 수준 높은 이야기를 들려준다. 쉬운 용 어로 그것들을 설명하면서 변화를 시도하거나 다음 단계로 넘어 가기 위한 일상생활 속 처방을 내려줄 것이다. 이는 대단히 보기 드문 재능이다. 천재적이면서, 동시에 친절하고 다가가기 쉬운 전 문가는 흔치 않다. 몰리 말루프 박사에게는 분명하게도 이 책이 주목하는, 그리고 우리 모두 이해하고 이용하고 싶어하는 바로 그 불꽃이 있다. 그는 혁신가이자 기업가이며 미래주의자다.(나와 마 찬가지로!) 나는 그의 사고방식을 좋아한다. 그는 앞으로 다가올 미 래를 내다보고, 이를 대비할 지식을 가졌다. 그리고 인류의 건강을 위해 노력하는 미래 지향적인 많은 IT 기업을 위해 컨설팅을 해준다. 그는 지금 우리가 알고 싶어하는 산업 내부의 정보를 가장 많이 알고 있는 사람이다.

바이오해킹 초심자든, 경험 많은 바이오해커든, 아니면 바이오해킹이란 말을 처음 접한 사람이든 《불꽃 활력》은 모두가 추구하는 결과를 얻도록 도와줄 것이다. 예를 들어, 만성질환을 치료하거나 인간으로서 성취의 한계를 뛰어넘는 데 도움을 줄 수 있다. 이 책이 바이오해킹 세상에, 그리고 그 너머의 세계에 어떤 영향을 미칠지 지켜보는 것만으로도 대단히 흥미진진하다. 나는 자신의 잠재력을 온전히 실현하고자 하는 모든 여성에게 이 책을 꼭 읽어보라고 진심으로 당부한다. 몰리 말루프 박사가 바이오해킹 분야에서 최고의 여성 지도자로 우뚝 서게 될 날을 기대한다.

데이브 아스프리
방탄커피 창시자, 《최강의 식사》 《슈퍼 휴먼》 저자

모든 세포 속에는 우리 몸에 전기를 공급하는 생명의 불꽃spark이 있다. 사람들은 이를 카이chi나 프라나prana, 혹은 생명력이라는 이름으로 부른다. 이는 대단히 보편적인 개념으로 모든 문화와 신화 속에서 쉽게 발견할 수 있지만, 미신은 아니다. 모든 생명은 바로 이 불꽃에서 발생한다.

그러나 많은 이들의 경우에, 특히 여성의 경우 삶의 무게가 이러한 불꽃을 어둡게 만든다. 우리는 만성 스트레스로부터 어려움을 겪는다. 유독 물질로 오염된 환경에서 살아간다. 염증을 유발하고 호르몬 균형을 깨뜨리며 혈당을 불안정하게 만들고 장내 미생물군의 건강을 파괴하는 가공식품을 먹는다. 삶은 너무나 편리해서 몸을 그리 많이 움직일 필요도 없다. 많은 이들이 주로 앉아서 생활한다. 낮에는 책상 앞에 앉아 있고 저녁에는 TV나 컴퓨터 앞에 앉아 있다. 하지만 그 때문에 하루 리듬이 망가지고 수면의 질이 떨어지는 대가를 치른다. 또한, 디지털 기술을 기반으로 의사소통하기 때문에 시선을 마주치거나 신체적인 접촉을 통해 심리적 위안을 주는 개인적인 만남에 많은 시간을 투자하지 않는다.

삶은 순식간에 흘러가고 우리는 외로움을 느낀다. 이런 느낌은 삶에 에너지를 공급하는 불꽃을 어둡게 만든다. 여기서 어둡게 만든다는 말은 단지 은유적인 표현만이 아니다. 실제로 세포가 발산하는 에너지가 크게 줄어든다. 불꽃이 수그러들 때, 우리는 오랜 삶도, 행복한 삶도 누리지 못한다. 세포 차원에서 에너지 생산이 위축되면 생명을 불어넣어야 할 불꽃이 어두워진다.

그런데 불꽃을 다시 빛나게 만들 수 있다면? 그러면 꿈을 좇는데 필요한 에너지를 얻을 수 있을 것이다. 지금 삶의 어느 단계에 있든 우리는 필요한 모든 에너지를 얻을 수 있고, 건강한 삶의 기간을 늘림으로써 나이가 들어가면서도 활력과 명민함을 그대로 유지할 수 있다. 그리고 삶의 질을 끌어올리고, 행복감을 높이고, 만성질환의 위험을 줄일 수 있다. 그러므로 우리 몸의 불꽃을 살리는 것이야말로 신체적, 정신적, 영적 잠재력에 도달하는 열쇠다. 여기서 '바이오해킹'(개인의 생명 활동을 의식적으로 강화함으로써 건강을 최적화하는 기술)은 그 열쇠를 얻기 위한 도구다.

《불꽃 활력》에 오신 것을 환영한다. 나는 왕진 의사에서 시작해 스탠퍼드대학교 강사, 기업가, 전문 바이오해커로 활동 분야를 점차 넓혀가고 있다. 최근에는 열정적인 IT 경영자, 억만장자 투자자, 실리콘밸리 기업가, 아카데미상을 받은 배우를 대상으로 개인 맞춤형 의료 서비스를 제공하는 일을 하고 있다. 이들 모두 수명lifespan(얼마나 오래 살 것인가)과 건강 수명healthspan(얼마나 오래 건강하고 활동적인 상태를 유지할 것인가)을 해킹하는 다양한 방법을 실험하는 연구에 대단히 많은 관심을 보인다. 실리콘밸리의 IT 사업가들만큼 인간의 수명과 건강 수명에 말 그대로 많은 돈을 투자한 사람은 아마 없을 것이다. 이들 중 많은 이들이 내게 최대한 오랫동안 최고로 명민한 상태를 유지할 수 있도록 그들의 에너지 잠재력을 극대화해달라고 요구한다.

이들이 꿈꾸는 수명 목표는 야심 차다. 그들은 정신적 명민함과 육체적 건강을 잃지 않은 상태로 100세 이상 살고 싶어한다. 그리고 많은 이들이 그 시나리오를 현실로 만드는 기술에 투자하는 기업과 관련을 맺고 있다. 나 역시 이러한 기업을 대상으로 종종 자문을 해주고, 그 덕분에 신기술과 혁신이 시작되는 곳에서 일한다. 나의 환자들 대부분은 기존 의학에서는 접근 불가능한 처방을 받을 수 있는 높은 수준의 특권을 누린다. 그런데 여기서 흥미로운 소식은 그러한 서비스에 대한 진입 장벽이 점차 낮아지고 있다는 사실이다.

바이오해킹 분야는 더 많은 사람이 자신의 건강과 역량을 끌어올릴 수 있다는 생각을 받아들이기 시작하면서 주류로 편입되고 있다. 기술 플랫폼이 등장하면서 지금껏 내가 환자들에게 제공해왔던 다양한 맞춤형 솔루션이 대규모로 제공 가능한 제품과 서비스로 바뀌고 있다. 예를 들어 개인 맞춤형 보충제와 맞춤형 프로바이오틱스, 영양유전체학nutrigenomics, 연속 혈당 측정이나 연속 심박 변이도 측정 기술 등이 그렇다. 이러한 서비스 모두 10년 전만 해도 극소수를 위한 것이었으나, 지금은 누구나 소비재로 접근할 수 있다. 게다가 더 많은 사람이 자신의 생체 활동을 측정함으로써 건강과 행복, 성과 목표를 달성할 수 있다는 사실을 깨닫기 시작하면서 그 접근 가능성이 더 커지고 있다.

바이오해킹은 첨단 기술에 뿌리를 두고 있지만, 동시에 우리가 어떤 효과를 원하는지, 그리고 어느 정도로 활용하고 싶은지에 따라 낮은 수준의 기술이 활용되거나, 혹은 기술과 무관한 도구가 될 수도 있다. 우리는 가장 단순한 형태의 바이오해킹으로도 건강 상태를 개선하고 불꽃을 더 밝게 만들고 세포 배터리를 충전하고 삶을 더 낫게 만들 수 있다. 누군들 그것을 원치 않겠는가?

## 나는 어떻게 바이오해커가 되었나

어떤 면에서 나는 언제나 바이오해킹을 위한 자질을 갖추고 있었다. 일리노이주 피오리아라는 곳에서 자란 조숙한 아이였던 나는 고집이 아주 세면서도 교회를 다니는 착한 소녀였다. 올바르게 행동하면서도 반항적이었고, 문제가 생기면 언제나 나만의 창조적인 방식으로 해결하려고 했다. 나는 모든 과제를 꽤 잘해냈지만 적어도 1년에 한 번은 이러저러한 말썽을 일으켜 교장실에 불려가곤 했다. 변명하자면, 그 시절 내가 규칙을 어겼다는 사실을 인지하지 못했다. 한번은 운동장 바닥에 내 이름을 쓰고 있었는데, 아이들이 몰려오더니 나를 따라 했다. 결국 그 일로 꾸지람을 들었고, 그때 처음으로 '낙서'라는 단어를 알게 됐다. 그저 내 흔적을 남기고 싶었던 건데 그게 뭐 그리 잘못된 일인지 이해하지 못했다.

나는 전반적으로 행복한 어린 시절을 보냈지만, 여러 건강 문제를 겪었다. 이염과 패혈증, 인두염, 폐렴, 편도선염 등 다양한 감염으로 고생했다. 내 최초의 기억 중 하나는 병원에서 보낸 날들인데, 사실 그런 기억 때문에 병원을 더 친숙하게 느끼고 의료 행위에 더 많은 관심을 기울이게 된 듯하다.

내가 열 살이 되던 무렵, 우리 가족은 짧은 기간 동안 많은 어려움을 겪었다. 어느 날 갑자기 나는 아동기에서 벗어났다. 마치 자고 일어나니 어른이 된 듯한 느낌이었다. 나는 장난감 놀이를 그만 두고 나의 첫 번째 사업을 시작했다. 그것은 아메리칸걸돌American Girl Doll, 소녀층을 겨냥한 미국 인형 브랜드에 입힐 옷을 만들어서 학교에서 파는 일이었다. (물론 그 때문에 교장실을 더 자주 들락거려야 했다.) 어릴 적에도 나는 경제적인 독립을 꿈꿨다.

그 무렵 나는 어른이 됐을 때 무슨 일을 하고 싶은지를 주제로 독후감을 쓰라는 숙제를 받았다. 나는 그 숙제를 '아주 진지하게' 받아들였다. 그래서 엄마와 이야기를 나눴다. 나는 엄마에게 의사가 되고 싶다고 말했지만, 내가 알기로 의사 중에 여자는 없었다. 그런데 엄마는 이렇게 말씀하셨다. "얘야. 너와 네 자매들의 분만을 도와주신 의사도 여자였단다." 그렇게 나도 의사가 될 수 있다는 사실을 깨달았을 때, 그 길을 가겠다고 결심했고, 내게도 목표가 생겼다는 사실에 위안을 얻었다. 그때부터 나는 의사들이 쓴 책을 섭렵하기 시작했다. 특히 마이클 크라이턴Michael Crichton은 내가 좋아하는 작가였다. 나는 러시아 문학도 좋아했는데, 그건 안톤 체호프가 의사였고 톨스토이와 솔제니친도 의사에 관한 이야기를 썼기 때문이었다.

열한 살이 되자 사춘기가 찾아오면서 호르몬이 모든 곳에서 존재감을 드러내기 시작했다. 10대 초반은 이상하고 혼란스러웠다. 나는 이런 생각을 했다. '왜 이 모든 일이 내게 일어나는지, 그리고 어떻게 문제를 바로잡을 수 있는지 언젠가 꼭 알아낼 거야.'

열세 살이 되던 해에는 서점에서《의사 되는 법Becoming a Physician》이라는 책을 발견하면서 내 삶의 여정을 그려보기 시작했다. 이듬해 고등학교에 진학하면서 미래의 의사로서 내게 필요한 이력을 만들기 위해 최선을 다했다. 뜨거운 열정과 강한 집중력을 가졌던 나는 잠을 아껴가며 공부에 매진했다. 그리고 보충제에 많은 관심을 기울이면서 '바이오해킹'이라는 용어가 나오기도 전에 이미 나의 생체 활동을 해킹하려는 시도를 했다.

대학에 들어가서도 의사가 되기 위해 필요한 활동을 중심으로 내 삶을 꾸려 나갔다. 관련된 모든 동아리에 가입했고, 병원에서 자원봉사 활동을 하고, 조사 활동을 하고, 여러 도서관에서 일하고, 학습하는 법을 배우는 일에 집중했다.

그것은 아마도 내가 했던 가장 중요한 노력이었을 것이다. 학습하는 법을 알게 됐을 때, 나는 모든 수업을 듣고, 모든 책을 읽고, 혼자서 무엇이든 배울 수 있게 됐다. 그때 온 세상이 학문적으로 그리고 지성적으로 나를 향해 돌아서는 듯한 느낌을 받았다. 학습하는 법을 배운다는 것은 자신의 문제를 분류해서 각각의 요소에 맞는 해결책을 만들어내는 방식으로 스스로 문제를 해결할 수 있다는 뜻이다. 나는 수업에는 좀처럼 들어가지 않았고 대신에 강의를 녹화한 영상을 봤다(집중력 문제로 대형 강의실에서는 집중하기가 힘들었다). 그래도 학점은 좋았다. 내가 학사 학위를 해킹했다고 말해도 좋을 듯하다.

그런 노력을 하면서도 바이오해커로서 미래를 위한 기반을 다지고 있다고 생각하지는 못했다. 그러나 몸의 문제를 해결하고 건강 목표에 도달하는 법을 알아내는 것이야말로 바로 바이오해킹이 의미하는 바였다. 무슨 일이 일어나는지 그리고 무엇을 바로잡고 싶은지 잘 알고 있다면, 자신의 시간은 물론이고 상담을 해주는 전문가의 시간도 아낄 수 있다. 바이오해킹은 일종의 치트 코드cheat code, 컴퓨터게임에서 과제를 더 쉽게 해결할 수 있도록 해주는 프로그램다. 이러한 치트 코드가 있다면, 다른 전문가의 의학적 조언을 구할 때마다 처음부터 다시 시작할 필요가 없다.

마침내 의과대학에 입학했을 때, 나는 내가 태어날 때 도움을 준, 그리고 내가 의사가 되겠다고 다짐하는 데 첫 번째 영감을 준 의사인 알리 박사로부터 산부인과 수업 시간에 제왕절개 수술법을 배웠다. 정말로 경이로우면서 완벽한 시간이었다. 그러나 의대를 다닌 사람이라면 잘 알겠지만, 그 시절은 너무나 힘들었다. 의대 과정이 중반쯤 지나갔을 무렵, 나는 비참했고 고통스러웠다. 완전히 녹초가 되어 있었다.

의대 생활은 회복할 시간을 주지 않는다. 성적은 중간이었고 전혀 행복하지 않았다. 시험 불안은 끔찍했다. 자신을 완전히 잃어버린 나는 결국 심리학자를 찾아가 불안 장애나 우울증은 아닌지 상담을 받았다. 내게 무슨 문제가 있는지 알고 싶었다.

그는 내 상태를 꼼꼼히 진단했다. 그러고는 차분하게 말했다.

"아무 문제 없습니다. 당신은 단지 자신을 돌보지 않는, 스트레스에 찌든 의대생일 뿐이에요." 그때 나는 '나 자신'이 부정적인 성과의 원인이라는 사실을 깨달았다. 건강에 주의를 기울이지 않았고, 그로 인해 에너지 용량은 내 몸이 요구하는 수준에 미치지 못했다. 어서 내 배터리를 충전해야 했다.

그래도 이 문제를 해결할 수 있다고 생각하자 힘이 났다. 건강한 삶을 살아가기 위한 실증적인 방법에 관해 최선을 다해 공부해 보기로 마음먹었다. 어디서 에너지가 고갈되고 있는 걸까? 어떻게 에너지를 보충할 수 있을까? 운동 부족과 커피 과다 복용, 불량 식품 섭취, 수면 부족이 내 에너지를 갉아먹고 있다는 사실을 깨닫기까지 그리 오랜 시간이 걸리지 않았다. 게다가 그 시절 가족이나 친구와도 충분히 시간을 보내지 못했다. 인간관계에서 에너지를 얻지 못하고 있었다. 이러한 모든 생활 습관이 쌓여서 몸이 제대로 기능하기에 충분한 에너지 용량을 만들어내지 못하고 있었던 것이다.

그래서 변화를 시도했다. 충분히 잠을 자고, 규칙적으로 식사하고, 요가와 명상을 하고, 가족과 많은 시간을 보내기 시작했다. (조만간 살펴보겠지만, 이러한 방법 모두 세포 차원에서 에너지를 재충전하는 바이오해킹 기술이다.) 이렇게 생활 방식을 바꾸자 스스로 변화한다는 느낌이 들었다. 행복감이 높아졌고 성적도 좋아졌다. 새로운 자기 관리 계획을 약 6개월간 실천하고 난 뒤, 나는 달라져 있었다.

전년도에 첫 번째 의사 자격시험을 봤을 때 점수는 평균 수준이었지만, 두 번째 자격시험에서는 상위 1퍼센트 안에 들었다.

동료들은 내가 거둔 성과를 믿지 못했고 어떻게 성적을 갑작스럽게 끌어올릴 수 있었는지 궁금해했다. 나는 친구들에게 말했다. "생활 습관을 바꿨거든." 시험 성적은 내가 일궈낸 변화를 보여주는 분명하고 객관적인 증거였다. 그런데 아무도 이러한 기술을 학생들에게 가르치지 않는다는 사실이 이상하게 느껴졌다. (결국 나는 이 문제를 해결하기 위해 의대생 시절에 프로그램을 설계했고, 나중에 그 프로그램은 교과과정 일부가 됐다. 나는 학생들이 생활 습관 변화를 통해 최고의 성과를 낼 수 있도록 도움을 주고자 설계된 그와 유사한 과정을 스탠퍼드대학교에서 3년간 가르쳤다.)

두 번의 의사 자격시험을 치르던 시절의 내 모습을 돌이켜보면, 내 인생에 대해 아주 많은 스트레스를 받고 불안해했다는 사실을 깨닫게 된다. 하지만 건강해지기 위한 노력을 시작하자마자, 그리고 에너지를 고갈시키는 것이 아니라 에너지 용량을 늘리는 노력을 시작하자마자 나는 몸과 마음에 대한 통제력을 회복했고 전에 없던 활력을 얻었다. 그 방정식은 간단하다. 더 많은 에너지 = 더 높은 성과.

## 바이오해커가 되다

마침내 의사가 되어 레지던트로 근무를 시작했을 때, 나는 기존 의료 시스템에 실망했다. 의료 시스템은 사람들을 건강하게 만들기보다 질병을 확인하고 분류하는 작업에 더 집중하고 있었다. '왜 건강해지는 방법을 사람들에게 가르치는 것이 아니라 질병으로 수익을 올리는 시스템 속으로 들어가려 하는가?', '왜 건강한 사람들을 검사하지 않고 이미 병에 걸린 환자들을 검사하는 시스템 안에서 일하기를 원하는가?' 나는 앞으로 펼쳐질 길에 의문이 들기 시작했다. 이와 관련해 나는 앤드루 웨일Andrew Weil 박사에게서 많은 영감을 얻었다. 그리고 그가 걸어온 길을 살펴보던 중에 그가 레지던트 근무를 포기하고 통합의료연구소Institute of Integrative Medicine를 설립했다는 사실을 알게 됐다. 나는 오랜 고민 끝에 결심했다. 레지던트 과정을 마치고 의사 면허를 취득한 후, 건강을 최적화하기 위한 연구를 스스로 시작해보기로 마음먹었다.

내가 바이오해킹 분야에 처음 뛰어들었을 때, 한 동료는 내게 이렇게 물었다. "몰리, 정말로 바이오해커로 알려지길 원하는 거야? 그건 의료 시스템을 기반으로 일하는 게 아니라, 시스템 자체를 건너뛰는 거잖아?" 그렇다, 그게 바로 내가 정말로 원하는 바였다! 나는 그 시스템에서, 그리고 질병 치료에만 집중하는 접근 방식에서 벗어나 인간의 잠재력을 업그레이드하는 분야에 뛰어들기로 결정을 내렸다.

　바이오해킹에는 진정한 건강을 위한 비전이 있다. 가령, 나는 모든 고객을 대상으로 초반은 물론이고 그 이후로도 자주 검사를 실시한다. 검사에서 심각한 문제가 드러나서 특정한 진단을 내릴 때, 그 질병은 이미 오랫동안 서서히 진행됐을 가능성이 크다. 나는 이러한 문제를 해결하기 위해 질병의 진행 과정을 미리 파악해서 질병을 예측하고 예방할 수 있기를 원했다.

　하늘을 날고 있을 때만 수리할 수 있는 비행기에 타고 싶은가? 아니다. 우리는 비행을 시작하기 '전에' 탑재된 센서를 통해 철저하게 점검이 가능한 비행기를 타길 원한다. 인간의 몸도 비행기와 같다. 바이오해킹은 센서를 통해 비행기를 점검하고 작동 여부를 확인함으로써 사고를 미리 예방하는 기술이다. 우리는 자신의 "비행기"가 5일이나 5분 후가 아니라, 5년 후에 고도가 떨어질 것인지 여부를 추적할 수 있는 피드백 데이터를 얻어야 한다. 문제를 5년간 방치했다면 때는 이미 너무 늦었다.

　우리는 바이오해킹을 통해 우리 몸에는 세포에서 비롯된 힘의 원천이 존재한다는 사실을 이해하게 된다. 여성의 몸에는 고유한 창조적 에너지가 존재한다(이를 통해 아이를 낳고, 기업을 설립하고, 예술 작품으로 세상을 아름답게 만들고, 혹은 다른 의미 있는 일을 할 수 있다). 그리고 바이오해킹은 바로 그 창조적 에너지의 잠재력을 확대함으로써 이번 생에서 자신의 운명과 목표(그게 무엇이든)를 실현하도록 도와주는 방법이다.

여성의 삶에는 많은 복잡함과 어려움이 따른다. 이 책의 또 다른 목표는 21세기를 살아가는 여성이 자신의 삶을 발견하고, 그 삶에 만족하고, 이를 최적화하도록 돕는 것이다. 그래서 나는 이 책에서 피임과 섹스, 사랑, 음식, 운동, 스트레스에 관한 다양한 이야기를 들려주고자 한다. 이들 모두 여성의 고유한 생명 활동에 중대한 영향을 미치기 때문이다. 또한, 나는 여성 삶의 주기적 특성에 주목할 때, 바이오해킹이 어떻게 여성에게 더 흥미롭고 미묘한 기술이 될 수 있는지(이미 흥미롭고 미묘하기는 하지만)를 보여주고자 한다.

이 여정을 시작하기에 앞서, 나는 우리의 목표가 완벽이 아니라 꾸준하고 점진적인 개선이라는 점을 강조하고 싶다. 나는 이 책을 읽는 모두가 자신의 생명 활동을 최적화하는 방법을 배워서 자신이 선택한 삶을 살아가는 동안에 직장에서 성과를 올리고, 질병이나 부상에서 회복되고, 가족을 보살피고, 충만함을 느끼기를 소망한다. 이를 위해서는 무엇보다 충분한 에너지가 필요하다. 이 책의 목적은 모두가 자신의 불꽃을 다시 살려내서 활력 넘치고, 생기 있고, 활동적이고, 유연하게 앞으로의 삶을 살아가도록 돕는 것이다.

한 가지 당부할 점이 있다. 나는 이 책 전반에 걸쳐 바이오해킹을 하는 다양한 방법과 보충제, 애플리케이션, 검사법 등을 소개하고 있다. 이와 관련해서 내가 선호하는 브랜드와 바이오해킹 자료에 관한 정보를 내 웹사이트(https://drmolly.co/thesparkfactor/)에 올려뒀으니 참조하길 바란다.

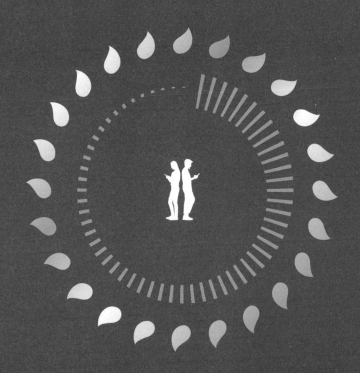

# 1부

# 에너지 위기를 겪는
# 현대인

# 1장 에너지는 삶에

---

## 활력을 준다

---

위험을 낮추고 건강을 유지하는 것도 중요하지만 지금은 신체적, 정신적, 사회적 역량을 개선함으로써 건강 잠재력을 향상하는 데 관심과 노력을 집중할 때다.

—크레이그 베커, 윌리엄 맥펙[1]

에너지. 그것은 정자가 난자를 만나는 첫 순간부터 시작된다. 과학
자들은 난자가 수정될 때 발산하는 밝은 녹색의 아연 불꽃을 카메
라로 확인했다.[2] 난자 속 미토콘드리아는 수정이 되자마자 태아
발달에 필요한 에너지를 공급하기 시작한다. 미토콘드리아는 발
전소와 같은 기능을 하는 세포 속 기관이다. 미토콘드리아는 배터
리처럼 전기에너지를 저장한다. 우리의 불꽃이 평생 밝게 빛난다
는 말은 미토콘드리아가 에너지를 생산하고, 저장하고, 사용하는
임무를 대단히 잘 수행하고 있다는 뜻이다. 에너지가 부족할 때,
우리 몸은 해야 할 일을 제대로 하지 못한다. 생명 활동을 뒷받침
하지도 못한다. 불꽃의 크기와 에너지 생산력은 우리가 얼마나 건

강한지를 말해준다.

당신은 어쩌면 자신의 전반적인 불꽃 상태를 감지하고 있을지 모른다. 아침에 눈을 떴을 때 활력이 느껴지는가? 종일 그 상태가 이어지는가? 아니면 하루가 저물기 전에 에너지가 소진되는가? 하루를 힘겹게 살아가는가? 그렇다면 그것은 에너지가 고갈됐다는 신호다. 당신은 건강한 에너지를 내뿜고 있는가? 그렇다면 에너지 용량이 충분하다는 뜻이다. 삶과 세상이 당신에게 요구하는 에너지 용량을 넉넉히 갖추고 있는가? 내가 만나본 여성 대부분은 아니라고 답한다.

실제로 요즘 병원을 찾아오는 환자들의 주요 불만 사항은 피로다. 나는 이러한 현상을 분명히 느끼고 있으며 내 동료들 역시 마찬가지다. 오늘날 많은 이들이 항상 지쳐 있고, 바이러스에 쉽게 감염되고, 감정 문제를 겪고, 스트레스에 과잉 반응하는 모습을 정상적인 상태라고 믿는다. 그러나 이 중 어느 것도 정상이 아니다. 나는 피로 때문에 많은 어려움을 겪는 환자들을 살펴보면서 매번 비슷한 패턴을 발견한다. 그것은 바로 건강 원칙과 모순된, 에너지 고갈과 면역 시스템 장애를 유발하는 생활 습관이다. 많은 환자가 심각한 스트레스를 유발하는 사건을 겪거나 끔찍한 감염에 걸리고 나서 이전의 에너지 수준으로 돌아가지 못한다. 그들은 언제나 건강의 최적점 아래에 머물러 있다.

에너지가 충분하지 않을 때, 우리는 그것을 느낀다. 머리는 잘 돌아가지 않고, 몸은 제대로 기능하지 않으며, 삶은 힘들고 만족감은 떨어진다. 지금 당장은 아프지 않다고 해도, 에너지를 충분히 생산해내지 못하면 언젠가 질병에 걸리고 말 것이다. 에너지는 수명과 건강 수명을 결정하는 핵심 요소다. 오래 살고, 또한 생이 다하는 날까지 삶을 누리고 싶다면, 우리는 에너지 용량을 늘려서 우리 안의 불꽃을 밝게 만드는 일에 집중해야 한다.

## 수명 vs. 건강 수명

건강 수명이란 질병이나 장애 없이 살아가는 삶의 기간을 말한다. 건강 수명을 살아가는 동안 우리는 왕성하고 활동적이고 적극적이며 정신적으로 명민하다. 그리고 이러한 삶은 에너지 생산의 결과물이다. 세포가 더 많은 에너지를 생산할수록 우리 몸은 더 잘 기능하고 더 오래 건강을 유지한다. 일반적으로 사람들은 점진적인 쇠약 과정을 겪는 동안에 약물과 수술에 의지하면서 오직 수명에만 주목한다. 그러나 우리가 건강 수명에 주목한다면, 활동적이고 에너지 넘치고 질병에서 자유로운 삶을 더 오래 누릴 수 있다. 그것이야말로 모두가 정말로 원하는 바가 아니던가?

110년을 넘게 산 초장수인들supercentenarian의 건강 프로필을 들여다보면, 그들도 결국 대부분이 걸리는 만성질환을 똑같이 겪는다는 사실을 확인할 수 있다. 그러나 초장수인들과 보통 사람들 사이의 중요한 차이점은 그들이 이러한 질환을 겪은 기간이 삶의 마지막 몇 년, 혹은 마지막 몇 달이나 몇 주에 불과하다는 사실이다. 그들은 대단히 오랫동안 건강 수명을 누린다.

반면에 만성질환에 따른 건강 쇠약은 일반적으로 길고 느리게 진행되며, 삶의 마지막 수십 년을 장애와 고통으로 얼룩지게 한다. 대부분의 사람들이 이러한 과정을 겪기 때문에 이는 마치 불가피한 것처럼 보인다. 하지만 우리가 마지막 몇십 년을 침대에 누워서 보낼지는 아직 정해지지 '않았다'. 사실 그것을 결정하는 것은 우리 자신이다. 다시 말해 우리가 지금 어떻게 살아가고 있는지(자신의 에너지 용량을 어떻게 만들고 유지하고 있는지)가 우리가 미래에 어떻게 살아갈 것인지를 결정한다.

우리는 그동안 수명이 유전에 의해 결정된다고 오랫동안 믿어 왔지만, 최근 연구 결과들은 수명에 영향을 미치는 여러 요인 중 유전에서 비롯된 것은 약 10~20퍼센트에 불과하다고 이야기한다.[3] 미국인의 수명은 1900년 이후로 약 60퍼센트 늘어났다. 이는 부분적으로 감염 질환으로 인한 사망 감소, 하수와 폐수 처리, 식품 안전, 백신, 항생제, 개인위생에 대한 문화적 인식 변화에 따른 결과다.[4] 그런데 미국인의 평균 수명이 78.9세까지 올랐다가 2014년부터 다시 하락하는 추세가 나타났다.[5] 미국 질병통제예방센터 CDC 발표에 따르면,[6] 2020년 미국인의 기대 수명은 77.3세였다(이는 남성과 여성의 평균으로, 여성의 수명이 항상 조금 더 높다). 기대 수명이 2020년에 다시 1.5년 줄어든 현상은 코로나19 전염병에 따른 것이기도 하지만, 사실 코로나19는 이미 시작된 흐름을 가속화했을 뿐이다. 놀랍게도 미국은 수명을 기준으로 선진국 중에서 크게 뒤처져 있다. (반면에 일본은 앞서 있다.)

지난 10년간 실제 사망 원인을 들여다보면, 해결이 가능한 행동적 위험 요인(가령 나쁜 식습관과 신체 활동 부족, 흡연, 음주, 과도한 스트레스, 사회적 고립 등)이 우리를 병들게 하는 만성질환의 주요 원인이라는 사실을 확인할 수 있다. 첫 번째 사망 원인인 심장 질환을 생각해보자. 심장 질환은 다른 어떤 질환보다 더 많은 여성과 남성을 사망하게 만드는 원인이며, 의료비와 생산성 손실의 차원에서 매일 10억 달러에 달하는 비용을 발생시키고 있다.[7] 심장병은 종종 중년에 발생한다. 놀랍게도 많은 이가 35세에서 64세 사이에 심장마비를 겪는다. 그런데 미국 심장협회American Heart Association에 따르면, 심장병과 뇌졸중을 포함한 심혈관 질환의 80퍼센트는 충분히 예방이 가능하다.[8] 또 다른 보편적인 사망 원인인 암의 경우, 금연과 영양이 풍부한 식단, 음주 절제, 간염 및 인유두종 바이러스human papilloma virus, HPV와 같은 바이러스에 대비한 백신 접종, 피부암 예방 등의 방법을 통해 50퍼센트 이상 막을 수 있다.[9]

다음으로 당뇨를 살펴보자. 당뇨는 미국에서 충격적일 정도로 보편적인 질환이다. 미국인의 10퍼센트 이상이 당뇨를 앓고 있고,

세 명 중 한 명은 당뇨병 전증 단계에 있다. 특히 젊은이들 사이에서 당뇨 발병률이 가파르게 상승 중이다.[10] 그런데 제2형 당뇨병 위험에서 유전적인 부분은 10~15퍼센트에 불과하다. 이 말은 당뇨병의 발생이 생활 습관과 사회적, 환경적 요인에 많은 영향을 받는다는 뜻이다. 안타깝게도 당뇨병 전증 단계에 있는 사람들 중 84퍼센트는 이를 인지하지 못하고 있고, 당뇨병 환자의 21퍼센트는 아직 진단도 받지 않은 상태다.[11]

21세기를 사는 현대인 대부분은 미토콘드리아가 제대로 기능하지 못하게 만드는 생활 습관과 환경 속에서 살아간다. 이러한 상황은 신진대사를 방해하고, 에너지 용량을 위축시키고, 염증 경보 신호를 울리게 하며, 조기 노화를 촉진한다. 이는 결국 만성질환으로 이어진다. 세포 내 기관인 미토콘드리아는 에너지를 생산하는 역할을 담당하기 때문에 미토콘드리아의 수와 건강은 우리의 에너지 용량을 결정한다. 바로 이러한 이유로 나는 미토콘드리아를 우리의 "배터리"라고 부른다. 배터리 용량이 줄어들면 우리의 건강은 위축된다. 건강을 지탱하는 데 필요한 에너지가 부족하기 때문이다.

유전이나 생활 습관과 무관하게 인구의 일정 비율은 이러저러한 이유로 질환을 겪게 될 것이다. 그렇지만 우리는 많은 경우에 에너지 용량을 극대화하고 에너지 고갈을 최소화함으로써 만성적인 대사 질환의 발생을 막거나 미룰 수 있다.

오늘날 대부분의 현대인이 에너지 생산의 최적점에 한참 못 미친 상태로 살아가고 있다는 점에서, 미국인의 60퍼센트가 적어도 하나 이상의 만성질환을 앓고 있다는 국립만성질환예방건강증진센터National Center for Chronic Disease Prevention and Health Promotion의 발표는 그리 놀랍지 않다.[12] 나는 장수를 염원하는 실리콘밸리의 많은 이들처럼 150세까지 살고픈 욕심은 없다. 내가 관심을 기울이는 바는 높은 삶의 '질'을 최대한 오랫동안 유지하는 것이다. 우리 삶은 언젠가 끝날 테지만, 몸과 두뇌의 기능이 삶보다 일찍, 적어도 우리가 생각하는 것만큼 일찍 끝날 필요는 없다.

여전히 건강할 때(꽤 건강하거나 어느 정도 건강할 때)부터 자신의 에너지 용량을 최적화하기 시작한다면, 질환과 장애가 발생하는 시점을 크게 늦출 수 있다. 우리는 건강 수명 곡선을 사각형 모양으로 만들어서 삶의 질과 양 모두를 높일 수 있다. 운이 좋다면 우리도 얼마든지 건강한 모습으로 110번째 생일을 축하받는 초장수인의 반열에 들 수 있다.

건강 수명을 최대한 늘리기 위해서는 에너지 용량을 갉아먹는 행동을 중단하고 에너지 용량을 늘리는 노력을 시작해야 한다. 사실은 정말로 간단하다. 건강을 유지하고, 더 오래 살고, 건강 수명을 늘리고 싶다면, 우리는 미토콘드리아 기능을 최적화함으로써 에너지 용량을 확장하는 것을 목표로 삼아야 한다. 더 많고 더 커진 배터리를 가지고 에너지를 저장하고 계속해서 충전하면서 현

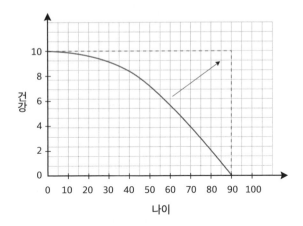

건강 수명 곡선을 사각형으로 만들자

명하게 사용해야 한다. 이를 통해 우리는 자신의 불꽃을 다시 빛
나게 만들 수 있다.

## 현대인의 몸속에 들어 있는 고대인의 유전자

인간은 언제나 스트레스 요인에 맞서 싸웠다. 그런데 오늘날 우
리가 직면하는 스트레스는 선조들이 직면했던 스트레스와는 차
원이 다르다. 우리는 태양과 계절의 자연적인 리듬에서 벗어나
인공적이면서(전기로 돌아가고 실내 중심적인) 심각하게 오염된 환
경에서 살아간다. 그리고 쾌락과 편리함을 중요하게 여기면서,
동시에 극단적으로 높은 생산성과 완벽함을 요구하는 세상에서

살아간다. 우리는 대가족의 울타리 밖에서 살아가고 화면을 통해 친구나 가족과 의사소통하면서 외부 세상을 거의, 혹은 전혀 인식하지 못한 채 디지털 장비만 들여다보고 있다. 우리는 우리 자신의 유전적 적응genetic adaptation, 오랜 기간 환경 변화에 대응하여 새로운 유전자 구성을 만들어냄으로써 적응해나가는 능력과는 완전히 어긋난 현대적인 인류가 됐다. 그러나 우리는 앉아서 생활하고, 과식하고, 굶지 않고, 만성적인 스트레스를 겪고, 밤에도 태양처럼 빛나는 화면을 들여다보고, 감정을 억제하고, 의미 있는 관계를 맺지 않고 혼자서 살아가도록 만들어지지 않았다. 이러한 모습은 자연과의 조화를 잃어버린 유전적 부조화 상태이며, 우리의 에너지 생산에 직접적인 피해를 주면서 삶의 질과 수명을 파괴한다.

## 건강은 곧 적응력이다

에너지 용량이 어떻게 건강의 바탕을 이루는지 제대로 이해하기 위해, "건강"이 정말로 의미하는 바를 자세히 들여다보자. 1948년 세계보건기구WHO는 건강을 "질병이나 장애가 없을 뿐 아니라 신체적, 정신적, 사회적으로 완전히 행복한 상태"[13]라고 정의했다. 그러나 이는 대단히 높고 다분히 비현실적인 기준이다. 인간은 바이러스에 감염되고, 다치고, 나이 들어가면서 쇠약해진다. 활동적으로 살았던 사람도 마찬가지다. 다음 두 사람 중 누가 더 건강하다고 말할 수 있을까? 종일 의자에 앉아 샐러드만 먹으면서 위험한 행동은 전혀 하지 않는 사람이 더 건강할까? 아니면 산을 오르고, 바다에 뛰어들고, 세계를 여행하는 과정에서 심각한 골절상과 근육 파열을 입고, 때로 끔찍한 바이러스 감염으로 고통을 겪는 사람이 더 건강할까? 건강이 무엇인지 이해하기 위해서는 건강이 '우리'에게 무엇을 의미하는지 생각해볼 필요가 있다. 어떻게 에너지를 쓰고 싶은가? 삶에서 무엇을 얻고 싶은가? 안전과 모험 중 무엇을 더 소중하게 여기는가? 사색적인 삶인가? 아니면 위험을 감수하는 삶인가?

이러한 질문을 놓고 고민하는 동안, 나는 건강을 정의하는 최고의 사례를 발견했다. 그것은 2011년 마흐텔드 후버Machteld Huber가 내놓은 것으로,[14] 그는 건강을 "사회적, 육체적, 감정적 어려움에 직면해서 적응하고 대처해나가는 능력"이라고 정의했다. 즉, 건강이란 어려운 상황에 적응해나가는 능력이라는 뜻인데, 이는 내가 건강을 정의하는 방식이기도 하다. 우리는 살아가면서 끊임없이 도전 과제에 직면한다. 우리가 그 과제에 적응하고 대처해나가는 방식은 우리의 건강을 말해주는 지표다. 우리는 주요한 스트레스 요인에 대처하면서 감정적, 신체적, 영적, 사회적 차원에서 다시 회복하고 계속 성장해나가는 역량을 통해 건강을 시험해볼 수 있다.

그러나 안타깝게도 너무 많은 여성이 정신적, 신체적 탈진 상태로 나아가는 과정에 있다. 그들은 적응하지 못하고 있다. 만일 만성질환을 앓고 있다면, 환경에 제대로 적응하지 못하고 있다는 뜻이다. 항상 피곤함을 느끼는 것도 마찬가지다. 또한, 과식과 수면 부족, 과로, 낮은 성과, 과도한 스트레스, 운동 부족, 고립, 소셜미디어에 대한 집착, 카페인 과다 섭취, 분노, 혹은 술과 약물을 통한 자가 치료를 멈출 수 없는 상태라면, 그것 역시 환경에 적응하지 못하고 있다는 뜻이다.

그런데 왜 우리는 어려운 상황에 제대로 적응하지 못하는 걸까? 이는 4조 달러짜리 질문이다(이는 사람들이 2020년에 의료비로 지출한 금액이다[15]). 많은 이들, 특히 여성들은 피로와 걱정, 탈진, 스트레스로 어려움을 겪고 있다. 그들은 자신을 과잉 성취자로 몰아가고 미래를 걱정하면서 실패(혹은 성공)에 대한 두려움으로 경직되어 있다. 내 친구들과 나의 소셜미디어 계정 팔로워 중 많은 여성은 트라우마와 임상적 우울증, 신경을 쇠약하게 만드는 불안, 자기 몸에 대한 기본적인 가치와 통제력에 관한 내면의 어려움을 토로한다. 그들은 분명히 뭔가 잘못됐다고 느끼지만, 주변에서 구할 수 있는 조언이라고는 "살을 좀 빼라"거나 "잠을 충분히 자라", 혹은 "스트레스를 받지 않기 위해 노력해라"처럼 일반적이고 애매모호한 말들뿐이다. 체계적인 해결책은 발견할 수 없다. 그리고 이러한 문제는 그 어느 때보다 오늘날 젊은이들에게 많은 영향을 미치고 있다. 미국 심리학협회에 따르면,[16] 밀레니얼 세대와 Z세대는 모든 연령대를 통틀어 가장 높은 스트레스를 겪고 있다. 원래 젊은 성인은 불꽃이 가장 빛나는 집단이었지만, 현대인들이 겪는 에너지 위기로 인해 점차 퇴색되고 있다.

그래도 희망은 있다. 정확하게 진단하기 어렵고 애매모호하면서 삶을 허물어뜨리는 에너지 고갈 증상에 어떻게 대처해야 할지 의사들이 말해주지 않는다고 해도, 우리 스스로 해볼 수 있는 일이 많다. 우리는 자신의 에너지 용량을 서서히 점진적으로 확장해나갈 수 있다. 배터리를 더 많이 만들어내고, 충전하고, 사용하면서도 그 용량을 더 늘려나갈 수 있다. 이를 통해 우리는 어려운 상황에 적응해나가는 더 유연한 몸을 만들 수 있다. 그리고 자신의 불꽃을 다시 빛나게 만들 수 있다.

## 자신의 불꽃을 확인하자

당신을 비디오게임 캐릭터에 비유한다면, 지금 에너지 레벨은 어느 정도인가? 가득 차 있는가, 아니면 거의 바닥났는가? 적이 나타났는데 지금 에너지가 다 떨어졌다고 치자. 그래도 목숨이 여러 개라면 다시 살아나 싸울 수 있다. 에너지 탱크가 가득 찬 상태에서 계속 게임을 진행하면서 더 많은 에너지를 얻고 고난도 기술을 연마할 수 있다. 하지만 에너지 레벨을 계속해서 높일 수 없다면, 게임은 그리 오래 이어지지 않을 것이다.

이 개념을 이해하는 것이야말로 봉인된 기술을 해제하는 열쇠다. 이러한 관점에서 미토콘드리아의 건강 상태가 결정하는 에너지 용량에 주목할 때, 우리는 무엇이 자신의 에너지 레벨을 떨어뜨리고 무엇이 채워주는지 쉽게 이해할 수 있다. 우리는 에너지 용량을 계속해서 확장하기 위해 근육을 단련하듯 매일 건강에 힘써야 하고, 자신이 선택한 방식을 실천해나가야 한다. 에너지 용량을 확장할수록 우리는 더 많은 보상을 얻을 수 있고 스트레스 요인에 더욱 잘 적응해나갈 것이다.

## 의료 시스템에서 벗어나기

건강을 위한 한 가지 비결은 의료 시스템을 멀리하는 것이다. 엄밀히 말해서, 의료 시스템은 질병으로 수익을 올리는 산업이다. 오늘날 의료 시스템은 질병과 장애, 죽음을 유형별로 분류하고, 만성질환을 낫게 하기보다는 관리 서비스를 제공함으로써 수익을 올리도록 설계됐다. 의료 시스템을 이용하는 데는 돈이 많이 들지만, 정작 우리 자신과 우리가 만나는 의사에게는 자율권이 주어지지 않는다. 진료가 시작되면, 의사는 자신의 의지와 상관없이 보험회사의 하도급 계약자가 된다. 이때 의사의 목적은 환자의 건강과 행복을 증진시키는 것이 아니다. 그들은 영양이나 생활 습관에 관한 지식을 배우지 못한다. 그래서 대부분 이러한 차원으로 건강에 접근하지 않는다.

게다가 미국 의료 시스템은 수직적이고 관료적인 구조로 이루어져 있다. 그로 인해 의사들은 환자를 돌보기 위해 개인적인 시간과 건강을 많이 희생해야 한다. 내가 이런 이야기를 할 수 있는 것은 나도 한때 그 시스템의 구성원이었기 때문이다. 탈진은 의사들에게서 보편적으로 나타나는 현상이다. 대부분의 의사들은 많은 환자를 돌봐야 한다는 막중한 부담감 때문에 자신의 건강을 챙기면서 일하지 못한다. 의사는 모든 직업군 가운데 자살률이 가장 높은 직군에 속한다.[17] 소진되는 에너지 양이 에너지 용량을 초과할 때, 그들은 탈진한다.

우리 경제의 상당 부분(GDP의 18퍼센트에 달하는 비율)이 이러한 질병 시장에 의존하고 있다는 것은 정말로 끔찍한 현실이다. 낡고 비효율적인 시스템 속에서 과로에 찌든 의사에게 자기 몸을 맡기고 싶은 사람이 있을까? 물론 의사가 꼭 필요할 때도 있다. 하지만 바이오해킹 기술과 올바른 생활 습관을 바탕으로 에너지 용량을 늘리고 회복탄력성을 높일 수 있다면, 위기 상황이 아닌 이상 의료 시스템에 의존할 것인지에 대한 우리의 선택은 분명히 달라질 것이다.

건강에 진지하게 접근하기 전에, 나는 카페인을 지나치게 많이 섭취하고, 잠을 충분히 자지 않고, 운동도 전혀 하지 않았다. 영양에도 소홀했다. 하루에 몇 번씩 시리얼로 끼니를 때우고, 스트레스를 관리하지 않고, 항상 불안을 짊어지고 살았다. 충분한 수면과 운동, 좋은 음식 섭취로 에너지 용량을 높이려 하지 않았다. 그저 에너지를 계속 갉아먹으면서 살았다. 그러나 커피를 하루 한 잔으로 줄이고, 잠을 규칙적으로 자고, 매일 요가 수련을 하고, 채소 위주 식단과 더불어 영양 균형을 맞추고, 명상을 규칙적으로 하기 시작하면서 나는 약간의 노력으로 많은 일을 할 수 있게 됐다.

먼저 우리는 자신이 지금 어디에 있는지 확인하고, 앞으로 어디로 나아가고 싶은지를 정해야 한다. 자신의 에너지 용량을 솔직하게 평가해보는 작업은 지금 당장 가능하다. 만약 다음에 기술하는 항목들에 해당한다면, 지금 당신의 에너지 용량이 충분하지 않다는 뜻이다.

- 하루가 끝나기 전에 에너지가 소진된다 하루 중반에 낮잠(혹은 에스프레소 투샷)이 필요하다는 느낌이 드는가? 잠자리에 들 때마

다 몸이 천근만근 무겁다는 느낌이 드는가? 이는 배터리가 방전됐음을 알려주는 분명한 신호다.

- **몽롱한 아침** 아침에 일어나면 어떤 느낌이 드는가? 대부분 알람 없이는 잠에서 깨지 못한다. 아침에 자연스럽게 잠에서 깨고 긍정적인 느낌이 든다면, 이는 당신이 높은 에너지 수준을 가졌으며 좋은 건강 상태임을 말해주는 신호다.

- **수면 부족** 밤새 편안하게 자는가, 아니면 자주 깨는가? 밤에 푹 자고 다음 날 아침에 상쾌한 기분이 든다면, 이는 에너지 용량이 넉넉하다는 신호다. 우리의 세포 배터리는 바로 이러한 양질의 수면으로 충전된다.

- **감정 상태가 항상 불안정하다** 감정 기복이 심하고 우울감이나 불안을 느낀다면, 이는 좋지 않은 건강 상태나 건강상 문제로 인한 것이다. 부족한 에너지 용량은 두뇌에 부정적인 영향을 미친다. 두뇌는 신체의 어느 장기보다 더 많은 에너지를 소비한다. 그러므로 에너지 시스템이 원활하게 작동하지 않을 때, 두뇌 역시 제대로 돌아가지 않는다.

- **집중이 힘들다** 업무에 집중하거나 주의력을 유지하기 힘들다

면, 이는 에너지 결핍의 또 다른 신호다. 브레인 포그<sub>brain fog, 머</sub>
리에 안개가 낀 것처럼 멍한 느낌이 지속되면서 생각과 감정을 분명하게 표현하지 못하는 상태
를 겪거나 복잡한 상황에 제대로 대처하지 못한다면, 이는 두
뇌가 에너지를 안정적으로 공급받지 못하고 있다는 신호다.

- 항상 음식이 당긴다 이는 스트레스와 혈당 조절 문제를 가리키
  거나 대사 유연성, 즉 탄수화물 연소에서 지방 연소로 전환하
  는 기능을 떨어뜨리는, 열량은 높고 영양가는 낮은 식단의 문
  제다. 장기적으로 이런 상태는 에너지 용량의 하락으로 이어진
  다. 과식은 미토콘드리아 건강을 해치는 지름길이다.

- 낮은 인간관계의 질 인간관계는 건강과 직접적인 연관이 없어
  보이지만 여러 사람과 깊은 관계를 유지하지 못한다면, 진정한
  건강에 이르기 힘들다. 서로 도움을 주는 건전한 관계는 스트
  레스를 크게 낮추고 삶의 질을 높인다. 이러한 관계가 부재할
  때, 에너지 용량은 크게 떨어진다.

- 체력과 지구력 및 근력 저하 체력과 지구력 및 근력에 문제가 있
  다면, 이는 에너지 결핍을 직접적으로 말해주는 신호다. 에너
  지 용량이 넉넉할 때, 우리는 막 시작한 운동도 더 쉽게 수행할
  수 있다. 잠깐의 계단 오르기에도 숨이 찬다면, 미토콘드리아

에 관심을 기울여야 할 때다.

- 유연성과 뼈 강도 뼈가 약하고 관절이 뻣뻣하다면, 이는 에너지 결핍을 알려주는 신호다.

- 둔한 감각 감각은 신경 기능과 관련 있다. 시각, 청각, 미각, 후각, 촉각이 민감하다는 것은 전기적 "신경 시스템"이 튼튼하다는 말이다. 감각이 둔하다면, 신경 시스템이 제대로 작동하지 않는다는 뜻이다.

- 칙칙한 피부 활력 넘치고 건강한 사람을 볼 때, 우리는 (나이가 많다고 해도) 얼굴에서 빛이 난다는 인상을 받는다. 이를 일컬어 '피부 자가 형광skin autofluorescence'이라고 부른다. 반면에 어떤 사람은 여드름이나 과도한 주름, 혹은 칙칙함으로 인해 피부가 투명하지 않거나 거칠어 보인다. 이러한 피부는 호르몬 기능에 이상(종종 인슐린 저항성insulin resistance으로 인한)이 있다는 신호다. 당뇨로 어려움을 겪거나 미토콘드리아 기능에 이상이 있을 때, 피부는 빛을 발하지 못한다.[18]

- 내장 지방 많은 사람이 건강 지표로 체중에 주목하지만, 사실 이보다 더 중요한 것은 지방 유형이다. 약간의 과체중은 크게

문제 되지 않지만, 내장 지방(장기 주변에 형성된 지방)이 있다면, (마른 사람이라고 해도) 이는 건강의 이상 신호다. DEXA 스캔골밀도를 측정해 골다공증이나 골감소증 등 뼈와 관련된 다양한 질환을 추적하기 위해 사용하는 비침습적인 진단 기술이나 MRI를 통해 내장 지방을 가장 정확하게 확인할 수 있지만, 여성의 경우에 허리둘레가 35인치 이상(남성은 40인치 이상)이라면, 내장 지방이 있다는 사실을 짐작할 수 있다.

- 쉽게 부서지는 머리카락과 손톱 이는 나무나 식물의 잎처럼 건강 상태를 말해주는 외형적 신호다. 나뭇잎이 축 늘어지거나 메마르거나, 혹은 (낙엽이 떨어질 때가 아닌데도) 떨어져 있다면, 이는 나무가 건강하지 않다는 신호다. 스트레스성 탈모나 건조하고 쉽게 끊어지는 머리카락, 혹은 일찍(유럽인의 경우 20세 이전, 아시아인의 경우 25세 이전, 아프리카인의 경우 30세 이전) 모습을 드러낸 새치[19]는 미토콘드리아 기능에 이상이 있다는 신호다.

이 중 여러 항목에 해당한다면, 당신은 아마도 에너지 용량 부족으로 어려움을 겪고 있을 것이며, 이 문제는 생활 습관에 따른 결과다. 에너지 용량을 줄이거나 늘리는 기본 요인은 네 가지다. 각각의 요인과 관련해서 자신의 생활 습관을 들여다보자.

**에너지 용량을 줄이는 요인**

1. 활동 부족

2. 과식 혹은 영양 결핍. 이는 만성 염증을 유발한다.

3. 과도한 스트레스

4. 사회적 단절


**에너지 용량을 늘리는 요인**

1. 운동과 회복을 통한 세포 배터리 확장

2. 적절한 시간에 적절한 양의 올바른 음식을 섭취함으로써 세포
   배터리 충전

3. 충분한 수면과 명상, 자연과의 접촉을 통한 효과적인 스트레스
   관리로 세포 배터리를 적절하게 사용

4. 인간적인 접촉과 교류를 통한 소속감과 행복감


　　나는 이 책 전반에 걸쳐 바이오해킹 전략을 소개하면서 에너지
용량을 줄이는 요인들로 인한 어려움을 이겨내고 에너지 용량을
늘리는 습관을 받아들이도록 도움을 주고자 한다. 이를 통해 에너
지 생산을 극대화하고 건강 수명을 늘릴 수 있다.

## 건강해지기 위한 준비 작업

에너지는 근간이다. 바이오해킹은 수단이다. 그리고 건강은 결과물이다. 건강해지기 위한 노력은 어렵지 않지만, 내면의 건강을 창조하려는 의지가 필요하다. 누구나 건강해지길 원하지만, 생활 습관에서 실제로 변화를 끌어내는 현실적인 과정은 이론보다 더 힘들다. 운동을 하고 채소를 많이 먹어야 한다고 생각하지만, 에너지를 창조하기 위한 과제를 수행할 에너지가 없다면? 아니면 단순히 성장하는 데 필요한 물질적, 감정적 자원이 부족하다면?

우리는 지금 있는 곳에서 출발해 올바른 방향으로 최선을 다해 나아가야 한다. 그것이 전부다. 시간을 많이 투자할 수도, 혹은 적게 투자할 수도 있다. 돈을 많이 쓸 수도 있고 전혀 쓰지 않을 수도 있다. 목표를 크게 세울 수도, 작게 세울 수도 있다. 이는 우리의 선택에 달렸다. 당신이 무엇을 원하고, 무엇을 할 수 있든 간에 이 책은 당신이 '자기만의' 방식대로 목표를 향해 달려가도록 도움을 줄 것이다. 바이오해킹은 결국 개인적인 작업이다. 그리고 첨단 기술을 활용하든, 아니면 침묵하며 자신에게 집중하든 간에 내면의 지혜에 귀를 기울이는 방법을 배우는 일이다.

내가 바이오해킹을 통해 경험했던 역동적인 변화는 믿기 힘들 정도다. 어느 때보다 에너지는 높아졌고, 집중력은 날카로워졌으며, 소화는 편해졌고, 생각은 명료해졌다. (게다가 머리카락은 두꺼워

졌고, 손톱은 튼튼해졌고, 피부는 투명해졌다. 이 모두는 건강함을 말해주는 외형적 신호다.) 나와 함께 이 여행을 떠나도록 동기를 불어넣기 위해, 왜 건강해지기 위한 노력(노력이 아닌 척하지는 않겠다)을 해야 하는지 먼저 설득력 있는 이유를 살펴보는 게 도움이 될 듯하다. 다음은 당신이 아마도 지금까지 깊이 생각해보지 않았을, 건강을 적극적으로 추구함으로써 누릴 수 있는 세 가지 주요 장점이다.

- 생존적, 진화적 건강을 확보할 수 있다 우리는 건강할 때, 위기로부터 잘 달아날 수 있고, 잘 넘어지지 않고, 무거운 물건을 잘 들어 올리고(이러한 능력이 언제 생사를 가르는 기준이 될지 알 수 없다), 위협에 맞서 싸우고, 힘든 상황에서 벗어나는 법을 생각해낼 수 있다. 그리고 자신을 쓰러뜨릴 수 있는 바이러스와 박테리아, 암세포와 맞서 싸우기 위한 강력한 면역 체계를 갖출 수 있다. 심장과 폐, 혈관, 간, 신장, 췌장은 더 튼튼해지고, 심장병이나 폐 질환, 동맥경화, 간과 신장 질환, 당뇨병에 걸릴 위험은 낮아진다. 관절은 강해지고 골밀도는 높아져서 생명을 위협하는 사고를 당하거나 골반이 부러지거나 혹은 관절염이 발생할 위험이 줄어든다. 생식력은 더욱 왕성해진다. 또한, 여성이라면 여전히 남성을 더 많이 요구하는 세상에서 자신이 원하는 삶을 살아갈 경쟁력을 갖출 수 있다.

- 더 많은 선택과 자유를 누리고 의미 있는 일을 하기 위한 역량과 내적 자원을 확보할 수 있다 우리는 건강할 때 더 많은 가능성과 선택권을 누린다. 에너지가 넘칠 때, 원하는 일을 더 많이 하면서 의미 있는 삶을 살아간다. 대학에 진학하거나 기업을 설립하거나 공동체의 구성원을 도와줄 수 있다. 에너지 용량과 건강은 삶과 관계, 개인적인 사명을 이루는 데 꼭 필요한 요소다.

- 삶의 질이 높아진다 건강하다는 것은 생산성과 효율성이 높고 피로도는 낮다는 사실을 의미한다. 그래서 무슨 일을 하든 그 과정에서 긍정적인 기분을 느끼고 더 많이 즐긴다. 집중력과 실행력이 향상되고, 기분이 더 좋아지고, 밤에 더 편안히 자고, 내면은 차분해지고, 자기 능력에 확신을 갖고, 만성 통증에서 벗어난다. 게다가 신체적으로 타인에게 덜 의존하기 때문에 노년에도 자율성을 유지할 수 있다.

건강은 생존을 넘어서서 목표 달성 수단이다. 꿈을 이루고, 잠재력을 실현하기 위한 연료다. 우리는 최악의 상황에 대비해 몸을 준비시키는 방법, 사소한 문제가 심각해지기 전에 몸을 관찰하는 법을 배울 수 있다. 단순히 괜찮은 정도가 아니라 놀라움을 느낄 수 있다. 멍하고 피곤한 상태에서 벗어나 명료하게 깨어 있다는 느낌을 받을 수 있다. 그리고 이 모든 노력을 지금 당장 시작할 수 있다.

# 2장　세포의 배터리,

## 미토콘드리아

우리 몸속 40조 개에 달하는 세포에는 1000조 개가 넘는 미토콘드리아가 있다. 그리고 그 면적을 모두 펼쳐서 합치면 전체 넓이가 1만 4000제곱미터로, 축구장 네 개와 맞먹는다. 미토콘드리아는 1초에 $10^{21}$개(우리가 아는 우주 속 별들만큼 많은)가 넘는 양성자를 운반하는 역할을 한다.　　　**—닉 레인**

우리는 집단적인 차원에서 에너지 위기를 겪고 있다. 그리고 그 한가운데에서 많은 이들이 호소하는 피로는 미토콘드리아 기능 이상의 결과다. 세포 발전소가 가동을 중단하면서 에너지 부족이 발생하고 이로써 온갖 만성질환이 다양한 형태로 모습을 드러낸다는 점에서, 건강을 바이오해킹 한다는 말은 곧 미토콘드리아를 바이오해킹 한다는 뜻이다.

우리는 아주 작은 에너지 생산자인 미토콘드리아와 도움을 주고받는다. 미토콘드리아는 우리가 경험하는 모든 삶에 영향을 미친다. 또한, 우리의 모든 경험은 미토콘드리아에 영향을 미친다. 다행스럽게도 미토콘드리아는 대단히 민감하기 때문에 우리는 미토콘드리아를 해킹함으로써 상대적으로 쉽게 에너지를 끌어올리고 건강을 즉각 개선할 수 있다.

## 미토콘드리아는 어떻게 에너지를 만들어낼까

미토콘드리아가 박테리아의 생명 형태로 숙주 세포에 흡수되어 세포가 외부 환경에서 에너지를 더 잘 받아들이도록 도움을 주는 방식으로 진화했다는 주장은 널리 받아들여진 이론이다. 이러한 공생 관계를 기반으로 숙주 세포는 박테리아가 추가로 만들어낸 에너지를 사용해서 보다 고차원적이고 복잡한 생물 형태로 진화했다. 미토콘드리아는 인류의 진화에서 대단히 중요한 역할을 한 것으로 보인다. 서로 다른 두 유기체 사이의 공생 관계가 하나로 합쳐지면서 서로 도움을 주고 있다.

그러나 미토콘드리아는 인간이 아니다. 미토콘드리아는 독립적인 유기체로서 그들 자신의 DNA를 갖고 있다. 인간과 미토콘드리아는 상호의존적이면서도 독립적으로 존재한다. 우리 몸이 미토콘드리아의 숙주로 기능한다는 사실을 떠올린다면, 우리 몸 안에 사는, 우리 몸을 생명의 터전으로 삼은 이들 "세입자"에 관해 좀 더 알아보고 싶은 생각이 들 것이다. 미토콘드리아가 우리를 위해 무슨 일을 하는지 이해할 때, 우리는 미토콘드리아를 최적화하는 방법을 알 수 있다. 그러니 한번 자세히 살펴보자. (이는 전문적인 이야기이지만 쉽게 풀어나가고자 하니 부디 잘 따라와주길 바란다.)

한 가지 중요한 질문이 있다. 에너지는 어디서 오는 걸까? 에너지의 기원을 거슬러 올라가다 보면 그 끝에는 태양이 있다. 식물은 태양광을 받아 세포 속에 에너지로 저장한다. 동물이 식물을 먹을 때, 식물 속 에너지는 동물 속 미토콘드리아에 에너지를 전달하고 동물을 위한 에너지를 생성하도록 한다. 그리고 우리가 식물과 동물을 먹을 때, 우리의 미토콘드리아는 섭취한 동식물 속에 저장된 에너지를 사용해서 우리에게 필요한 에너지를 만들어낸다. 이러한 에너지 생산 과정은 태양열 펌프를 사용해서 물을 천천히 저수지로 방류하는 수력발전 댐에 비유할 수 있다. 에너지가 필요할 때, 펌프는 댐의 수문을 열어 물을 흘려보낸다. 그러면 터빈이 돌아가면서 에너지를 만든다.

미토콘드리아에서 에너지는 이를 생산하고, 저장하고, 사용하는 세포 속 에너지 단위인 ATPadenosine triphosphate(아데노신삼인산) 형태로 존재한다. 미토콘드리아는 이러한 에너지를 저장하는 배터리이자 이를 분배하는 콘덴서로서 기능한다. 우리 몸은 세포 차원에서(세포의 노폐물을 처리하는 것처럼), 그리고 세포 이상의 차원에서(조직을 만들고 근육을 사용하는 것처럼) 세포가 만들어낸 에너지를 소비한다. 우리 몸은 세포로 구성되어 있기 때문에 우리는 우리가 보고 인식하는 거시적 차원(집 안을 청소하고, 잔디를 깎고, 업무를 처리하기 위해 머리를 쓰고, 섹스를 하고, 달리고, 대화를 하는 등 다시 말해 일상생활의 차원)에서는 물론이고 에너지를 생성하는 세포 차원에서도 일한다. 그래서 미토콘드리아가 에너지 생산을 위한 충분한 자원을 얻지 못할 때, 우리는 그것을 느끼게 된다. 즉, 세포 차원에서 에너지가 부족할 때 우리는 일상생활에서도 에너지 부족을 느낀다.

## 세포 속 번개

미국 필라델피아 아동병원 내 미토콘드리아와 후성유전체학 연구소 Center for Mitochondrial and Epigenomic Medicine의 더글러스 월리스 Douglas Wallace에 따르면, 미토콘드리아는 세포 에너지의 90퍼센트를 만들어내며, 각각의 미토콘드리아는 0.2볼트를 유지한다. 우리 몸 안에 총 $10^{17}$개의 미토콘드리아가 있다는 점에서, 우리는 번개보다 더 강력한 에너지를 갖고 있는 셈이다![1]

미토콘드리아의 주요 기능은 에너지 생산이지만, 또 다른 일도 한다. 미토콘드리아는 인체 시스템 전반에 걸쳐 중요한 생체 활동 과정을 감시하는 역할을 한다. 예를 들어 세포를 유지하고 관리하는 다양한 일을 지시한다. 미토콘드리아는 잠재적으로 유해한 세포를 제거하는 아포토시스apoptosis 기능과 더불어, 더 이상 충전 기능을 수행하지 못하는 고장 난 미토콘드리아를 제거하는 미토파지mitophagy 기능을 수행한다.

또한, 미토콘드리아는 근육과 같은 조직이 성장하고 소멸하는 과정에서 세포 신호를 통해 에너지를 분배하는 과정에 개입한다. 가령, 위험한 순간에 스트레스 호르몬을 더 많이 생성해서 우리가 응급 상황에 효과적으로 대처하도록 한다. 그리고 모든 기능을 수행하는 동안에도 소중한 에너지 저장고를 지키면서 꼭 필요할 때만 사용한다. 한편, 주요 영양소가 충분하고 안전하다고 느낄 때 미토콘드리아는 근육을 생성하고 음식물을 소화하고 번식 활동을 하는 등 부차적인 기능에 자원을 분배한다. 그래서 극도의 스트레스를 받을 때, 우리 몸은 소화나 해독, 임신, 운동 기능을 중단하면서 지방을 최대한 아낀다. 스트레스가 지속될 때 살을 빼기가 더 힘든 이유다. 이처럼 우리 몸은 당면한 위험으로부터 빠져나오기 위해 사용 가능한 에너지를 충분히 확보하고자 한다.

## 미토콘드리아와 면역

미토콘드리아는 신체 면역 반응에서 중요한 역할을 한다. 스트레스는 미토콘드리아가 면역 시스템에 효과적으로 에너지를 공급하는 과정을 가로막는 요소다. 만성 스트레스로 인해 에너지를 충분히 생산하지 못할 때, 우리의 면역 시스템은 제대로 기능하기 위한 에너지를 충분히 얻지 못한다. 면역 시스템은 바이러스나 박테리아 등의 병원균과 같은 외부 침입자를 추적하고 이에 맞서 싸우는 역할을 하며, 이를 위해 많은 에너지를 요구한다.

우리는 만성피로증후군chronic fatigue syndrome, CFS 사례를 통해 이러한 문제가 어떻게 드러나는지 쉽게 이해할 수 있다. 2019년 여름에 나는 만성피로증후군으로 어려움을 겪는 많은 환자를 만났고, 오랫동안 이러한 상태(양성근통성 뇌척수염myalgic encephalomyelitis이라고도 하는)를 들여다봤다. 나는 대부분의 환자들이 스트레스가 아주 높고, 주요 감염이나 과거의 여러 감염과 더불어 건강을 완전히 무너뜨리는 뚜렷한 생활 스트레스 요인이 존재하는 환경에서 오랫동안 살아왔다는 사실을 확인했다.

감염에 걸렸을 때, 그들은 침입자에 제대로 대처하지 못했다. 에너지가 이미 바닥나 있었기 때문이다. 그래서 바이러스, 라임lyme이나 매독, 리케차rickettsia와 같은 세포 내 병원균이 세포 속으로 쉽게 침투해서 잠복할 수 있었다. 많은 바이러스는 생존을 위해 세포 시스템을 이용하기 때문에 이들이 체내에 들어오면 커다란 에너지 고갈과 염증, 피로가 발생하게 된다. 가령, HIV인간면역결핍바이러스human immunodeficiency virus로 후천성면역결핍증을 일으킨다는 미토콘드리아의 단백질을 빼앗아 세포 안에서 증식한다.[2] 이처럼 바이러스

가 세포 속으로 침투하면 이들은 점차 증식하고 세포를 죽이면서 시스템 전체로 퍼져나간다.[3]

이런 일이 벌어질 때, 미토콘드리아는 충분한 에너지를 생산해내지 못한다. 2020년 한 연구는[4] 만성피로증후군 환자들에게서 미토콘드리아 이상을 확인했다. 1991년부터 시작된 더 오래된 연구는[5] 바이러스 감염 이후로 만성피로증후군을 보이는 1~17세 환자 50명을 대상으로 근육 조직 검사를 했는데, 근섬유에서 뚜렷한 미토콘드리아 퇴화를 확인했다. 많은 이들이 바이러스 감염에서 회복된 후에도 오랫동안 만성피로 증상을 보였고, 이는 미토콘드리아 퇴화에 따른 것이었다.

이 모든 연구 결과를 살펴보고 난 후, 나는 왜 주류 의료 시스템이 만성피로 상태와 바이러스 사이의 연관성에 주목하지 않는지 궁금증이 일었다. 실제로 2019년 8월에 나는 친구에게 이런 말을 했다. "바이러스에 관해 모르는 게 너무 많아. 그리고 전염병에 대처하기에 이미 너무 늦었어." 나는 바이러스 전염병이 발생하면 만성피로증후군이 대규모로 모습을 드러낼 것이라고 예상했다. 그랬기 때문에 2020년 실제로 코로나19가 시작된 이후, 안타깝게도 만성적인, 혹은 "후유증이 오랫동안 남는" 코로나19의 특성에 놀라지 않았다. 코로나19 바이러스는 우리 세포에 침투해서 감염을 유발한다. 그리고 감염은 커다란 규모의 미토콘드리아 기능장애와 염증, 산화 스트레스를 일으킨다. 이는 다시 세포를 파괴함으로써 여러 기관에, 특히 폐에 기능 이상을 일으킨다. 내가 살펴본 바에 따르면, 염증이 불과 같다면 산화 스트레스는 연기와 같고, 미토콘드리아 기능 이상은 전기가 끊어진 상태와 같다.

그렇게 질병이 세계적으로 확산하고 코로나 후유증이 오랫동안 지속되면서 신체 시스템 전반을 쇠약하게 만들었다. 그 과정에서 미토콘드리아를 풍부하게 보유하고 에너지를 많이 요구하는 기관(심장과 두뇌)이 가장 뚜렷한 문제를 보였다(두근거림, 심근염myocarditis, 브레인 포그, 이명, 후각 마비 등). 또한, 미토콘드리아는 근육세포에도 많이 분포해 있기 때문에, 만성피로증후군과 만성적인 코로나의 경우에 전반적인 피로 및 운동에 따른 피로가 흔하게 나타났다.

나는 후유증이 오래 남는 코로나, 혹은 만성피로증후군을 어떻게 극복할 수 있는지 종종 질문을 받는다. 최근 이와 관련해서 아주 활발한 연구가 이루어지고 있으며, 많은 연구 결과가 쏟아지는 가운데 앞으로 더 많은 것을 배울 수 있을 것으로 보인다. 하지만 지금 당장 만성적인, 혹은 후유증이 지속되는 코로나 여파로 어려움을 겪고 있다면, 바이러스 감염 후 미토콘드리아 기능을 개선하는 데 도움을 주는 다음의 치료법에 주목해보자.

- **림프 마사지** 사우나로 땀을 내고 드라이 브러싱dry brushing, 브러시 등의 도구를 이용해서 몸을 문지르는 마사지 방법, 자가 마사지, 폼롤러 마사지, 산책이나 요가를 통해 스스로 림프 순환을 촉진할 수 있다. 혹

은 림프 마사지 전문가를 찾는 것도 좋은 방법이다. 이를 통해 림프액이 체내에서 부드럽게 흘러가게 함으로써 해독 작용과 면역에 도움을 받을 수 있다.

- **호흡법** 호흡기 감염 후 폐를 치유하고 충분한 폐활량을 회복하는 데 도움을 준다. 강화폐활량계incentive spirometer(손에 쥐고서 날숨을 유도하는 저항 장비로, 의사를 통해 구할 수 있다)를 사용하면 호흡기 근육을 훈련할 수 있다. 혹은 매일 10회 의식적으로 기침을 하는 기침 훈련법도 도움이 된다. 여러 호흡 훈련법은 감염 후 회복 과정에서 스트레스 완화에 도움을 준다. 내가 추천하는 몇 가지 방법은 338~340쪽을 참조하자.

- **항염증 식단** 코로나19는 신체 전반에 광범위한 염증 피해를 주기 때문에 항염증 식단이 대단히 중요하다. 다양한 색깔의 채소를 많이 섭취하면서 여기에 여러 과일과 콩류, 지방이 풍부한 생선, 목초를 먹인 가축의 기름기 없는 단백질, 혹은 천연 식품과 향신료, 견과류 및 씨앗을 곁들이자. 정제된 곡물이나 가공식품 섭취는 줄이거나 중단하고, 특히 민감한 반응을 유발한다고 알려진 식품의 섭취는 모두 중단하는 노력도 중요하다. (식단에 관한 더 많은 정보는 6~9장을 참조하라.)

- 오존 요법 낮은 농도의 오존은 항산화 시스템을 강화하고 만성 감염을 치유하는 데 도움을 준다. 그러나 오존 요법은 혼자서는 할 수 없다. 이 치료를 받기 위해서는 진료 과정에서 오존 요법을 자주 활용한다고 알려진 기능의학functional medicine, 환경 요인을 분석하고 신진대사를 활성화함으로써 건강을 증진하고자 하는 의학 분야 의사를 찾아가라.

- HBOThyperbaric oxygen therapy 고압산소요법의 약자로 HBOT 고압 탱크는 미토콘드리아 기능을 활성화하고 감염을 치료해준다. 이 치료를 받으려면 전문가를 찾아 예약해야 한다.

- 독소 피하기 미토콘드리아 기능을 최적화하기 위해 해야 하는 한 가지 중요한 일은 미토콘드리아에 직접적인 피해를 주는 요인을 멀리하는 것이다. 이러한 요인으로는 집 안 곰팡이 노출, 술, 특정 약물(항생제, 아세트아미노펜acetaminophen, 코카인, 암페타민amphetamine, 비스테로이드성 항염증제NSAID, 스타틴statin 등), 수은과 같은 중금속, 살충제, 지속적인 유기 오염 물질(여과 장치를 제대로 거치지 않은 수돗물), 전자기장 과다 노출, (화장품에 들어 있는) 프탈레이트phthalate와 파라벤paraben 등이 있다.

- 보충제 감염 후 증상을 다스리는 과정에서 다양한 보충제가 도

움이 된다. 가능하다면 기능의학 의사와 함께 자신에게 최적화된 처방을 만들어보길 권한다. 내가 추천하는 몇 가지 보충제는 다음과 같다.

**소염제** | 비타민 D(비타민 K1, K2와 함께 5000인터내셔널유닛[IU]), 멜라토닌melatonin(1밀리그램으로 시작, 저녁에 복용), 커큐민curcumin(500~1000밀리그램)과 같은 보충제 모두 소염제 기능을 한다. 나는 의약품 등급의 어유fish oil를 하루 4그램 섭취하는데, 거기에는 염증 해소 인자가 함유되어 있다. 이는 다른 방식으로는 섭취할 수 없는 강력한 소염제다. 고용량 오메가-3 처방 대상자라면 의사와 상담하자.

**미토콘드리아 기능 개선제** | 미토콘드리아 기능을 개선해서 피로 해소에 도움을 주는 보충제에는 마그네슘(하루 400밀리그램), 아세틸-L-카르니틴acetyl-L-carnitine(하루 2그램), 피로로퀴놀린 퀴논pyrrolo-quinoline quinone, PQQ(20밀리그램), 비타민 B군, 크레아티닌creatinine(하루 3~5그램), 코엔자임 Q10(하루 100밀리그램)이 있다.

**전해질** | 기립성 저혈압(앉았다 일어설 때 어지럼증을 느끼거나 때로는 실신하는 증상)의 경우, 충분한 전해질 섭취가 대단히 중요하다. 만일 기립성 저혈압을 앓고 있다면 물에 히말라야 핑크 소금을 조금 타서 섭취해보자.

**폐 건강** | N-아세틸시스테인N-acetylcysteine, NAC(하루 500~1000밀리그램)은 체내 글루타티온 저장량 회복에 도움을 준다. 글루타티온은 주로 체내에서 만들어지는 항산화제로서 폐에 가장 풍부하다. 폐 기능 개선을 위해 비타민 C(하루 1그램)와 멀레인mullein을 추천한다.

**혈전 예방** | 나토키나아제nattokinase(4000세라펩타아제유닛[SPU])나 세라티오펩티다아제 효소serratiopeptidase enzyme(하루 4만 세라펩타아제유닛)를 추천한다. 오메가-3도 혈액을 묽게 만드는 데 도움이 된다.

**두뇌 건강** | 신경가소성neuroplasticity에 도움을 주는 노루궁뎅이 버섯을 섭취하자(두뇌 건강을 위한 최적 섭취량은 하루 3그램이다).

**해독** | 리포소말 글루타티온liposomal glutathione(하루 500~1000밀리그램), 활성탄과 벤토나이트bentonite 점토, 변형 감귤 팩틴modified citrus pectin, MCP, 클로렐라 혼합물을 섭취해보자. 가정에서 재배한 브로콜리 새싹도 해독에 좋은데 여기에는 설포라판sulforophane이 함유되어 있다. 해독을 위해서는 집 안 공기와 물을 정화하는 작업도 잊지 말자.

더 많은 정보를 원하는 독자를 위해, 이 분야에서 내가 가장 좋아하는 전문가인 세라 마이힐Sarah Myhill 박사의 《만성피로증후군과 양성근통성 뇌척수염의 진단과 치료: 건강염려증이 아니라 미토콘드리아다Diagnosis and Treatment of Chronic Fatigue Syndrome and Myalgic Encephalitis: It's Mitochondria, Not Hypochondria》를 추천한다.

## 습관은 미토콘드리아에 어떤 영향을 줄까

미토콘드리아는 생활 습관에 따라 반응한다는 점에서 우리의 건강 파트너다. 미토콘드리아는 환경에 따라 성장하고, 증식하고, 혹은 소멸한다. 다음의 세 가지 주요 생활 습관은 미토콘드리아 기능을 크게 떨어뜨린다.

- 활동 부족 운동을 하지 않거나 앉아서 생활하는 습관은 미토콘드리아에 더 많은 에너지가 필요하지 않다는 신호를 전달한다. 그러면 미토콘드리아는 특히 근육과 심장에서 에너지 생산을 줄인다. 반대로 더 많이 움직이고 운동함으로써 에너지를 더 많이 요구하는 방식으로 살아갈 때, 미토콘드리아는 그 요구를 충족시키기 위해 더 많은 에너지를 생산하는 방식으로 반응한다.

- 과식 과식할 때, 특히 당이 높은 음식을 많이 섭취할 때, 세포는 미토콘드리아와 혈관 내막을 파괴하는 일종의 배기가스를 방출한다. 우리 몸이 사용하고 남은 연료는 지방세포에 축적되

고, 이는 비만으로 이어진다. 나아가 염증을 유발하고 미토콘드리아를 파괴하는 환경을 조성한다.

- 회복 없는 만성피로 스트레스는 미토콘드리아의 알로스타시스 부하<sub>allostatic load</sub>(스트레스로 인해 세포 내 누적되는 마모와 손상)를 높이는데, 이는 음주와 흡연, 과식 등 부적응적 행동을 종종 자극한다. 그리고 이러한 행동은 모두 미토콘드리아 기능 장애로 이어진다. 우리 몸에 회복할 시간을 허락하지 않을 때, 미토콘드리아를 복원하고 재충전할 기회는 사라진다.

---

### 보충제 전략

---

이 책 전반에 걸쳐, 그리고 내 웹사이트 여러 페이지에 걸쳐 나는 보충제 사용을 권장하고 있다. 내가 제시하거나 다른 곳에서 권장하는 보충제 목록을 보고 있노라면, 어쩌면 위압감과 함께 막막함이 들 수 있다. 그래서 목록의 범위를 좁히고 무엇이 더 중요한지 선택하기 위해서는 무작정 많이 섭취하기보다 올바른 보충제 활용 전략이 필요하다.

나는 환자를 진료하는 과정에서 두 가지 방식을 중심으로 보충제를 활용한다. 첫째, 공통적인 부족 문제를 해결하기 위해 기본적인 보충제 조합을 활용한다. 여기에는 의약품 등급의 오메가-3와 비타민 D, 마그네슘, 비타민 B군, 미네랄 복합물 보충제가 포함된다. 이러한 보충제는 미토콘드리아와 신진대사의 원활한 기능에 필요한 영양분을 공급함으로써 일상적인 건강관리에 도움을 준다. 이들 보충제는 내가 검사를 통해 항상 필요하다고 생각하는 것들이다. 일반적으로 나는 소변 유기산과 혈액 검사, 모발 미네랄 검사 결과를 기준으로 환자를 위한 개인 맞춤형 보충제 처방 계획을 짠다. 특히 유기산과 모발 미네랄 검사는 비타민과 미네랄, 파이토뉴트리언트 phytonutrient, 'phyto'(식물)와 'nutrient'(영양소)의 합성어로 식물에만 있는 영양소라는 뜻 상태를 확인하는 데 유용하다. 스트레스 지수가 높을 때, 비타민 B6, 나트륨, 칼륨 부족이 종종 발생하며, 그럴 때 우리는 피로를 느낀다. 우리 세포는 미네랄 차이로 작동하는 배터리로 우리 몸은 과도한 스트레스 상황에서 미네랄을 더 많이 소비한다. 나는 남성과 여성 환자 모두 항상 페리틴 ferritin 수치를 측정한다. 페리틴 수치는 체내 철 저장량을 보여주는 지표로 철은 적혈구가 산소를 운반하도록 해주는 미네랄이다. 또한, 산소는 세포 호흡 시 미토콘드리아가 필요로 하는 물질이다. 그래서 페리틴 수치가 낮은 경우(75ng/mL 이하)에 철분이 함유된 보충제를 권한다. 반면에 페리틴 수치가 높으면(150ng/mL 이상) 산화 스트레스 oxidative stress, 체내 활성산소가 증가해서 생체 산화 균형이 무너진 상태를 유발할 수 있으므로 철 저장량을 낮춰주는 헌혈을 권한다.

나는 보충제를 처방하기 전에 검사를 권하지만, 이러한 기본적인 보충제는 검사를 원치 않거나 할 수 없는 경우에도 얼마든지 안전하게 섭취할 수 있다. 일부 여성은 기본적인 보충제 대신 임산부용 보충제만 섭취하기도 한다.

다음으로 보충제를 활용하는 두 번째 방식은 다양한 시스템을 최적화하는 것이다. 이는 개인 맞춤형 처방에 더 가깝다. 나는 항상 장 건강에서부터 시작한다. 장 기능에 문제가 있으면, 영양소를 제대로 흡수하지 못할 뿐만 아니라 과도한 호르몬을 대변으로 완전히 배출하지 못해서 호르몬과 관련된 문제를 종종 나타낸다. 장 기능 장애는 면역력 저하로도 이어지는데, 이러한 문제가 있는 환자는 음식물에 대한 과민 반응이나 알레르기를 보인다. 장 치료에는 시간이 걸린다. 일반적으로 효과가 나타나기 시작할 때까지 3개월 정도 걸린다. (자세한 방법은 8장에서 살펴보겠다.)

불면증 환자의 경우에는 스트레스 회복과 수면 및 24시간 생체 주기를 최적화하는 과제에 주목한다. 여기서도 호르몬이 문제일 경우, 보충제나 생체 동일 호르몬bioidentical hormone 대체 요법으로 해결이 가능하다. (이 두 가지 방법은 12장에서 자세히 살펴보겠다.) 중금속이나 곰팡이 독소에 노출된 이들은 해독 치료가 필요하다. 그 밖에도 미토콘드리아 건강과 노화를 최적화하기 위해 사용하는 보충제가 있다.

여기서 핵심은 모든 보충제를 한꺼번에 처방하지는 않는다는 것이다. 3~6개월 동안 특정한 영역의 개선에 집중한 후, 다음 영역으로 넘어간다. 여러 보충제를 한꺼번에 섭취할 경우, 보충제끼리 상호작용이 일어나 효과를 확인하기까지 시간이 더 걸린다.

많은 이들이 미토콘드리아를 파괴하는 생활 습관의 악영향을 알지 못한다. 미토콘드리아를 연구하는 더글러스 월리스 박사에 따르면, 병리적 현상(질병)은 에너지 용량이 50퍼센트 아래로 떨어질 때 발생한다. 여기서 50퍼센트는 가용 에너지 부족의 경계선이다.[6] 그럼에도 에너지 용량을 50퍼센트 이상으로 유지하기 위해 할 수 있는 일들이 있다. 생명 연장을 위한 다음의 다섯 가지 건강 습관은 심혈관 질환에 따른 사망 위험을 82퍼센트 낮추고, 암으로 인한 사망 위험을 65퍼센트 낮춘다. 그리고 50세를 기준으로 기대 수명을 여성의 경우에는 14년, 남성의 경우에는 12.2년 늘려준다.[7] 우리의 생활 습관이 (근본적으로) 미토콘드리아를 강화하거나 약화하기 때문이다.

- 비흡연 흡연은 미토콘드리아의 질과 기능에 직접적으로 악영
  향을 미친다. 응집된 오염 물질이 혈류로 직접 들어가면서 극
  단적인 염증 반응과 산화 스트레스를 유발하기 때문이다.

- 건강한 식습관 영양이 풍부하고 다양한 음식은 미토콘드리아에
  비타민과 미네랄, 에너지 생산에 필요한 공통 인자를 공급한
  다. 그리고 채소 위주의 풍성한 식단은 파이토뉴트리언트가 체
  내에 오래 머물게 해 미토콘드리아에 악영향을 미치는 노폐물
  을 효과적으로 처리하고 제거한다.

- 운동 규칙적으로 운동할 때, 우리는 근육에 더 많은 미토콘드
  리아를 생성해서 에너지 수요 증가에 대처하라는 신호를 보낸
  다. 특히 운동을 통해 근육(심장 근육을 포함해서)과 두뇌에 변화
  와 도전의 기회를 줄 때, 효과는 더 높다.

- 건강한 체중 유지 비만은 미토콘드리아에 과도한 연료(지방과 포
  도당)로 부담을 주어 기능 장애를 유발하고 염증과 산화 스트
  레스를 일으킨다. 그리고 이는 다시 미토콘드리아에 악영향을
  미친다.

- 음주 최소화 과음은 미토콘드리아 밀도가 높은 장기인 간에 손

상을 입힌다. 간은 혈당 유지와 세포 해독 작용을 담당한다. 간
이 손상되면 이러한 기능에 문제가 생긴다.

## 호르메시스로 미토콘드리아 관리하기

스트레스와 면역 억제, 바이러스 감염, 피로증후군, 만성질환에
대처하기 위해 더 많은 에너지 용량이 필요하다면, 그리고 몸과
마음의 건강을 개선하여 수명과 건강 수명을 늘리고 싶다면, 자신
의 생활 습관에 따라 미토콘드리아를 적극적으로 보호하고 에너
지 용량을 최적화하는 방법을 선택할 수 있다.

이를 위해 먼저 미토콘드리아에 보내는 신호를 바꿔야 한다. 다
시 말해 미토콘드리아가 에너지 생산을 높이도록 자극하고, 미토
콘드리아가 반응할 수 있는 충분한 회복 시간을 가져야 한다. 이
두 단계의 과정을 일컬어 호르메시스hormesis라고 부르는데, 이는
미토콘드리아를 개선하기 위한 훈련의 기반이다.

호르메시스란 스트레스 요인이 미치는 긍정적인 영향을 말한
다. 그렇다. 스트레스는 긍정적인 역할도 한다. 구체적으로 말해
서, 호르메시스는 약간의 스트레스를 가해서 긍정적인 생체 반응
을 유도하는 기술이다. 적절한 수준의 스트레스는 우리 몸에 도움
을 준다. 에너지 수요 증가에 대처하기 위해 에너지 생산을 늘려

야 한다는 신호를 미토콘드리아에 보내기 때문이다. 미토콘드리아가 이 신호에 반응하면서 우리는 스트레스를 처리하기 위한 더 많은 에너지와 더 큰 에너지 용량을 얻는다. 그리고 이는 다시 더 높은 회복탄력성으로 이어진다.

호르메시스가 작용하는 방식을 잘 보여주는 사례는 중량 운동이다. 무거운 역기를 들 때, 미토콘드리아가 밀집된 근육에서 미세한 손상이 일어난다. 낮은 수준의 근육 손상은 충분한 휴식 시간이 주어지기만 한다면 도움이 된다. 우리가 근육을 사용하고 있다는 신호를 받은 미토콘드리아는 그에 따른 손상을 복구하기 위해 더 많은 에너지를 생산함으로써 높아진 에너지 요구에 대비한다. 미토콘드리아는 회복 시간 동안에 스트레스 요인에 대응한다. 그러므로 회복은 호르메시스에서 대단히 중요하다. 중량 운동은 적당한 강도와 충분한 회복이 주어질 때 우리를 더 강하게 만들고 신체 탄력성을 높여준다. 이것이 호르메시스가 작동하는 방식이다.

### 활성산소종, 세포가 뿜어내는 연기 신호

미토콘드리아 차원에서 이루어지는 호르메시스는 미토콘드리아 호르메시스mitochondrial hormesis, 혹은 미토호르메시스mito-hormesis라고 부른다. 미토콘드리아는 에너지를 생산하는 과정에서 산소를 많이 사용하며 활성산소종reactive oxygen species, ROS이라는 노폐물을 배출한다. 우리는 활성산소종을 그 원천에 따라 좋거나 나쁜 세포의 연기 신호smoke signal라고 생각할 수 있다. 신진대사를 비롯해 체내에서 이루어지는 다양한 과정에서 활성산소종이 생성된다. 낮은 수준의 활성산소종은 적응 과정에서 미토콘드리아 기능을 향상시켜 건강에 도움을 준다. 낮은 수준의 스트레스가 회복탄력성을 높여주듯이 낮은 수준의 활성산소종은 미토콘드리아를 튼튼하게 만든다.[8] 여러 연구는 바이오해커들이 몸과 신진대사의 회복탄력성을 높이고 미토호르메시스를 유도하기 위해 다양한 호르메시스 방법을 이용한다는 사실을 말해준다. 그러한 방법에는 칼로리 제한, 하이폭시아hypoxia(일시적 산소 차단), 온도 응력temperature stress, 온도 변화에 의해 발생되는 응력, 운동 등이 있다. 호르메시스 스트레스 요인으로 회복탄력성을 바이오해킹 할 때, 미토호르메시스를 통해 미토콘드리아의 건강과 회복탄력성을 높일 수 있다.

그런데 활성산소종은 몸 밖에서도 얻는다. 가령, 오염 물질 노출, 음주, 흡연, 중금속, 용제solvent, 살충제, 고온, 자외선, 과도하게 익힌 육류와 지방, 특정 약물 등에서 비롯된다.[9] 우리는 이러한 활성산소종을 자동차 엔진이 돌아가는 과정에서 발생하는 배기가스라고 생각해볼 수 있다. 우리 몸은 이상적인 상태에서 항산화 방어기제를 통해 배기가스를 중화한다.[10] 그러나 이러한 배기가스는 우리 세포를 파괴한다. 색이 다양한 과일과 채소는 물론이고 천연 항산화제가 풍부한 스피룰리나와 클로렐라와 같은 천연 해독제를 섭취함으로써 이러한 위험을 줄이고 건강을 개선할 수 있다.

다음은 스트레스와 회복 사이를 왔다 갔다 하는 과정을 통해 미토콘드리아 생성을 촉진할 수 있다는 사실을 보여주는 몇 가지 일반적인 사례다. 이러한 활동을 위한 자세한 방법은 다음에 다시 살펴보도록 하자. 다만, 지금은 다음의 도표를 통해 자신을 잠재적으로 긍정적인 스트레스 요인에 노출시키고 회복하는 방법을 확인하자.

도표에서 쉽게 확인할 수 있듯이 모든 스트레스 요인에는 그에 상응하는 회복 활동이 있다. 우리는 바로 이러한 관점으로 스트레스를 바라봐야 한다. 회복할 시간이 충분히 주어진다면 스트레스는 결코 나쁜 게 아니다. 기억하자. 건강의 핵심은 '어려움에 대처하는' 능력이다. 호르메시스는 미토콘드리아 기능을 촉진하고 회복탄력성을 높이는 간단한 방법을 보여주며, 우리 몸이 미토콘드리아를 활용해서 어려움에 대처하도록 가르쳐준다.

그러나 호르메시스를 시도하기 위해서는 동시에 우리 몸이 보

## 미토콘드리아 스트레스 요인을 켜고 끄기

| 스트레스 요인 | 회복 방법 |
| --- | --- |
| 저온 노출 / 콜드 플런지 | 열기 / 사우나 |
| 단식 | 음식 섭취 |
| 힘든 업무 | 휴식 |
| 햇빛 노출 | 수면(24시간 주기) |
| 고강도 인터벌 훈련 | 운동을 쉬는 날 |
| 중량 운동 | 마사지나 폼롤러 스트레칭 |
| 저탄수화물 식단 혹은 케토시스 식단(지방 대사) | 고탄수화물 식단(탄수화물 대사) |
| 하이폭시아(숨 참기) | 하이퍼록시아 (심호흡과 같은 호흡 요법) |
| 고압(HBOT, 등산, 다이빙) | 표준 기압(해수면 기압) |
| 사회심리적 스트레스 | 사랑하는 사람과 보내는 편안한 시간 |

내는 미묘한 신호에 주목해야 한다. 다양한 스트레스 요인을 가지고 호르메시스를 시도했는데 에너지가 충전되기보다 고갈되는 느낌이 든다면, 회복이 충분히 이루어지지 않았다는 뜻이다. 호르메시스를 위해서는 균형이 필요하다. 몸을 치유하고 더 많은 스트레스를 견뎌내기 위해서는 다시 돌아와 회복에 집중해야 한다. 에너지 수요가 에너지 용량을 초과할 때, 우리 몸은 망가진다는 사실을 잊지 말자. 더 강해지기 위해 자신을 스트레스 요인으로 강하게 밀어붙이지만, 장기적으로 회복탄력성을 떨어뜨리는 바이오해

커들의 행동을 따라 하지 말자.

프리드리히 니체는 호르메시스의 원리에 적용 가능한 유명한 말을 남겼다. "우리를 죽이지 않는 것은 우리를 더 강하게 만든다." 이 격언은 호르메시스에 관한 논의에서 종종 언급된다.[11] 하지만 그렇다고 해서 자신을 죽음 가까이 몰아가지는 말자! 우리를 죽이지 않는다고 해서 그것이 항상 우리는 더 강하게 만들어주는 것은 아니다. 내 친구 중 몇몇은 지나치게 공격적으로 훈련하는 진지한 운동선수다. 그런데 그들이 코로나에 걸렸을 때, 장기적으로 심각한 증상이 발생했다. 내 생각에, 그들이 그러한 증상을 겪은 이유는 회복 없는 극단적인 운동 습관으로 면역 체계가 망가졌기 때문이다. 내 환자 중 한 사람은 사우나를 오래 하고 난 뒤 20분간 콜드 플런지cold plunge. 면역 체계를 강화할 목적으로 아주 차가운 물에 몸을 담그는 행위를 한다. 그는 시상하부-뇌하수체-부신축hypothalamic-pituitary-adrenal axis, HPA 기능 장애를 겪었다. 부신을 지치게 만들고 건강한 코르티솔 분비를 방해함으로써 만성피로와 우울감, 잦은 병치레 등 여러 건강 문제를 일으키는 만성 스트레스 상태에 놓인 것이다.

특히 여성의 경우에 나는 호르메시스와 관련해서 최소 유효량 전략을 권한다. 극단적인 스트레스 요인은 지나치게 오랫동안 지속되지 않거나 건강 상태가 대단히 좋을 때 도움이 된다. 그러나 의도와는 달리 배터리를 고갈시킴으로써 우리 몸을 쉽게 망가뜨릴 위험이 있다. 그럴 때 우리는 병에 걸리거나 부상을 당한다. 실제로 너무 많은 여성이 바이오해킹을 무리하게 시도하다가(과도한 운동과 금식, 혹은 칼로리 제한 등) 결국에는 생리 중단이나 탈모, 탈진의 어려움을 겪고 있다. 이 책을 쓰는 한 가지 주요한 목표는 자신을 밀어붙이는 것과 '회복하는 것' 사이에서 균형을 유지하도록 도움을 주는 것이다. 여성에게 생리는 건강의 지표다. 그러므로 생리가 멈췄다면, 생활 습관을 점검하고 균형을 회복할 방법을 찾도록 하자.

과도한 바이오해킹에 따른 또 다른 부작용으로는 극단적인 스트레스를 동반하는 갑상샘 기능 장애가 나타나거나 증상이 악화되는 것이다. 많은 이들이 뚜렷한 갑상샘 기능 장애, 혹은 증상이 드러나지 않는 갑상샘 기능 저하증을 앓고 있으면서도 그것이 미토콘드리아 기능에 얼마나 심각한 영향을 미치는지 알지 못한다. 과도한 스트레스는 적응 반응으로 갑상샘 호르몬 수치를 떨어뜨림으로써 여성의 몸을 위험에 처하게 만든다. 갑상샘 호르몬 수치가 떨어지는 것은 우리 몸이 힘든 시기를 버텨내기 위해 대사율을 떨어뜨리기 때문이다. 이러한 기능의 목적은 먼 옛날에 인류가 열량 소비를 낮춰서 기근에서 살아남기 위함이었다. 그러나 오늘날 여성에게 대사율을 떨어뜨린다는 말은 열량을 적게 소비하고, 체온을 낮게 유지하고, 전반적으로 축 처진 느낌으로 살아간다는 의미다. 갑상샘 호르몬은 미토콘드리아에 큰 영향을 미치며, 갑상샘 호르몬 수치가 낮을 때 체온 조절과 같은 대사 작용이 어려움을 겪는다. 갑상샘 호르몬 수치가 낮으면, 몸은 항상 차갑고 아무리 애를 써도 살이 빠지지 않는다. 갑상샘 호르몬 수치가 적절해야 건강한 체온과 대사율을 유지할 수 있다.

그러므로 우리는 스트레스를 받지 않을 때라야 호르메시스를 본격적으로 시도해볼 수 있다. 나의 환자들 모두가 기능을 악화시키는 만성 스트레스 상태에 있는 것은 아니다. 실제로 그들은 많은 스트레스를 감당할 수 있다. 그리고 그들이 진정으로 원하는 것은 슈퍼맨이 되는 것이다. 편리하고 안락한 삶을 추구하는 문화 속에서, 어려운 상황에 효과적으로 대처하는 강력한 회복탄력성을 갖춘 사람은 슈퍼 히어로처럼 보인다. 정말로 그렇게 되고 싶다면, 호르메시스를 통해 회복탄력성을 높이는 노력(만성 스트레스 상태를 다스리고 나서)을 훈련 기반으로 삼아야 한다. 지금부터는 호르메시스를 통해 미토콘드리아에 더 많은 에너지를 생산하라는 신호를 보내는 몇 가지 방법을 살펴보자.

## 미토호르메시스 스트레스 훈련법

먼저 다음에 소개하는 모든 미토호르메시스 스트레스 훈련법을 한꺼번에 시도하지 말 것을 당부한다. 자칫 알로스타시스 과부하에 이를 수 있기 때문이다. 우리 몸에 과도한 스트레스를 가하게 되면 득보다 실이 많다. 자신에게 이런 질문을 던져보자. 지금 내 건강 상태는 어떠한가? 사실 나는 단식과 고강도 인터벌 훈련을 주요 스트레스 요인으로 동시에 활용하는 실수를 저질렀고, 이로 인해 에너지 고갈을 겪었다. 반면에 적절한 훈련을 통해 강해지고, 회복되고, 건강상 놀라운 개선을 경험한 적도 있었다. 당신이 지금 탈진 상태에 있거나 엄청난 스트레스를 받고 있다면, 거기에 스트레스를 추가하는 시도가 건강에 도움이 되지 않을 것이다. 대신에 몇 달 동안 회복 기간을 갖고 건강을 추슬러야 할 것이다.

지금 건강 상태가 아주 좋다고 해도, 목표로 삼는 적응력에 도달하기 위해 한 번에 하나씩 시도해보는 방식이 좋다. 그리고 더 강해졌다는 느낌이 들 때, 다른 방법을 추가해보자. 그럴 때도 항상 자기 몸에 귀를 기울이면서 추가적인 도전 과제에 잘 대처하고 있는지 확인하는 노력이 필요하다. 먼저 자신이 더 건강해지길 원하는 영역을 정해보자. 가령, 추위에 취약하다면, 추위 적응 훈련을 몇 달 동안 실행해서 추위에 대한 내성을 기를 수 있다. 신진대사가 원활하지 않다면, 케토시스ketosis, 체내 포도당이 부족할 때 지방산의 일종인 케톤체를 주 에너지원으로 사용하는 상태 식단을 한 달간 실천해보면서 지방에 대한 적응력을 높일 수 있다. 간헐적 단식은 장시간 음식을 섭취하지 않고도 생활할 수 있도록 도움을 준다. 또한, 중량 운동은 신체의 회복탄력성을 높여준다.

첫 번째 목표를 정했다면, 일주일에 한두 가지 호르메시스 스트레스 요인을 정해서 더 강해지고, 스트레스 요인이 덜 힘들게 느껴질 때까지 시도해보자. 예를 들어 일주일에 하루나 이틀 정도 사우나와 콜드 플런지를 하거나, 일주일에 서너 번 정도 중량 운동을 하는 계획을 세워볼 수 있다.

나는 이 책 전반에 걸쳐 운동과 신진대사(음식), 스트레스를 바이오해킹 하는 방법을 집중적으로 다룰 계획이다. 다음은 여기에 포함되지 않은 몇 가지 호르메시스 훈련법이다.

- 하이폭시아hypoxia 숨 참기 훈련법은 신장이 에리트로포이에틴erythropoietin(적혈구 생성소)이라는 호르몬을 더 많이 생성하도록 자극하는데, 이 호르몬은 적혈구 세포의 중량을 늘려 산소를 미토콘드리아로 운반하는 기능을 강화한다. 산소 차단법은 특히 지구력을 끌어올리는 데 도움이 된다. 다음은 하이폭시아를 실행하는 몇 가지 방법이다.

  첫째, 고도가 높은 지역에서 운동을 하는 것이다(스키나 스노보드, 혹은 고도가 높은 곳에서 하는 하이킹). 일부 연구 결과는 이와 같은 운동이 충분한 효과를 거두려면 고도가 높은 지역에 3주 이상 머물러야 한다고 말한다. 일부 열정적인 바이오해커나 운동선수들은 이러한 효과를 얻기 위해 고도 텐트altitude tent, 산소 농도를 낮춰서 고도가 높은 지역과 유사한 환경을 만들어주는 밀봉된 텐트에서 잠을 자기도 한다.

둘째, 과호흡과 숨 참기를 번갈아가면서 하는 빔 호프Wim Hof 호흡법을 비롯한 다양한 호흡법을 시도해보는 것이다. 에너지 블루프린트Energy Blueprint의 아리 휘튼Ari Whitten[12]은 좀 더 쉬운 훈련법을 제안한다. 먼저 정상 속도로 걷다가 최대한 오래 숨을 참으면서 걸음 수를 센다(이때 정신이 흐릿해지거나 어지러움을 느낄 정도로 오래 참아서는 안 된다). 다음으로 정상적으로 호흡을 한 뒤 다시 숨을 참고 걷는다. 휘튼은 이 과정을 4~12회 반복하라고 권한다.

셋째, 고지대 훈련 마스크를 착용한 채로 고강도 인터벌 트레이닝이나 안정적인 유산소 운동을 하는 저항 호흡법이다. 혹은 앉은 상태로 5분간 이 마스크를 썼다가 5분간 벗고 있는 과정에서 산소포화도를 측정하면서 수치를 85퍼센트로 낮출 때까지 반복하는 방법도 있다.

- 하이퍼록시아hyperoxia 고압실에 들어가서 산소를 조직 안으로 밀어 넣는 고압산소요법이 여기에 해당한다. 고압산소요법은 비싸고 시간도 오래 걸리지만, 부상과 감염, 혹은 바이러스 감염 등 만성질환 회복에 도움을 준다. 이 요법은 면역 기능을 개선하고 조직에 산소 공급을 원활하게 함으로써 치유 속도를

높인다. 일부 운동선수는 이를 통해 회복을 강화하며, 여행을 자주 하는 이들은 장거리 여행에 따르는 시차 적응을 위해 하이퍼록시아를 활용한다. 몇몇 바이오해커는 고압실 장비를 집 안에 들여놓고 그 안에 들어가서 이메일 작업을 하기도 한다. 일반적으로 치료 목적을 위해서는 90분씩 일주일에 5회, 총 20~30회를 권한다.

- 콜드 플런지/냉수 입욕 먼저 냉수 샤워로 시작해보자. 추위에 대한 내성을 기르는 데 도움이 된다. 그리고 조금씩 시간을 늘려 2~3분 동안 계속 냉수 샤워를 해보자.

호숫가에 살거나 몸을 담글 수 있는 차가운 물이 있다면, 콜드 플런지에 도전해보자(물론 수영을 할 수 있다는 전제하에). 추운 지방에서는 북극곰 플런지가 유행이다. 몸을 담글 만한 적당한 곳이 없다면, 얼음을 채워 넣은 욕조에 들어가거나 냉동고를 활용해 얼음을 얼려 그 위에 올라가는 DIY 콜드 플런지에 도전해보자. 고가의 가정용 콜드 플런지 욕조를 생산하는 기업도 있다.
콜드 플런지 초심자라면 10~15도의 온도를 목표로 삼자. 그리고 입수 전 호흡으로 마음을 가다듬어 입수 후 호흡 항진이 발생하지 않도록 하자. 적응 반응의 효과를 얻으려면 최소한

찬물에 1분간 몸을 담그고 있어야 하며 이상적으로 2~3분을 권한다. 콜드 플런지를 할 때는 호흡을 한 번에 3초 정도로 느리게 유지하자. 느린 호흡은 스트레스 상황에서 신경계를 이완시켜준다.

- 열탕/사우나 사우나 시설을 이용할 수 있다면, 최고의 결과를 위해 일주일에 2회 이용을 권장한다. 79도 이상의 온도에서 20분 이상 있는 것이 가장 좋다. 부상이나 만성질환으로 어려움을 겪고 있다면 운동 대신 사우나를 활용할 수 있다(사우나를 이용하기 전 의사와 꼭 상담하자). 사우나가 열충격단백질 heat shock protein, 온도 등 다양한 스트레스 요인이 발생했을 때 세포에서 일시적으로 합성되는 단백질을 활성화한다는 사실을 보여주는 연구 결과도 있다. 사우나를 통해 근위축을 막고 근육량을 유지할 수 있다.[13]

---

### 스트레스를 받은 식물은 우리를 강하게 만든다

식물은 극한의 기온이나 수분 부족과 같은 환경적 스트레스를 받을 때, 포식자로부터 스스로를 지키기 위해 스트레스성 물질을 만들어낸다. 이처럼 자연에서 발견되는 특정 식물의 화학 물질은 소량 복용할 경우 인간과 동물에게 도움을 준다. 이를 일컬어 제노호르메시스xenohormesis라고 하는데, 이러한 식물의 섭취는 미토호르메시스 스트레스 요인으로 작용해서 우리 몸을 더 건강하게 만든다.

우리 몸에는 섭취한 물질을 해독해서 자신을 보호하는 진화된 메커니즘이 있다.[14] 우리가 이러한 물질을 소화할 때, 간은 효소가 재빨리 해독하고 배출하도록 자극함으로써 전반적인 신체 해독 능력을 높인다. 또한, 이러한 식물성 물질은 스트레스 적응 반응을 활성화함으로써 해독 효소와 세포 생존 단백질cell survival protein을 생성하고, 이를 통해 염증을 억제한다. 이러한 독성이 있는 물질을 먹어본 적이 없다면, 간은 해독 효소를 만들어내지 않을 것이며, 식물에 대해서 적응적 항염 스트레스 반응을 보이지 않을 것이다. 그럴 필요가 없기 때문이다. 그러나 독성이 있는 물질을 조금이라도 섭취했다면, 간은 적응 반응을 보이면서 해독 효소를 분비할 것이다. 제노호르메시스 스트레스 요인은 바로 이러한 방식으로 항산화제와 해독제를 생성해서 염증을 줄이고 우리 몸을 보호한다.

소량 섭취 시 건강에 도움이 되는 이러한 독성 물질로는[15] 브로콜리 싹에 들어 있는 설포라판, 강황에 들어 있는 커큐민, 녹차에 들어 있는 에피카테킨, 커피에 들어 있는 폴리페놀, 카카오에 들어 있는 플라바놀이 있다. 나는 이러한 물질을 농축해서 마치 묘약처럼 복용하는데, 강황과 후추를 첨가한 강황 우유, 아몬드 우유와 마카로 만든 말차 라테, 카카오 반죽과 고춧가루로 만든 세리모니얼 카카오 ceremonial cacao를 좋아한다.

제노호르메시스를 활용하는 또 다른 방법은 수렵 채집 활동을 하는 것이다. 야생 식물들은 재배 작물보다 훨씬 더 많은 독성 물질을 함유하고 있다. 나는 새로운 환경에서 수렵 채집 활동을 하는 것을 무척 좋아한다. 2020년 여름에는 곰보버섯과 청나래 고사리, 오디, 메리언베리, 야생양파를 야생에서 채취했다. 그리고 얼마 전에는 살구버섯을 땄다. 얼마나 뿌듯하던지! 하지만 독버섯처럼 독성이 강한 식물을 선별하기 위해서는 경험 많은 전문가의 가르침이 필요하다.

이제 우리는 이 책에서 가장 까다로운 부분을 끝냈다. 지금까지 미토콘드리아가 어떻게 작동하는지 살펴봤다. 다시 말해 세포 내 배터리가 어떻게 작동하는지, 어떻게 그 배터리를 강화하고 호르메시스를 통해 확장할 수 있는지 확인했다. 또한, 오늘날 의학계에서 일어나고 있는 거대한 패러다임 전환을 살펴봤다. 여기서 말하는 패러다임의 전환이란 에너지라는 렌즈를 통해 우리 몸을 들여다보는 새로운 접근 방식으로 이동하는 것을 가리킨다. 개인의 생활 습관을 최적화해서 에너지를 효과적으로 생산하고 생리적 회복탄력성을 높이는 새로운 요법에 도전함으로써 우리는 환경의 요구에 더 잘 적응할 수 있다. 또한, 우리 몸을 복잡한 세상에서 생존을 가능케 하는 완벽하게 설계된 역동적인 시스템으로 바라보게 될 것이다.

## ♠ 미토콘드리아를 강화하는 바이오해킹

**만성피로나 후유증이 오래가는 코로나에서 회복하기 위해**

- 림프 순환: 땀 흘리기, 드라이 브러싱, 셀프 마사지, 폼롤러, 산책, 요가
- 호흡법과 기침 훈련
- 색이 다양한 채소와 과일, 콩류, 지방이 풍부한 생선, 향신료, 땅콩, 씨앗은 풍부하고, 정제된 곡물과 가공식품은 최대한 줄인 항염 식단
- 오존 치료법
- 고압산소요법
- 항염 보충제: 비타민 K1, K2를 포함한 비타민 D, 야간에 섭취하는 멜라토닌, 커큐민, 의약품 등급의 어유
- 미토콘드리아 기능 개선제: 마그네슘, 아세틸-L-카르니틴, 피로로퀴놀린 퀴논, 코엔자임 Q10
- 전해질, 혹은 소량의 히말라야 소금을 물에 타서 섭취

## 폐 건강을 위해

- N-아세틸시스테인
- 비타민 C
- 멀레인

## 혈전 예방을 위해

- 나토키나아제
- 세라티오펩티다아제 효소
- 의약품 등급의 고용량 오메가-3

## 브레인 포그 예방을 위해

- 목초를 먹인 뉴질랜드 육우 뇌 분말
- 의약품 등급의 고용량 오메가-3

## 해독 작용을 위해

- 리포소말 글루타티온
- 활성탄, 벤토나이트 점토, 변형 감귤 팩틴, 클로렐라와 같은 결합제
- 집 안 공기 정화 및 정수한 물 마시기

**미토콘드리아 건강과 만성질환 예방을 위해**

- 금연

- 영양이 풍부한 채소 위주 식단

- 규칙적인 운동

- 건강 체중에 도달하고 유지하기

- 음주 최소화


**이를 번갈아 하면서 호르메시스 훈련법을 시도해보자**

- 콜드 플런지/냉수 입욕과 열탕/사우나

- 단식과 즐거운 만찬

- 힘든 운동과 휴식

- 햇볕 노출과 수면

- 고강도 인터벌 운동이나 심혈관 강화 운동과 휴식

- 중량 운동과 마사지, 폼롤러 사용

- 단식/케토시스(지방 대사)와 영양 재개(탄수화물 대사)

- 하이폭시아(숨 참기)와 하이퍼록시아(심호흡과 같은 호흡법)

- 고압/등산/다이빙/고압산소방과 정상적인 기압 환경

- 사회심리적 스트레스와 친한 친구와 놀거나 즐거운 시간을 많이
  보내기

- 제노호르메시스를 위해 식물, 특히 야생에서 채취한 식물을 많이 섭취하기

# 3장   셀프 측정:

## 건강을 창조하는 바이오해킹

바이오해킹이란 다중 교차 임상 실험을 활용하는 첨단 과학기술을 적용함으로써 가장 건강한 형태의 자신(몸과 마음, 영혼)으로 나아가는 과정이다.

  —몰리 말루프

많은 사람이 자동항법장치에 의존해 살아간다. 매일 살아가면서 해야 할 일을 하고, 규칙을 지키고, 다른 이들처럼 먹고, 움직이고, 일한다. 그러다 보니 스스로의 행동 대부분이 너무나 맛있는 음식을 먹고, 너무나 편리한 교통수단을 이용하고, 너무나 스트레스 높은 콘텐츠를 흡수하도록, 즉 우리를 유혹하도록 설계된 사회 내부의 강력한 힘에 영향을 받고 있다는 사실을 종종 인식하지 못한다.

바이오해킹은 이러한 자동항법장치의 전원을 차단하는 것이다. 그리고 스스로의 행동과 그 행동이 우리 몸과 마음에 미치는 영향을 인식하는 것이다. 또한, 그러한 인식을 통해 변화(간단하든 복잡하든, 낮은 기술을 활용하든 첨단 기술을 활용하든)를 끌어내서 자신의 생명 활동을 치유하고 최적화하는 것이다. 바이오해킹은 필요한 순간에 이해하고, 관리하고, 치유하는 것이다. 그리고 복잡한 몸속에서 뭔가 이상이 느껴지는 순간을 포착해 그것이 심각한 문제로 이어지지 않도록 막는 것이다. 또한, 스스로 실천함으로써 문제를 해결하는 것이다.

습관을 바꾸기란 쉽지 않다. 그러나 바이오해킹은 우리의 습관을 자동항법장치로부터 분리해서 바꾸도록 해준다. 우리는 바이오해킹으로부터 습관을 바꾸는 방법(관찰, 측정, 추적을 통한 자기 이해)과 도구(검사와 훈련, 처방, 과정을 관찰하는 방법)를 얻을 수 있다.

몸은 우리가 사는 집이다. 그리고 그 집의 가장 중요한 목표는 우리에게 도움을 주고 우리를 보호하는 것이다. 우리 몸에는 문제를 알려주는 내부 센서가 장착되어 있다. 그런데 우리는 센서가 경고음을 울려도 그 소리를 잘 듣지 못한다. 여기서 바이오해킹은 경고음의 볼륨을 높여주고 그 메시지를 해석하는 방법을 알려준다. 하지만 그 변화는 즉각 이루어지지 않는다. 바이오해킹을 위해서는 사소한 행동을 매일 실천함으로써 효과를 계속 축적해나가야 한다. 진정한 건강을 얻고 오래 유지하기 위해서는 습관을 형성하고 장기적으로 꾸준히 실천해야 한다.

나는 바이오해킹을 시작하는 몇 가지 방법을 이미 소개했다. 어쩌면 당신은 자신이 생각하는 것보다 훨씬 더 많은 바이오해킹을 실천하고 있는지 모른다. 그러나 전 세계 바이오해킹 집단(특히 급

속한 성장세를 보이는 여성 바이오해커 공동체)의 일원이 되고자 한다면, 바이오해킹이 정말로 무엇을 의미하는지 좀 더 많은 정보를 얻어야 한다. 사실 바이오해킹은 많은 오해를 받고 있다. 그렇다면 지금부터 오늘날 "흐름"이 우리에게 무슨 이야기를 들려주는지 귀 기울여보도록 하자.

## 바이오해킹은 오래전부터 존재해왔다

바이오해킹에 대한 오해 중 하나는 바이오해킹이 최근에 등장한 기술이라는 것이다. 바이오해킹은 첨단 기술이기도 하지만, 꼭 그런 것만은 아니다. 또 바이오해킹에는 돈이 많이 들 수도 있지만, 역시 꼭 그런 것도 아니다. 사실 바이오해킹은 인류가 생존을 위해 지금껏 줄곧 해왔던 활동이다. 누군가 그 활동을 "바이오해킹"이라고 부르기 시작한 것은 비교적 최근의 일이기는 하지만, 해결책과 생존, 건강 증진에 주목하는 바이오해킹 활동은 인류의 역사만큼이나 오래됐다.

바이오해킹은 인류가 하나의 종으로 진화해나가도록 도움을 줬다. 물론 현재도 바이오해킹을 위한 모든 검사와 테스트를 쉽게 이용할 수 있는 것은 아니다. 실제로 몇몇 첨단 장비는 일반인들이 접근하기 어렵다. 하지만 기존의 다양한 기술들(명상, 호흡법, 간

혈적 단식, 케토시스, 추위 노출, 생리 주기 관찰 등) 역시 새로 나온 기술들(연속 혈당 측정, 최대 산소 소비량 측정, 심박 변이도 검사, 걸음 수 측정, 혈중 산소포화도 측정 등)만큼이나 쓸모가 있다. 다행스럽게도 우리는 두 가지 기술 모두를 이용할 수 있다. 게다가 무료이거나 저렴한 비용으로 이용이 가능한 것들도 있다. 그래도 바이오해킹에 투자를 한다면, 건강과 생산성, 성과를 개선함으로써 그에 따른 장기적인 보상을 얻을 수 있다.

바이오해킹의 중심에는 우리 몸을 시스템의 시스템으로 바라보는 관점이 자리 잡고 있다. 우리는 바이오해킹을 통해 자신을 정량화함으로써 대단히 복잡한 우리의 몸을 이해할 수 있다. 예를 들어 생활 습관이 소화계, 내분비계, 생식계, 근골격계, 두뇌 및 심혈관계 등 우리 몸속 다양한 시스템에 어떤 영향을 미치는지 이해하고 이를 바이오해킹 함으로써 시스템을 최적화하고 효과적으로 치유할 수 있다.

## 바이오해킹은 목표 달성에 도움을 준다

우리는 자신이 성취하려는 목표에 따라 전반적인 차원에서 바이오해킹을 시작하는 방법을 선택할 수 있다. 가령, 호르몬 균형을 통해 월경전증후군을 최대한 완화하고 싶은가? 아니면 임신을 원하는가? 신체적, 정신적 역량을 높이고 싶은가? 면역력을 강화해서 질병을 예방하고 싶은가? 위산 역류나 무릎 통증, 혹은 브레인 포그 증상을 치료하고 싶은가? 그 목표가 무엇이든 간에 우리는 자신의 생명 활동에 변화를 줌으로써 자신이 원하는 바를 이룰 수 있다. 이를 위해 천재나 억만장자, 혹은 과학자가 될 필요는 없다. 다만, 자기 몸을 더 잘 이해하고, 이를 통해 최대한 많은 이익을 얻어내기만 하면 된다.

바이오해킹을 위해서는 정보 수집이 필요하다. 예를 들어 검사를 통해 자신의 비타민 D 수치를 측정하고 혹시 부족한 상태는 아닌지 확인할 수 있다. 비타민 D 수치는 면역 건강과 호르몬 균형, 혈당 유지에 영향을 미친다. 비타민 D 수치가 밀리리터당 20나노그램 미만이면 결핍에 해당하고, 30나노그램 이하면 부족에 해당한다. 최적의 비타민 D 수치는 50~80나노그램이다. 미국인의 약 42퍼센트는 비타민 D 결핍에 속한다. 이러한 수치를 확인하고, 햇볕을 더 많이 쬐거나 보충제를 섭취하는 등의 활동을 통해 그 수치가 장기적으로 어떻게 달라지는지 추적하는 것, 이것이 바로 바이오해킹이다.

바이오해킹은 또한 우리가 수집한 객관적인 데이터(심박수, 혈당 수치, 수면의 질 등)가 자기 자신에 대한 주관적인 평가(불안한지 안정적인지, 허기가 지는지 포만감이 드는지, 에너지가 넘치는지 피곤한지)와 일치하는지 판단하고, 일치하지 않는다면 그것이 무슨 의미인지 생각해보도록 동기를 부여한다. 자기 몸의 작동 방식에 대해 얼마나 많은 것을 배울 수 있는지 알게 된다면 아마도 깜짝 놀랄 것이다. 예를 들어 저녁을 먹기 전 배가 고픈 상태에서 사랑하는 사람과 다퉜다면, 우리는 소위 "행그리hangry"상태를 경험하게 된다. 분노angry와 배고픔hungry이 결합된 행그리 상태는 우리가 쉽게 오해하는 부정적인 내적 신호다. 그럴 때 우리는 상대가 일부러 자신을 짜증나게 만든다고 생각하게 된다. 그리고 더 많이 먹게 된다. 하지만 연속 혈당 측정기를 착용하면, 분노의 진짜 원인은 상대방이 아니라 낮은 혈당이라는 사실을 이해하게 된다. (연속 혈당 측정기를 통해 언제 음식을 먹어야 하는지, 혹은 다양한 생활 습관 변화에 어떻게 대처해야 하는지에 관한 많은 정보를 얻을 수 있다. 자세한 활용법은 7장에서 다룬다.)

## 바이오해킹은 여성을 위한 기술이다

바이오해킹은 베이 에어리어Bay Area의 기술 세상에서 시작됐다. 이곳은 남성이 주를 이루는 세상으로, 여러 다양한 첨단 기술 분야와 마찬가지로 바이오해킹 분야 역시 남성이 지배하고 있다. 처음 바이오해킹 관련 행사에 참석하기 시작했을 무렵, 나는 거기에 있는 몇 안 되는 여성 중 한 명이었다. 그곳은 남성들의 세상이었다.

하지만 누가 가장 유명한 팟캐스트나 소셜미디어 계정을 운영하고 있는지, 그리고 이를 넘어 누가 실제로 그 기술을 이끌어나가고 있는지를 기준으로 본다면, 바이오해킹이 '진정으로' 남성들의 세상이었던 적은 없었다. 나는 여성이야말로 타고난 바이오해커라고 생각한다. 사실 여성은 바이오해커여야만 한다. 그렇지 않으면 사춘기에서 폐경기에 이르는 호르몬 주기로 인해 몸의 기능과 생존까지 위협받을 것이기 때문이다. 여성은 한 달에 일주일이나 쉬지 못한다. 지치고, 짜증 나고, 수유를 하고, 생리를 할 때도 여성은 출산과 양육, 식재료 선택과 요리, 공동체 내 관계 형성 등 인류 진화의 모든 단계에서 여성이 해왔던 일을 해야 한다. 바로 이러한 이유로 여성은 낮은 수준의 기술을 통해, 그리고 현실적으로 가능한 차원에서 바이오해킹을 하는 방법을 알아냈다.

바이오해킹이라는 용어가 나오기 전 수천 년간 여성들이 해왔던 일을 들여다본다면, 바이오해킹이 다름 아닌 여성들이 지금까지 해왔던 일이라는 사실을 이해하게 된다. 여성들은 자신의 몸을 통해 호르몬 주기와 임신, 산후 변화 및 폐경기를 경험한다. 최적화된 임신 상태를 유지하고 유방암에 걸리지 않기 위해 노력한다. 또한, 뭐가 잘못됐고 그 이유는 무엇인지, 어떻게 고칠 수 있는지를 알아내서 자신과 다른 이들을 치료한다. 여성은 남성보다 몸을 더 잘 이해하고, 자신과 가족의 건강에 더 많은 관심을 기울인다. 그리고 건강을 회복하고 유지하는 일에 더 많이 신경 쓴다.

또한, 여성은 남성보다 병원을 더 자주 찾는다. 의료 시스템을 통해 피임을 하고, 예방 검사를 하고, 다낭성난소증후군과 섬유종 자궁내막증, 가임성, 임신, 유산, 호르몬 대체 용법 등과 관련해서 도움을 얻는다. 일반적으로 여성은 건강에 민감하게 반응하고 많은 관심을 기울이는 경향이 있다.

그런데 바이오해킹에 관한 유명한 논문들 대부분은 남성이 썼다. 바이오해킹을 위한 유명한 첨단 기술과 방법들도 대부분 남성이 개발했다. 그로 인해 바이오해킹 기술과 장비들 대부분이 여성이 아니라 남성의 몸에 맞게 개발됐다. 그리고 기존 의학 연구들 역시 주로 남성 집단을 대상으로 진행됐다. 그렇게 나온 결과가 여성에게도 항상 적용되는 것은 아니다. 주기적인 특성 때문에 여성을 대상으로 한 연구는 더 힘들고 더 많은 비용이 든다.

바로 이러한 이유로 남성들이 활용하는 바이오해킹 기술이 여성에게 항상 도움이 되지는 않는다. 여성은 호르몬과 생리학 차원에서 남성과 다르며, 중요하게도 진화적 차원에서 주어진 생물학적 과제도 다르다. 임신과 양육이라는 과제를 위해 만들어진 여성의 몸은 사냥과 싸움이라는 과제를 위해 만들어진 남성의 몸과는 크게 다르다. 영양 과학자이자 운동 생리학자인 스테이시 심스Stacy Sims는 이렇게 말한다. "당신은 작은 남성이 아닙니다. 남성처럼 먹고 운동하는 것을 멈추세요."[1]

## 호르몬과 성에 관한 단상

나는 사회에서 성 역할을 제거함으로써 얻는 이익을 이해하는 것만큼이나—또한, 성을 전환하거나 성을 전혀 고려하지 않고 살아가는 것도 인간의 권리라고 믿는다—남성이나 여성으로 태어난 사람들의 몸이 생물학적 차원에서 차이가 있다는 사실도 이해한다. 남성과 여성은 생물학적, 생화학적 차원에서 서로 다른 경험을 한다. 그리고 호르몬 구성은 바이오해킹에 많은 영향을 미친다. 이러한 차이에도 불구하고 바이오해킹은 얼마든지 가능하다. 내 생각에, 성전환자들이야말로 가장 앞선 급진적인 바이오해커들이다. 그들은 자신의 성을 바꿈으로써 그들의 몸과 전반적인 호르몬 구성까지 변화시킨 사람들이다.

케토제닉 식단ketogenic diet은 남성이 주도하는 바이오해킹이 왜 여성에게 효과가 없는지를 잘 보여주는 사례다. 많은 여성이 지방이 아주 높고 탄수화물이 아주 낮은 케토제닉 식단을 시도해서 몇 개월 동안은 효과를 보지만, 점차 부정적인 기분이 들면서 체중이 증가하는 현상을 겪는다. 케토 식단으로 성공하는 여성도 있기는 하지만, 그 식단을 장기적으로 실천한 많은 여성은 뭔가 잘못됐다는 느낌을 받으면서 결국 중단하고 만다. 물론 이는 케토시스(당이 아닌 지방 연소)가 바람직한 대사 상태가 아니라는 뜻은 아니다. 다만, 여성 특히 가임기 여성의 경우에는 남성보다 더 많은 탄수화물을 필요로 하며, 생리 주기에 따른 주기적인 케토시스, 즉 탄수화물 사이클링carb cycling(탄수화물이 낮은 식단의 기간과 높은 식단의 기간을 번갈아 이어가는 방식)에 더 효과적인 반응을 보인다. 이는 여성 운동선수의 경우 더 뚜렷하다. 여성은 생리 주기로 인해 4주 단위로 급격한 에너지 변화를 겪는다. 여성의 몸은 주기상 어느 단계에 있느냐에 따라 각기 다른 방식으로 음식물을 섭취하고, 신체 활동을 하고, 스트레스에 대처해야 한다. 어떤 일주일 동안에는 케토 식단이 도움이 되지만, 다른 일주일 동안에는 그렇지 않을 수도 있다. 이처럼 여성의 생체 활동은 그 주기적인 특성으로 인해서 주기적인 식단 및 주기적인 운동과 전반적으로 조화를 이룬다.

물론 여성의 몸과 호르몬 구성은 평생에 걸쳐 변화한다. 여성은 한 달 주기 중 각 단계에 따라, 그리고 삶의 다양한 기간(아동기, 청소년기, 젊은 성인기, 가임기, 임신기, 산후기, 폐경기, 폐경후기)에 따라 생화학적인 차원에서 (적어도) 네 명의 다른 인간으로 살아가게 된다. 반면에 남성은 일반적으로 아동기, 성년기, 장년기로 구성되는 세 단계로 평생을 살아가며, 이러한 단계를 거치는 동안에도 호르몬 구성은 대단히 안정적이다(호르몬 대체 요법을 받는지 여부에 따라 다르긴 하지만).

체중 변화와 관련해서, 여성은 체중을 줄이거나 늘리려고 할 때

(의도적인 체중 변화 역시 일종의 바이오해킹이다) 단지 칼로리 섭취를 줄이거나 늘리는 것을 넘어서 더욱 섬세한 접근이 필요하다. 대사 활동이 호르몬에도 영향을 미치기 때문이다. 그래서 남성은 여성보다 비교적 수월하게 살을 뺄 수 있다. 가령, 남성들은 단식이나 장기적인 케토 식단, 혹은 칼로리 제한 등 엄격한 방식으로 자신의 몸을 종종 극한으로 몰아붙인다. 이러한 방식은 남성에게 실제로 효과가 있다. 반면에 여성의 몸은 그들이 부여받은 생물학적 과제 때문에 영양 결핍에 훨씬 더 민감하게 반응한다. 여성이 음식 섭취를 줄이면(단식이나 케토 식단을 통해), 대사율이 떨어진다. 이는 일종의 적응 반응이다. 다시 말해 식량이 부족한 상태에서 아기에게 영양분을 공급해야 할 경우, 대사 속도를 느리게 함으로써 자신과 아기의 생존 가능성을 높인다. 여성은 극단적인 변화보다 부드러운 변화에 더 효과적으로 반응한다.

우리는 이러한 사실을 진화적 관점에서 이해할 수 있다. 남성 유전자는 극한 상황에서 수렵과 채집 활동을 하도록 설계됐다. 남성은 포식자와 맞서 싸우고 오랫동안 먹지 못한 상태에서도 에너지를 유지해야 했다. 반면에 여성은 임신과 같은 더욱 극단적인 내적 상황에 대비해야 했다.

흥미롭게도 폐경기가 지난 여성은 젊은 여성보다 대사와 관련된 스트레스를 더 잘 이겨낸다. 그들이 몸이 더 이상 임신에 대해 "걱정"하지 않아도 되기 때문이다. 그렇기 때문에 건강하고 감정

스트레스가 심하지 않다면, 장기적인 케토제닉 식단이나 단식, 집중적인 운동으로 많은 효과를 볼 수 있다. 여성의 경우에 나이가 들어가면서 인슐린에 대한 민감성이 자연스럽게 감소해서 체중을 줄이거나 늘리기가 더 힘들어지기 때문이다.

남성과 여성 사이에는 이러한 생물학적 차이 외에 문화적인 힘도 영향을 준다. 예를 들어 여성은 폭식이나 건강식품 집착증orthorexia ("완벽한" 식단을 추구하는)과 같은 섭식 장애를 더 많이 겪는 경향이 있다. 여성은 다이어트 문화에 길들여져 있으며, 다양한 개인의 특성 중 특히 신체적 매력을 중요시하는 문화에서 살아간다. 이러한 문화적 요인들 모두 여성이 바이오해킹을 선택하는 이유에 영향을 미친다.

자신의 목표가 무엇이든 간에, 우리는 바이오해킹을 기반으로 호르몬 구성을 바꿈으로써 두뇌 기능을 강화하고, 수면의 질을 개선하고, 호르메시스를 통해 스트레스로부터 이점을 얻을 수 있다. 그리고 자기 몸의 생물학적 주기와 자기 몸이 알고 있는 지혜를 바탕으로 언제 더 많은 운동이 필요한지, 언제 더 많은 휴식이 필요한지 이해할 수 있다. 우리는 건강과 자신감은 물론이고 개인적인 성공을 이루고 관계를 강화할 수 있다. 또한, 만족스럽고 안전한 성생활을 즐길 수 있다. 우리는 행복과 충족감, 쾌락을 누리고 자신의 생명 활동, 여성처럼 주기에 따라 움직이는 자연의 생명 활동 및 생태계와 다시 연결될 수 있다.

## 바이오해킹은 건강식품 집착증을 악화시킬 수 있다

바이오해킹은 실제로 건강식품 집착증을 악화시키기도 한다. 여성들이 영양과 칼로리, 운동, 체중 등 건강과 관련된 모든 요소에 강박적으로 집착하는 경향이 있는 데다 그 수치가 잘못된 방향으로 이동할 때 쉽게 불안을 느끼기 때문이다. 이와 비슷한 문제로, 수면 추적 장비를 사용하면서 "완벽한" 수면을 취해야 한다는 강박을 갖는 오소솜니아 orthosomnia,[2] 칼로리 소모량과 운동 시간, 걸음 수 등을 추적하는 다양한 애플리케이션을 사용하면서 나타나게 되는 운동 집착증이 있다. 그러므로 추적 작업을 시작할 때, 이러한 부작용에 유의해야 한다. 스스로 이러한 강박적 행동에 취약하다고 생각한다면, 정량화된 데이터에 지나치게 집착하지 않도록 각별히 신경을 써야 한다. 대신에 자신의 반응에 항상 주목하고, 강박이나 불안 신호에 주의를 기울이자. 또한, 여성 바이오해커라면 자신의 신체 주기와 그에 따라 변화하는 에너지 요구와 용량에도 집중하자.

## 어떻게 바이오해킹을 시작해야 할까

나는 이 책 전반에 걸쳐 바이오해킹을 위한 모든 유형의 방법과 도구를 소개하고 있다. 그러나 우리가 가장 먼저 해야 할 일은 자신의 건강을 체계적으로 점검하고 여기에 어떻게 개입할지 계획을 세우는 것이다. 환자를 진료하거나 학생들을 가르치면서 나는 과학적 방법론을 기반으로 건강을 최적화하는 과정을 개발했다. 여기서 바이오해킹이 자동항법장치를 끄고 내면에서 무슨 일이 일어나는지 이해함으로써 에너지를 고갈시키는 활동을 중단하고 에너지를 강화하는 행동을 중심으로 습관을 형성하는 기술임을 다시 한번 떠올려보자. 다음의 도표는 바이오해킹을 위해 내가 추천하는 건강 최적화 과정이다.

- 1단계: 확인 가장 먼저 목표와 동기를 분명히 정하자. 가령, 혈당 개선이나 근력 강화를 목표로 삼을 수 있다. 혹은 건강을 개선해서 자신이 좋아하는 활동을 위한 에너지를 충분히 확보하거나 호르몬 균형을 통해 임신을 하고자 할 수 있다. 목표를 적어보거나 이와 관련해 일기를 써봄으로써 자신의 목표를 더 분명하게 확인할 수 있다. 아마도 다양한 목표와 동기가 존재할 것이다. 그렇다면 무엇을 가장 먼저 달성할 것인지를 정하거나, 혹은 3대 과제를 작성해보는 것도 좋다.

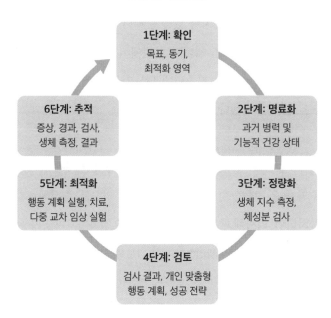

건강 최적화 과정

**1단계: 확인**
목표, 동기,
최적화 영역

**2단계: 명료화**
과거 병력 및
기능적 건강 상태

**3단계: 정량화**
생체 지수 측정,
체성분 검사

**4단계: 검토**
검사 결과, 개인 맞춤형
행동 계획, 성공 전략

**5단계: 최적화**
행동 계획 실행, 치료,
다중 교차 임상 실험

**6단계: 추적**
증상, 경과, 검사,
생체 측정, 결과

- 2단계: 명료화 다음으로 자신의 건강 이력과 가족력, 현재 자신
의 건강 상태를 살펴보자. 가족력과 관련해서 모든 건강 문제
를 작성해보고, 자신에게 나타날 것이라고 우려되거나 이미 나
타나고 있는 문제에 주목하자. 그리고 자신의 건강 상태에 대
해 주관적인 느낌을 솔직하게 떠올려보자. 나는 얼마나 건강한
가? 추측해보자. 개인적인 취약성에 관해 생각해보자(건강과 관
련된 유전적 성향이나 자신의 몸이 이미 보내고 있는 신호 등). 개인적
인 취약성을 개선하는 것을 우선적인 과제로 선택한다면, 우리

는 취약성을 강점으로 바꿀 수 있다. 가령, 만성 소화불량은 해결해야 할 충분한 가치가 있는 문제다. 우리는 매일 음식을 섭취하며, 소화 기능은 에너지 차원에서 대단히 중요한 역할을 하기 때문이다. 만일 가족력에 당뇨가 있다면 혈당 조절을 목표로 삼아야 하겠다.

• 3단계: 정량화 측정은 바이오해킹에서 중요한 부분이다. 심박수와 체온, 체중, 혈압 등 자신의 생체 지수를 측정해보자. 가능하다면 의사에게 기본적인 검사를 요청하자. (지금 자신의 건강이 괜찮은 상태인지 확인하기 위한 기본적인 분석을 원한다면, 내 웹사이트로 들어가서 병원에서 받을 수 있는 대표적인 20가지 검사 항목을 참조하라.) 체성분 검사를 하면 내장 지방이 얼마나 높은지 확인할 수 있다. 연속 혈당 측정으로는 혈당 문제를 확인할 수 있다. 스마트 워치를 착용하면 몇 걸음을 걸었는지, 얼마나 오래 잤는지 알 수 있다. 이러한 기본적인 측정을 통해서 생체 지수가 장기적으로 어떻게 달라지는 추적해보자.

• 4단계: 검토 목표와 동기, 위험 요인을 분명히 확인하고 기본적인 생체 수치를 측정했다면, 자신의 건강 상태가 어떠한지, 가장 먼저 무엇에 주목해야 하는지 객관적인 시각으로 바라볼 수 있다. 그렇다면 이제 확인한 정보를 검토해서 자신에게 맞

는 행동 계획을 수립해보자. 나는 이와 관련된 모든 정보를 한 곳에 기록해두는 방식을 추천한다. 그래야 자주 들여다볼 수 있다. 또한, 생활 습관 변화에 따라 자신의 생체 지수가 어떻게 달라지는지 지속적으로 추적할 수 있다.

지금 젊은 나이라면(30세 이하) 그 젊음을 적극 활용하자. 오늘 시작한 습관은 호르몬 변화가 이루어지는 나이까지 이어질 수 있다. 지금 자신을 보살핀다면 건강을 회복하기 위해 삶의 후반부를 낭비할 일이 없을 것이다. 30세 이상이라면 아마도 건강에 도움이 되지 않는 몇몇 습관이 고착화된 상태일 것이다. 이러한 습관을 끊기는 쉽지 않다. 또한, 여러 요구 사항이 시간과 자원을 놓고 경쟁할 것이다. 이러한 상황을 바꾸려면 더 많은 노력이 필요하다. 그래도 변화를 위해 노력한다면 더 높은 에너지와 회복탄력성이라는 보상을 얻을 수 있다.

50세가 넘어 이미 호르몬이 변화하는 단계로 접어들었다고 해도, 세포 에너지 생산을 강화하는 노력을 시작하기에 너무 늦은 때란 없다는 사실을 명심하자. 자신의 몸이 나이를 먹으면서 어떻게 달라지는지 말해주는 내면의 목소리에 귀를 기울이고, 어떤 변화가 긍정적이고 어떤 변화가 부정적인지 느껴보자. 우리가 생각하는 자연적인 노화에는 전혀 자연스럽지 않거나, 혹은 꼭 그렇게 흘러가지 않아도 되는 다양한 측면이 존재한다. 우리는 그것을 얼마든지 바이오해킹 할 수 있다.

## 검사의 중요성

나는 사람들이 돈을 내야 하는 활동에 관한 내용은 그다지 책으로 읽고 싶어하지 않는다는 사실을 잘 안다. 그래서 이러저러한 검사에 꼭 투자해야 한다고 말하지 않는다. 그래도 자신의 몸을 정말로 바이오해킹 하려는 독자를 위해, 검사를 통해서만 얻을 수 있는 몇 가지 정보를 소개하고자 한다. 여기서 말하는 검사는 단지 진단을 위한 것이 아니다. 검사를 통해 자신의 몸이 어떻게 작동하는지 더 잘 이해하고, 올바른 방향으로 나아가는 데 집중할 수 있다. 또한, 자신을 더 잘 이해할 수 있다. 자신의 몸에 뭔가 이상이 있다는 객관적인 정보를 확인했다면, 우리는 그것을 어떻게 해석해야 할지 알아야 한다.

나는 내 웹사이트에 내가 생각하기에 모두가 받아야 할 기본적인 검사(아마도 병원에서 권유하는)에서부터 기능의학 의사에게 요청할 수 있는 복잡한 검사(기능의학연구소 Institute for Functional Medicine 웹사이트에서 확인이 가능하다)[3]에 이르기까지 다양한 목적의 포괄적인 검사 목록을 올려놨다. 또한, 검사의 목적이 무엇인지, 검사 결과가 무엇을 의미하는지에 관한 정보도 함께 실어두었다. 그리고 바이오해킹을 하려는 사람들이 무엇에 집중해야 할지 결정할 수 있도록 "정상적인" 혹은 "비정상적인" 차원만이 아니라 "최적의" 차원에서 정보에 대해 설명했다. 최근 많은 IT 기업이 이러한 시장의 요구에 부응하고자 다양한 서비스를 제공하고 있기 때문에 병원을 찾지 않고서도 기본적인 검사를 받을 수 있다.

- 5단계: 최적화 이 단계에서 우리는 자신의 행동 계획을 실행에 옮기게 된다. 여기에는 습관 변화와 보충제 추가, 치료, 혹은 식습관 변화가 포함된다. 최적화의 핵심은 건강한 습관에 관한 정보다. 나는 이 책에서 사람들이 이상적인 방향으로 나아가도록 도움을 주기 위해 특정한 습관을 선택하거나 중단하라는 지침을 제시한다. 오늘 변화를 실천함으로써 더 행복하게 나이 들어가고 건강 수명을 늘릴 수 있다.

- 6단계: 추적 목표로부터 시작해서 증상의 변화와 개선을 추적하는 것, 검사와 생체 지수, 혹은 여러 다양한 실험 결과에 따라 행동을 실행하는 데 이르기까지 하나의 원을 완성하는 노력이 중요하다. 그 과정에서 우리는 무엇이 자신에게 효과가 있었는지를 판단하게 된다. 그리고 난 뒤에는 건강의 또 다른 측면을 최적화하려는 새로운 목표와 의지를 갖고 전체 과정을 다시 시작할 수 있다.

## 추적으로 시작해보자

추적은 앞서 소개한 과정의 마지막 단계인 동시에 바이오해킹을 시작하기에 좋은 출발점이기도 하다. 뭔가를 측정할 수 있을 때, 우리는 그것을 바꿀 수 있다. 오늘의 건강과 삶을 위해 자신이 원하는 바를 생각해보고, 추적을 시작할 한 가지 대상을 선택해볼 것을 권한다. 기록이나 일기를 통해 자신의 생활 습관이 추적해보기로 선택한 대상에 어떤 영향을 미치는지 살펴보자.

당신은 어쩌면 이러한 일을 이미 하고 있는지도 모른다. 그러한 경우라면 보다 의식적이고 신중하게 추적 과정을 이어나가자. 가령, 스마트 워치로 걸음 수를 추적해볼 수 있다. 이 역시 바이오해킹이다. 식단 일기를 써볼 수도 있다. 이것도 바이오해킹이다. 혹은 매달 생리가 시작될 때 당황하지 않도록 생리 주기를 추적할 수 있다. 이 또한 바이오해킹이다. 아니면 운동 기록을 추적해볼 수도 있다. 마찬가지로 이것 역시 바이오해킹이다.

추적하고자 하는 대상의 선택은 자신이 어떤 변화를 만들어내고 싶은지에 달렸다. 더 잘 먹고 싶다면, 자신이 섭취하는 음식을 추적해보자. 운동을 더 잘하고 싶다면, 걸음 수와 운동 기록을 추적하자. 호르몬을 관리하거나 폐경기 전후를 관찰하거나 임신을 원한다면, 생리 주기를 추적하자. 나는 건강에 관한 이러한 모든 요소를 해킹하기 위한 첨단 기법을 앞으로 계속 소개할 것이다.

물론 자신이 섭취하는 음식과 운동 기록을 적고, 만보계를 착용하고, 월경전증후군을 추적하는 것으로 당장 시작해볼 수 있다.

그러나 추적이 영원히 지속해야 할 과제는 아니라는 사실을 명심하자. 더 많이 추적하고 더 많이 관심을 기울일수록, 우리는 그 과정에서 관련된 수치를 어떻게 해석해야 할지 알 수 있다. 그리고 궁극적으로 좋은 습관이 자리를 잡으면 해당 대상에 대한 추적은 더 이상 필요치 않다. 예를 들어 나는 연속 혈당 측정기를 종종 사용한다. 그래서 혈당이 너무 높거나 낮은 상태를 어떻게 이해해야 하는지 알고 있다. 실제로 몇 주에 한 번씩 이 장비를 가지고 혈당을 확인한다. 이를 통해 전반적으로 혈당 수치가 떨어지지 않으려면 언제 식사를 해야 할지를 파악한다. 또한, 혈당 수치가 경계선상에 있을 때는 식단을 변경하거나 혈당을 빨리 낮추기 위해 유산소 운동을 시작해야 한다는 사실을 안다.

## 루틴 짜기

수년 전 내가 목표로 삼은 일일 건강 목록은 아주 길었다. 나는 내 삶의 여러 영역에 개입하려고 했기 때문에 대단히 야심 찬 목표를 세웠다. 반면에 오늘날 나의 일일 건강 목록은 훨씬 단출하다. 나는 아침과 저녁 루틴을 만들어볼 것을 권한다. 이를 통해 일상과 건강을 안정화시킬 수 있다. 나의 아침과 저녁 루틴은 다음과 같다(여기에 적은 모든 것을 매일 실천하는 것은 아니다). 자신의 일정과 생활 습관에 어울릴 법한 항목을 자유롭게 골라보자.

| 아침 루틴 | 저녁 루틴 |
| --- | --- |
| 기상 | 오후 6~7시경 식사 마무리 |
| 시각화, 혹은 목표 세우기 | 저녁 8시경 서서히 하루 일과 끝내기 |
| 호흡법 5분, 명상 15분 | 회복 훈련(PEMF, 인요가, 지압 매트, 마사지 건, 적외선 매트) |
| 양치질, 물 마시기 | |
| 커피와 차, 혹은 묘약 | 세안과 보습 |
| 운동 전 가벼운 간식 | 양치질, 혀 클렌징, 치실 사용 |
| 운동과 스트레칭 | 저녁 보충제 섭취 |
| 샤워, 화장, 옷 입기 | 독서 |
| 오전 보충제 섭취 | 시각화, 명상, 기도 |
| 하루 일정 짜기 | 수면 |

우리는 더 많이 공부할수록 자신을 위해 더 많은 점검 목록과 루틴을 만들 수 있다. 이러한 점검 목록과 루틴은 새로운 습관을 형성하고 새로운 목표를 수립하는 과정에서 점차 발전해나갈 것이다. 바이오해킹의 궁극적인 목표는 본능적인 지혜와 건강해지려는 동기, 인생에 대한 주도권과 자율성을 얻는 것이다. 우리는 훈련과 노력을 통해 자연스럽고 본능적이며 직관적인 차원에서 자

신의 몸에 가장 도움이 되는 방식으로 살아가는 법을 배울 수 있다. 그러나 그 경지에 이를 때까지 바이오해킹을 한 번에 하나씩 실행함으로써 점진적으로 변화를 만들어내는 과정에 집중하자.

---

### 🔥 셀프 측정 바이오해킹

- 자신의 건강 목표와 동기를 정의하자. 어떤 영역에서 건강을 개선하고 싶은가? 어떤 방식으로 최적화하고 싶은가?
- 자신의 의료 기록과 가족력, 현재 건강 상태에 대한 주관적인 느낌을 떠올려보자.
- 생체 지수 측정과 기본적인 검사를 통해 현재 건강 상태를 정량적으로 분석한 데이터를 얻자.
- 행동 계획을 수립하자: 가장 먼저 무엇을 해결하고 싶은가? 어떤 전략을 시도해보고 싶은가?
- 개선을 위해 가장 우선적으로 생각하는 영역에서 몇 가지 간단한 행동 변화를 시도하자.
- 자신의 활동을 추적하면서(섭취한 음식과 걸음 수, 운동 시간을 기록하고 혈당 수치를 관찰하는 등) 발전 상황을 확인하고 측정해보자.
- 아침과 저녁 루틴을 만들어서 자신의 목표에 보다 체계적으로 접근해보자.

---

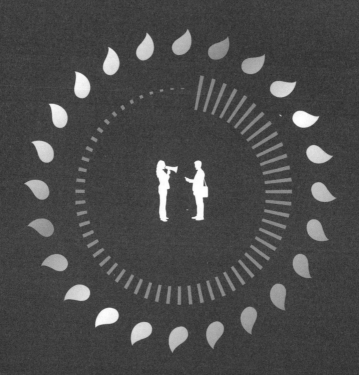

# 2부

# 배터리 용량을
# 더 크게 만들자

# 4장 움직임은 삶의
## 에너지 신호다

규칙적으로 운동하는 이에게 질병은 찾아오지 않는다.

— **수스루타**(고대 인도의 의사)

세포 배터리를 더 많이 만들 수 있는 한 가지 방법이 있다면, 그것은 바로 규칙적인 운동이다. 운동은 에너지를 소비하는 행위이지만, 동시에 더 많은 에너지 생산을 자극함으로써 에너지 용량을 높이고 우리가 마음대로 사용할 수 있는 강력한 에너지 저장고를 구축한다. 더 많이 움직일수록 불꽃은 더 빛난다. 이것이 바로 운동의 기본 원리다.

그러나 오늘날 현대인들의 신체 활동 수준은 대단히 낮다.[1] 미국 연방의무감 보고서에 따르면,[2] 미국 성인 60퍼센트 이상이 권장 활동량에 미치지 못하고 25퍼센트는 '전혀' 활동적이지 않은 상태에 해당한다. 미국 생리학회에 따르면, 미국인 3억 2500만 명

중 85퍼센트가 미국 정부와 WHO가 제시한, 건강을 위해 필요한 일일 신체 활동 기준에 못 미치는 생활을 한다.[3] 하루 중 앉아 있는 시간은 10대의 경우 평균 1시간 정도에서 8시간으로 늘어났고, 성인의 경우 약 6시간 30분으로 늘어났다.[4] 물론 정규 사무직이나 출퇴근 시간이 긴 근로자의 경우에는 이보다 훨씬 더 길다.[5] 우리는 종일 컴퓨터 앞에 앉아서 일하는 지식 근로자 문화 속에 살고 있다. 그로 인해 좌식 생활에 익숙해져 있으며, 그렇게 익숙해졌다는 사실조차 인식하지 못한다. 그러나 좌식 생활은 미국인 88퍼센트를 대사 차원에서 건강하지 못하게 만드는 중요한 원인 중 하나다.[6]

5~17세의 경우 하루에 보통 수준이나 격렬한 강도로 유산소 활동을 하는 시간이 60분에 못 미칠 때, 18세 이상 성인의 경우에는 보통 수준이나 격렬한 강도의 유산소 활동을 하는 시간이 일주일에 150분 미만일 때, 신체적으로 비활동적인 상태로 분류한다. 이 기준은 일부 사람에게는 너무 높아 보이지만, 사실 우리가 어떻게 만들어진 존재인지를 고려하면 최소 기준에 불과하다. 우리 몸은 유전적인 차원에서 보통 수준의 강도로 하루 종일 움직이도록 설계됐다.

진화생물학에 따르면, 인류는 약 200만 년 전에 일어난 기후변화로 인해 숲을 떠나 더욱 개방적인 환경으로 이동해야 했다. 그리고 침팬지처럼 먹거리를 구하는 방식에서 수렵과 채집으로 넘어갔다. 이를 위해 인류는 고강도 유산소 활동과 더불어 오랜 시간에 걸쳐 보통 강도의 활동으로 몸을 움직여야 했다. 그 과정에서 공간 탐색 능력과 운동 제어 능력, 기억력, 집중력, 실행 기능이 향상됐다.[7] 기본적으로 우리 선조들은 인지 능력을 갖춘, 그리고 생존을 위해 수렵과 채집 활동을 하는 지구력이 강한 운동선수였다. 그렇게 움직임에 대한 신경 반응이 향상됐으며, 아주 다양한 방식으로 움직일 수 있게 됐다.

그런데 과학자들은 1950년부터 좌식 생활에 대해 궁금증과 우려를 드러내기 시작했다. 1953년부터 버스 운전사들을 대상을 한 연구 결과는 좌식 생활을 하는 사람들이 신체적으로 활동적인 사람들에 비해 심장 질환이 발병할 위험이 두 배 더 높다는 사실을 보여줬다.[8] 현대적인 교통수단이나 전자제품과 같은 편의 장비가 없는 환경에서 생활하는 아미시파Amish, 현대 기술 문명을 거부하고 소박한 농경 생활을 추구하는 미국 종교 집단 신도들의 건강 상태를 들여다보면, 기술이 우리 몸에 미치는 영향을 잘 이해할 수 있다. 아미시파 사람들은 하루 평균 1만 6000보를 걷는 반면에 일반적인 미국인은 하루 평균 5000보를 걷는다.[9] 덜 움직이는 것은 확실히 편한 일이지만, 우리는 그에 따른 대가를 치러야 한다.

## 좌식 생활이 건강에 미치는 영향

앉아서 생활하는 습관은 과체중보다 더 위험하다. 심폐 건강이 좋지 않은 사람은 BMI body mass index(체질량 지수)가 높은 사람보다 건강 문제로 사망할 위험이 더 높다.[10] 좌식 생활 습관은 세포 내 미토콘드리아 밀도를 떨어뜨리며, 이는 에너지 생산 저하와 조기 피로로 이어진다. 운동을 통해 미토콘드리아에게 더 강해지라는 신호를 보내게 된다는 사실을 떠올려보자. 좌식 생활은 그 반대 신호를 보낸다. 미토콘드리아는 더 많은 에너지를 생산하라는 자극을 받지 않으면, 추가적인 에너지를 만들어내지 않는다. 헬스장에서 열심히 운동한다고 해도 종일 앉아서 생활한다면, 운동 효과는 온전히 사라지게 된다. 지속적인 좌식 생활은 폐의 크기와 호흡 용량을 줄어들게 만들면서 급격한 체력 저하를 유발한다. 폐의 용량은 물론이거니와 집중력에도 악영향을 미친다.[11]

좌식 생활은 근골격과 지방 조직에도 대사적인 영향을 미친다. 좌식 생활을 오래 하면 우리 몸은 지방을 분해해서 근육이 사용할 에너지를 만들어내는 일을 중단한다. 근육이 에너지를 사용하지 않기 때문이다.[12] 대신에 지방을 계속해서 축적한다. 말하자면 신체 활동이 줄어들면서 리포프로테인 리파아제 lipoprotein lipase라는 지단백질 지방 분해 효소가 줄어든다. (스탠딩 데스크에서 일하는 것처럼) 서서 일하는 습관의 한 가지 장점은 우리 몸으로 하여금 리포프로테인 리파아제를 더 많이 분비하게 하고,[13] 이를 통해 근육이 지방으로 바뀌거나 퇴화하지 않도록 예방할 수 있게 해준다는 점이다.

또한, 좌식 생활에는 비만이나 대사증후군, 당뇨, 우울, 불안, 심장 질환 등의 위험이 따른다.[14] 심장은 미토콘드리아로 가득하기 때문에 좌식 생활은 심부전 위험을 높인다. 심부전은 심장이 원활한 기능을 위한 에너지를 충분히 공급받지 못할 때 발생한다. 건강한 심장을 갖길 원한다면, 우리는 심장에 미토콘드리아를 더 많이 만들라는 신호를 보내야 한다. 그래야 심장은 원활하게 기능하기 위한 충분한 에너지를 확보해서 건강을 유지한다. 우리가 이러한 신호를 심장에 전하려면 무엇보다 몸을 움직여야 한다. 호르메시스를 떠올려보자. 스트레스 요인은 충분한 회복과 더불어 더 많은 에너지 생산을 자극한다. 그리고 유산소 운동은 심장과 폐에 호르메시스 스트레스 요인으로 작용한다.

오랫동안 앉아 있는 습관은 암에 걸릴 위험도 높인다. 미국 의사협회 종양학회지JAMA Oncology에 실린 한 논문은 좌식 생활을 하는 사람들이 거의 앉지 않는 사람들에 비해 암으로 사망할 위험이 82퍼센트나 더 높다고 말한다.[15] 우리가 신체 활동을 위한 권고 지침을 충족시킨다고 해도, 오랫동안 앉아 있는 습관은 조기 사망 위험을 높인다. 우리가 원하는 만큼 운동을 한다고 해도, 운동 후 종일 앉아서 생활하는 습관은 여전히 조기 사망의 위험을 높인다.[16]

헬스장에 가는 것은 정말로 중요한 습관이지만, 책상 앞에 앉아 종일 화면만 쳐다보는 생활 습관에 따르는 위험까지 낮춰주지는 못한다.

하지만 우리는 건강을 망치는 이러한 모든 습관을 거꾸로 되돌릴 수 있다. 그리고 굳이 헬스장에 가지 않고서도 얼마든지 건강한 삶을 살 수 있다. 이를 위해 필요한 것이 NEAT non-exercise activity thermogenesis(비운동성 활동 열생성)다. NEAT는 좌식 생활 습관을 중단하고 활동을 시작하기 위한 가장 기본적인 방법이다.

## 가속도계

가속도계는 가속도를 측정하는 바이오해킹 장비로, 우리는 이를 가지고 자신이 실제로 얼마나 움직이는지 확인할 수 있다. 사람들이 스스로 얼마나 움직인다고 '예상'하는지, 그리고 가속도계를 활용해서 그들이 '실제로' 얼마나 많이 움직이는지를 비교한 한 연구는 일반적으로 사람들이 자신의 일일 활동량을 과대평가한다는 사실을 보여준다. 이 연구에 참여한 사람들 중 신체 활동을 전혀 하지 않는다고 보고한 비중은 12.5퍼센트였지만, 가속도계 측정 결과에 따르면 실제로 신체 활동을 전혀 하지 않는 비중은 53퍼센트에 달했다. 그리고 62퍼센트가 충분한 신체 활동을 한다고 보고한 반면에 가속도계 측정 결과에 따르면 충분한 신체 활동을 한 비중은 9.6퍼센트에 불과했다.[17]

이러한 장비를 착용하지 않고서는 자신이 실제로 얼마나 많이 움직이는지 확인할 수 없다. 스마트 워치를 비롯해서 여러 다양한 웨어러블 장비에는 일반적으로 가속도계가 내장되어 있어서 걸음 수나 활동 수준을 측정할 수 있다. 어쩌면 당신은 지금 그런 장비를 착용하고 있을지도 모른다. 내가 편두통을 겪는 한 환자에게 운동을 얼마나 많이 하는지 물었을 때, 그는 전혀 하지 않는다고 답했다. 실제로 그에게 건강 추적 장비를 부착해서 걸음 수를 측정해보니 하루 걸음 수는 1000보 정도에 불과했다. 하루 권장 걸음 수는 1만 보이며, 이를 거리로 환산하면 약 8킬로미터에 해당된다.

그 환자는 자신의 걸음 수를 확인하고 나서야 자신이 얼마나 적게 움직이는지 비로소 깨달았다. 그리고 이를 통해 변화의 동기를 발견했다. 그는 한 번에 1000보씩 서서히 활동량을 늘려나갔고, 이와 더불어 식습관 변화를 통해 혈당을 관리하고 마그네슘을 섭취함으로써 편두통에서 벗어날 수 있었다.

## NEAT는 곧 일상생활 속 움직임이다

"비운동성 활동 열생성"이란 하루 중 수면이나 음식 섭취, 혹은 의도적인 운동(스포츠나 달리기, 헬스장 훈련 등)을 제외한 모든 활동을 위해 사용하는 에너지를 말한다. 우리는 산책을 하고, 버스를 타기 위해 달려가고, 정원을 가꾸고, 청소하고, 몸을 꿈지락거리는 활동 등을 통해 NEAT를 실행할 수 있다.[18] 이러한 활동이 종일 쌓이면 꽤 많은 양이 된다.

이러한 활동이 건강에 도움은 되지만 체중 감소에 큰 영향을 미치지는 않는다는 이야기를 어쩌면 들어봤을 것이다. 아주 틀린 말은 아니지만, NEAT 역시 체중 감소에 영향을 미친다. 하루 동안의 신체적 움직임이 1시간의 운동보다 훨씬 더 많은 에너지를 소비할 수 있기 때문이다. 우리는 신체 활동을 통해 미토콘드리아에 더 많은 에너지를 만들라는 신호를 보낸다. 그리고 그러한 신체 활동에는 의도적인 운동만이 아니라 하루 동안의 모든 신체적 움직임도 포함된다.

또한, NEAT를 통해서 좌식 생활이 미치는 위험한 영향에 맞설 수 있다. 우리는 종일 몸을 움직임으로써 미토콘드리아가 만들어 내는 ATP(아데노신삼인산)를 사용하고, 에너지 생산 과정에서 세포가 배출하는 부산물인 ROS(활성산소종)의 축적을 최소화할 수 있다. 즉, NEAT를 실행하는 것은 차고 문을 열어 배기가스를 내보

## 활동과 음식 섭취와의 관계

자연스러운 움직임이라고 해서 무의식적으로 일어나는 것만은 아니다. 그것은 에너지 섭취에 따른 본능적인 활동이기도 하다.[19] 더 많이 먹으면 더 많이 움직이고, 더 적게 먹으면 더 적게 움직이는 것은 인간과 동물의 자연적인 본능이다.

문제는 우리가 이러한 본능을 외면한다는 사실이다. 오늘날의 문화 속에서는 과식을 하고 움직이지 않는 것이 너무나 쉽기 때문이다. 하지만 의식적으로 더 많이 움직임으로써 활동과 에너지 섭취 사이의 불균형을 되돌릴 수 있다. 적어도 30분에 한 번씩 자리에서 일어나거나 종일 몸을 움직인다면 식욕 신호와 다시 조화를 이룰 수 있다.

내고 자동차를 몰고 밖으로 나가는 것과 같다. 우리 모두는 "자동차"를 차고에 계속 처박아두는 것이 아니라 밖으로 몰고 돌아다니길(움직이면서 살아가길) 원한다. 우리는 연료를 소비해야 한다.

## 걸음 수를 측정해보자

하루에 얼마나 움직이는지 확인하는 간단한 바이오해킹 방법은 걸음 수를 측정하는 것이다. 스마트 워치나 스마트폰, 혹은 저렴한 만보계를 가지고 걸음 수를 측정해서 자신이 얼마나 움직이는지 확인할 수 있다. 먼저 하루 평균 얼마나 걷는지 측정해보자. 그 다음에는 일주일 동안의 걸음 수를 측정해서 자신의 활동 수준을 파악해보자. 얼마나 걸어야 충분한지에 관해서는 의견이 엇갈리지만, 나는 여러 연구를 통해 다음과 같이 단순한 기준을 마련했다.

- **좌식 생활**: 하루 5000보 미만
- **비활동적**: 하루 5000~7500보
- **활동적**: 하루 7500~1만 1000보
- **아주 활동적**: 하루 1만 1000보 이상

자신의 활동 수준을 정확히 파악했다면, 이제 걸음 수를 점차 늘려가보자. 하루 7500보에 미치지 못한다면, 일주일에 1000보씩 걸음 수를 늘려서 "활동적" 단계로 넘어가보자. 이미 그 단계에 도달했다면, 서서히 걸음 수를 늘려서 "아주 활동적" 단계로 올라서는 목표를 세워보자.

## NEAT를 "운동"이라고 생각하자

집안일을 하면서 걸어 다니거나 신체 활동이 많은 업무를 수행하는 것은 기술적인 관점에서 NEAT의 원천이다. 그런데 이러한 활동을 운동이라고 생각하면, 우리는 이로부터 실제로 더 많은 이익을 얻을 수 있다. 심리학자 알리아 크럼Alia Crum은 한 실험에서[20] 호텔 객실 청소부들로 구성된 한 그룹에게 그들의 업무가 운동이며 업무를 통해 활동적인 생활 방식의 기준을 충족시킬 수 있다고 설명했다. 반면에 통제 그룹의 청소부들에게는 이러한 설명을 하지 않았다. 그 결과, 자신의 업무가 운동이라는 설명을 들은 청소부들은 통제 그룹에 비해 에너지를 더 많이 소비했고 더 건강해졌다. 마찬가지로 우리도 NEAT 활동을 운동으로 생각함으로써 더 많은 이익을 얻을 수 있다.

이제 NEAT 활동을 강화하기 위한 몇 가지 간단한 방법을 소개하고자 한다. 이를 통해 우리는 하루 걸음 수와 연료 소비량을 높일 수 있고, 때로 대단히 큰 효과를 확인할 수 있다.

• 집 안에서 더 많이 움직이자 본격적으로 요리하고, 격렬하게 청소하고, 정원도 가꿔보자. 집안일은 언제나 많다. 다만, 앉아서

화면을 쳐다보는 데 "몰두"하느라 하지 않았을 뿐이다. 어서 일어나 집안일을 해치우자.

- **화면을 보는 시간을 줄이자** TV와 컴퓨터 화면을 보는 시간을 제한하자. TV를 켜기 전에 목표 걸음 수를 달성하겠다는 목표를 세워보자.

- **미디어를 시청하면서 몸을 움직이자** TV를 보거나 팟캐스트를 청취하면서 일어나 돌아다니고, 빨래를 개고, 윗몸일으키기나 팔굽혀펴기 같은 운동을 하자. 광고가 나올 때는 제자리 뛰기를 해보자. 우스워 보일 수도 있지만, 걸음 수를 늘리는 데 실제로 도움이 된다.

- **더 많이 걷자** 걷기는 멀티태스킹이 가능한 쉬운 운동이다. 통화를 할 때 걸어서 돌아다니자(우리에겐 블루투스 이어폰이 있다). 외출할 때도 가능하다면 운전보다 걷기를 선택하자.

- **휴식 시간에 움직이자** 강의 중간이나 쉬는 시간에 앉아서 스마트폰을 보거나 이메일을 확인하기보다 일어나서 스트레칭을 하거나 걸어서 돌아다니자. 나는 걸으면서 이메일을 확인하는 기술을 익혔다.

- **일찍 일어나자** 여러 연구 결과는 일찍 일어나는 중년이 늦게 자고 늦게 일어나는 중년보다 20~30분 더 걷는다는 사실을 보여준다.[21]

- **비효율적으로 움직이자** 장바구니를 한 번에 하나씩 옮기자. 계단을 오르내리면서 한 번에 하나씩 물건을 옮기자.

- **밥을 먹고 움직이자** 식후 15분 동안 걷는 습관을 들이자.

- **움직이면서 창조성을 기르자** 걸으면서 브레인스토밍을 하거나 문제에 대한 해결책을 고민해보자. 걷는 사람이 앉아 있는 사람보다 81~100퍼센트 더 창조적이라는 사실을 보여주는 연구 결과도 있다.[22]

- **언제나 사람들과 함께하자** 앉아서 먹고 마시기보다 친구와 함께 걷자. 그룹 운동이나 아이들과 야외에서 함께 노는 것처럼 언제나 사람들과 함께 몸을 움직이자.

- **강아지와 산책하자** 강아지를 키우는 사람들은 하루 동안 더 많이 걷는다. 견주들이 강아지를 키우지 않는 사람들보다 하루 22분 동안 2760보를 더 걷는다는 사실을 보여주는 연구 결과

도 있다.[23] 또한, 견주들이 주당 150분의 신체 활동 기준을 충족시킬 확률이 네 배나 더 높다.[24]

- 직장이나 헬스장을 오갈 때 걷거나 자전거를 타자 가능하면 그렇게 하자.

- 30/3 법칙 스마트 워치나 휴대전화에 알람 설정을 해놓고 일을 하는 동안 30분마다 한 번씩 자리에서 일어나 3분간 몸을 움직이자.

- 계단을 이용하자 가능할 때마다 그렇게 하자.

- 입구에서 먼 곳에 주차하자 마트에 가거든 주차장 뒤편에 차를 세우자.

## 더 좋은 업무 공간과 더 많은 NEAT

지식 근로자이거나 종일 책상 앞에 앉아 일을 한다면, 업무 환경을 바꿔봄으로써 움직임을 활성화하고 생산성도 높일 수 있는 방법이 있다.[25] 다음의 세 가지를 고려해보자.

**언더데스크 일립티컬** under-desk elliptical: 앉아서 페달 운동을 하는 기구다.

**스탠딩 데스크** standing desk: 나는 가는 곳마다 스탠딩 데스크를 만들어놓는다. 책을 쌓아서 기둥 두 개를 세우고 그 위에 합판만 얹으면 완성이다. 돈 주고 살 필요가 없다. 만일 구매를 원한다면, 높이 조절이 가능한 멋진 제품들이 시중에 나와 있다. 간편한 조작으로 높이를 조정하거나 다시 앉을 수 있다. 연구 결과에 따르면[26] 스탠딩 데스크를 사용하면 허리둘레가 줄어들 뿐만 아니라 업무량에 대한 부담과 불편함, 심리적 긴장을 완화할 수 있다.

**트레드밀 데스크** treadmill desk: 하루 동안 더 많은 걸음을 걷도록 해준다. 특히 쓰는 작업 없이 읽기만 하는 업무에 더 적합하다. 다만, 가격이 비싼 게 흠이다. 스탠딩 데스크와 트레드밀 데스크에 대한 체계적인 연구 결과에 따르면 이들을 업무적으로 사용할 경우 허리둘레가 줄어들 뿐만 아니라 LDL low density lipoprotein(저밀도 지방단백질)은 낮아지고 HDL high density lipoprotein(고밀도 지방단백질)은 높아진다.[27]

- 책상 앞에서 움직이기 의자를 회전하거나, 상체를 비틀거나, 팔을 스트레칭하자. 일어나서 점프나 스쿼트, 월싯wall sit. 벽에 기대어 앉아서 버티는 자세, 플랭크를 해보자.

## 자세 교정

움직임에서 중요한 요소는 하루 동안의 걸음 수만이 아니다. 어떻게 앉고 서 있는지도 중요하다. 우리는 적극적이거나 수동적인 방식으로 앉거나 서 있을 수 있다. 이는 주로 자세에 관한 문제다.

좋은 자세는 에너지 소비량을 높인다. 동시에 부상을 예방하고 지속적으로 활동을 방해하는 만성 통증을 덜어준다. 그러나 안타깝게도 운동 감각을 길러주는 전통의 대부분이 사라지고 말았다. 예전에 어른들은 아이들에게 올바른 자세로 움직이고 몸을 올바로 지탱하는 법을 보여줬다. 초등학교에서도 학생들에게 올바른 자세를 가르쳤다. 그러나 오늘날에는 아기를 잡아주는 장비가 그런 역할을 대체했고, 어른들은 아이들이 어떤 자세로 앉거나 걸어 다니는지 더 이상 관심을 기울이지 않는다. 오늘날 문화는 우리에게 그러한 관심이 필요하다고 말하지 않는다. 그래서 많은 이들이 나쁜 자세를 지닌 채 성인이 된다. 1911년의 인간과 1990년의 인간을 놓고 척추를 비교하면, 후자의 척추가 훨씬 더 굽어 있다는 사실을 발견하게 된다. 화면 앞에 오래 앉아 있는 IT 천재들 사이에서 등 통증 전문가로 널리 알려진 실리콘밸리의 유명 인사이자 저자인 에스터 고칼레Esther Gokhale는 이렇게 썼다. "등 통증을 유발하는 가장 심각한, 그럼에도 아직 정확하게 밝혀지지 않았고 제대로 평가받지 못하고 있는 요인은 자세다."[28]

골반 기저근 약화는 나쁜 자세로 인한 증상이다. 이는 나이 든 여성에게서 골반장기탈출증이나 요실금과 같은 문제를 일으킨다.[29] 골반이 뒤쪽으로 기울어질 때, 골반 내부 장기들을 떠받쳐야 하는 치골이 장기들 바로 아래에서 뒤쪽으로 넘어가면서 골반 기저근을 긴장 상태로 만든다. 이는 남녀 모두에게서 성기능 장애를 일으키고, 여성의 경우에는 성적 흥분과 오르가슴 횟수를 떨어뜨린다. 남성의 경우에는 사정하는 힘을 약화시킨다. 올바른 자세로 앉고 서는 것은 말 그대로 우리의 성생활을 개선해준다.

나쁜 자세가 지속적으로 이어지면 추간판협착증이 발생한다. 이는 구부정한 자세로 오랫동안 일하는 사람들에게서 공통적으로 발생하는 증상이다. 또한, 어깨충돌증후군과 어깨 통증, 긴장성 두통, 피로, 엉덩이에서 무릎, 발로 이어지면서 관절을 타고 내려가는 통증을 유발한다. 나아가 나쁜 자세는 혈관, 쇄골과 첫 번째 갈비뼈 사이의 신경, 혹은 경추 신경근의 압박에 따른 일련의 장애인 흉곽출구증후군thoracic outlet syndrome이 나타나는 조건을 만든다. 이 증후군은 우리가 고개를 컴퓨터 화면이나 스마트폰을 향해 앞으로 숙인 상태로 앉거나 서 있을 때, 골반이 뒤쪽으로 기울어질 때 잘 나타난다. 특히 골반이 기울어지면서 고관절 굴곡근hip flexor 의 긴장이 높아지고 고관절 신전근hip extensor이 위축된다. 그리고 목이 앞쪽으로 나오면서 근육과 신경을 압박한다. 이에 따른 증상으로 상지upper limb(팔) 통증과 마비, 따끔거림, 어깨와 목을 움직이기 어려운 현상이 있다.[30] 또한, 나쁜 자세로 인해 목과 턱 근육이 경직되면서 턱관절 장애가 나타나기도 한다. 나쁜 자세는 이렇게 우리 몸 구석구석에 다양한 방식으로 피해를 입힌다. 자세는 다양한 움직임을 가능하게 할 수도, 가능하지 않게 할 수도 있다.

나는 바디 워킹bodyworking, 몸의 구조적 퇴화나 기능적 약화를 예방하고 활동성을 강화하기 위한 요법이나 롤핑rolfing, 근육을 깊숙이 마사지하는 요법 전문가의 도움을 꾸준히 받으면 근본적인 개선이 가능하다는 사실을 발견했다. 이러한 요법은 일반적인 마사지와는 다르다. 이들 전문가는 몸에 누적된 긴장과 삶의 경험 사이의 관계를 이해하도록 해준다. 긴장이 해소되면, 특정한 기억과 연결된 특정한 감정이 마치 몸속에 잠겨 있다가 분출되듯 터져 나온다. 롤핑은 근막fascia(결합 조직)을 뒤쪽으로 움직여 적절한 위치에 자리 잡게 함으로써 우리 몸을 효과적으로 지탱하도록 도와준다. 이 요법은 심층 조직을 자극하기 때문에 매우 아프지만 엔도르핀을 분비시킨다. 나는 환자들에게 이러한 요법을 권한다. 나 역시 이를 통해 자신과의 관계에서 의미 있는 변화를 경험했다. 또한, 더 나은 자세를 유지할 수 있게 됐다.

이러한 요법들의 효험을 뒷받침하는 과학적 증거 역시 많다.

좋은 자세는 심리적으로도 도움을 준다. 우리가 몸을 움직이는 방식은 자기 자신에 대한 생각과 느낌에 영향을 미친다. 그러므로 몸을 움직이는 방식을 바꾸면 자신에 대한 느낌도 바꿀 수 있다. 자세는 사회적인 지배성을 드러낸다. 가령, 엉덩이에 손을 얹고 다리를 넓게 벌리는 파워 포즈 자신감을 드러내는 자세를 취하면, 스스로 힘을 갖고 있다는 느낌을 받게 된다.[31] 나는 줌 회의를 할 때 손을 머리 뒤로 해서 깍지를 끼고 어깨를 편 파워 포즈를 취하곤 한다. 이런 자세를 통해 나보다 강한 남성들이 많은 자리에서 강한 인상을 줄 수 있다.

자신의 자세에 주목하면서 우리는 조금씩 더 긍정적인 감정을 인식하게 되며, 이를 출발점으로 자기 강화적인 순환이 시작된다. 자기 몸을 다시 정렬하고 근육과 관절이 골격을 중심으로 올바른 위치를 잡는 "새로운" 자세에 익숙해질 때, 우리는 근육이 우리 몸 멀리 매달려 있는 나쁜 자세를 유지하고 이를 보완하는 데 더 많은 에너지와 노력이 필요하다는 사실을 비로소 깨닫게 된다. 올바른 자세로 앉거나 서 있지 않으면, 에너지는 고갈된다. 반대로 올바른 자세는 에너지 효율을 높인다.

현대 기술은 우리의 자세를 망가뜨린다. 우리 모두는 앉아 있을 때면 항상 휴대전화를 내려다본다. 이러한 자세는 나이를 불문하고 몸의 균형을 무너뜨린다.[32] 고개를 더 많이 숙일수록 목은 더 많은 하중을 받는다. 머리가 목 위에 똑바로 서 있을 때, 목이 받는 하중은 4.5~5.4킬로그램 정도다. 그러나 고개를 15도 앞으로 숙이면 하중은 12킬로그램으로 증가한다. 30도로 숙이면 18킬로그램, 45도로 숙이면 22킬로그램으로 늘어난다. 60도로 숙이면 무려 27킬로그램의 하중이 우리 목을 압박한다.[33]

나는 얼마 전부터 휴대전화를 사용할 때 내 눈높이로 들고서 본다. 좀 이상해 보이겠지만 신경 쓰는 사람은 없다. 모두 자신의 휴

---

### 자세와 혈중 산소

똑바로 앉아 있지 않으면, 우리는 몸으로 폐를 누르게 된다. 그래서 호흡을 깊게 하지 못하고 뇌에 충분한 산소를 공급하지 못한다. 혈중 산소는 쉽게 측정할 수 있다. 스마트 워치를 비롯해 다양한 추적 장비에 있는 혈중 산소 측정 기능을 통해 자신이 하루에 얼마나 많은 산소를 들이마셨는지 확인이 가능하다. 이상적인 혈중 산소 수치는 100퍼센트이지만, 나쁜 자세와 스트레스, 혹은 얕은 호흡은 수치를 떨어뜨린다(이러한 문제는 스트레스를 받거나 이메일을 확인할 때도 발생한다). 혈중 산소를 측정했는데 수치가 전반적으로 99~100퍼센트에 못 미친다면, 자세 변화를 통해 수치를 높일 수 있는지 실험해보자.

대전화에 정신이 팔려 있기 때문이다. 내려다보는 자세는 목에 무리한 압력을 가한다. 그러므로 이런 자세는 최대한 피하도록 하자.

## 앉은 자세와 서 있는 자세

갑자기 똑바로 서 있거나 앉아 있다고 해서 올바른 자세를 계속 유지할 수 있는 것은 아니다. 이를 위해서는 새로운 습관을 오랫동안 익힘으로써 올바른 자세를 근육에 각인시키는 작업이 필요하다. 우리는 자기 몸을 새롭게 훈련해야 한다. 이는 새로운 운동 기술을 배우는 것과 비슷하지만, 그만한 노력을 들일 가치가 충분하다.

일단 좋은 자세를 익혔다면, 우리 몸이 그 자세를 서서히 받아들이면서 유지하기가 점차 쉬워질 것이다. 아래의 그림을 보면 구부정한 자세에서는 근육이 뼈를 지탱하지만, 똑바로 선 자세에서

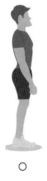 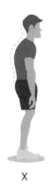

O                    X

는 뼈가 근육을 지탱한다는 점을 확인할 수 있다.

자세는 서 있을 때와 앉아 있을 때 모두 중요하다. 자기 몸이 수평면과 수직면으로 이루어진 공간 안에 있다고 상상해보자.[34] 특히 앉아 있는 자세에서 다음 사항들에 주의를 기울여보자.

1. 턱을 지면과 수평으로 유지하자.
2. 양쪽 어깨와 양쪽 엉덩이, 양쪽 무릎이 같은 높이에 있도록 하자. 가령, 한쪽 어깨가 들려 있거나 한쪽 무릎이 올라간 자세로 앉아 있지 말자.
3. 무릎과 발이 모두 앞쪽을 향하도록 하자.
4. 똑바로 바라보자. 시선은 화면의 중앙을 바라보자. 그렇지 않다면 화면이나 의자 높이를 조정해보자.
5. 앉았을 때 상체와 허벅지가 엉덩이를 중심으로 90도가 되게 하자.
6. 타자를 치거나 글을 쓸 때 위아래 팔이 90도를 이루도록 하자.
7. 몸을 구부정하게 하거나 웅크리는 자세를 취하지 말자. 보기 좋은 올바른 각도를 항상 떠올려보자.
8. 이런 좋은 자세는 스탠딩 데스크에서도 가능하다. 책상 앞에 서서 팔을 직각으로 굽혀 타자를 치고 시선은 화면 중앙을 바라보자.

서 있을 때도 구부정한 자세를 취하지 않고 골격을 똑바르게 유지하는 것이 중요하다. 지금부터는 똑바로 서 있도록 도와주는 자세 정렬 치료법<sub>posture alignment therapy, PAT</sub>을 살펴보자(PAT는 해부생리학자 피트 에고스쿠에<sub>Pete Egoscue</sub>가 처음 개발한 프로그램이다[35]).[36] PAT의 목표는 어깨를 엉덩이 위에, 엉덩이를 무릎 위에, 무릎을 발목 위에 놓아두는 것이다. 서 있을 때, 이렇게 해보자.

1. 누군가의 주먹이 자신에게 날아올 때처럼, 혹은 두 사람 사이의 좁은 간격을 스치지 않고 지나갈 때처럼 배에 힘을 주자. 코어 근육을 강화할 수 있다.

2. 주먹 두 개가 들어갈 정도로 발을 벌리자. 발끝과 뒤꿈치 모두 주먹 두 개의 간격을 유지하자.

3. 몸이 중심을 잡는다는 느낌이 들 때까지 조금씩 움직여보자. 체중이 발볼이나 발뒤꿈치가 아니라 발바닥 전체에 고르게 분포하도록 하자. 몸을 움직이지 않고서 발가락이나 발뒤꿈치를 들 수 있다면, 아직 균형이 잡힌 것이 아니다.

4. 어깨를 들어 올려 견갑골을 뒷주머니에 찔러 넣듯이 뒤쪽과 아래쪽으로 보내자. (뒷주머니 쪽으로 살짝 움직이자.)

5. 머리에 쓴 왕관에 줄이 달려서 자신을 위로 잡아당기고 있다고 상상하자. 이를 통해 머리가 골격 위 중앙에 자리 잡도록 할 수 있다. 고개가 앞으로 쏠리지 않도록 하고, 턱이 지면과 수평을

이루도록 하자. 일반적으로 머리를 어깨 위에 놓아두기 위해서
는 머리를 의식적으로 뒤로 잡아당겨야 한다.

6. 무릎을 편안하게 하자. 뻣뻣하게 하지 말자. 앞쪽으로 굽히거나
   뒤로 지나치게 펴지 말고 중립적인 느낌이 들게 하자. 거울을
   보고 자세를 확인해보자.

7. 스스로에게 이렇게 물어보자. 나는 골격 위에 있는가?(좋은 자
   세) 아니면 근육에 매달려 있는가?(나쁜 자세)

8. 몇 분간 이 자세를 유지하면서 똑바로 서 있는 것이 어떤 기분
   인지 느껴보자. 신체의 모든 부위가 연결되어 있고 지면이 자신
   을 떠받치고 있다. 그리고 체중이 골고루 분포되어 있다.

9. 하루에 이 자세를 몇 차례씩 시도해보면서 습관으로 만들자.

## 놀이

우리는 놀이 활동을 통해 예상치 못한 상황에 대처하는 능력을
기를 수 있다. 놀이는 일상적으로 하는 기계적인 움직임에 기반을
두지 않기 때문이다. 우리는 놀이를 할 때 아이들처럼 놀랍고 다
양한 방식으로 몸을 움직이게 된다. 이를 통해 가동성과 유연성을
높이고 우리 몸을 안전하게 지키는 능력을 높일 수 있다. 가령, 버
스를 잡으려고 갑자기 달려가거나 울퉁불퉁한 보도를 걷는다고

상상해보자. 그럴 때 발목이 꺾이거나 넘어질 위험이 있다. 그러나 우리는 이처럼 예상치 못한 상황에 대비해 몸을 단련할 수 있다. 예를 들어 놀이 활동으로 울퉁불퉁한 노면을 걷는 데 익숙해짐으로써 균형 감각을 키울 수 있다.

돌멩이 차기, 재주넘기, 언덕을 뛰어서 내려가기, 술래잡기 등 아이들이 즐기는 모든 것이 이러한 놀이 활동에 해당한다. 놀이 활동은 우리가 직접 개발할 수도 있다. 편안한 속도로 하나의 동작에서 다음 동작으로 부드럽고 우아하게 넘어가보자. 어떻게 움직여야 할지, 내 모습이 어떻게 보일지는 걱정하지 말자.[37] 놀이는 경쟁이 아니다. 놀이는 자연스러운 움직임으로 이루어진다. 놀이 활동에서 해볼 수 있는 자연스러운 움직임에는 다음의 10가지가 있다.

1. **걷기**: 다양한 장소와 다양한 노면에서 다양한 방향으로 걷기

2. **달리기**: 빠르게, 느리게, 일직선이나 곡선을 그리면서 달리기

3. **점프**: 줄넘기를 하거나 뭔가를 뛰어넘듯 점프하기

4. **네 발로 걷기**: 손과 무릎으로 기거나 사족보행, 혹은 앞구르기나 뒤구르기

5. **오르기**: 나무나 로프, 암벽에 오르기

6. **평형(균형 잡기)**: 한 발로 서기, 외줄타기, 혹은 평균대 이동하기

7. **던지기**: 돌멩이를 호수에 던지기, 공 던지기, 막대기를 던져 강

아지가 물어오게 하기

8. **들어 올리기**: 아이나 짐, 쇼핑백 등 무거운 것을 들기

9. **수영**: 수영장이나 자연적으로 만들어진 환경에서 수영하기

10. **방어하기**: 싸움 놀이, 혹은 실전 싸움

매일 몇 가지 놀이 활동에 도전해볼 것을 권한다. 몇 분, 혹은 그 이상 해보자. 놀이는 우리 몸의 적응력을 높이고 가동성을 유지할 수 있는 본격적인(그리고 즐거운) 방법이다.

우리는 NEAT와 걷기, 자세 훈련, 놀이 활동을 일상 속으로 통합함으로써 대사 건강과 미토콘드리아 건강에서 중대한 변화를 이끌어낼 수 있다. 하지만 충분한 운동 역시 중요하다. NEAT와 좋은 자세만으로는 심폐 건강과 유연성, 정신 건강을 얻을 수 없다. 이는 오직 본격적인 운동을 통해서만 가능하다. 우리는 의식적이고 체계적이며 과학적인 접근 방식으로 운동함으로써 생리적 회복탄력성을 강화할 수 있다. 체계적인 운동으로 신체적 건강을 바이오해킹 하는 방법에 관해서는 차차 설명하겠다.

## ♦ 일상적인 움직임을 통한 바이오해킹

- 움직일 수 있는 모든 기회를 놓치지 말자.

- 가속도계를 이용해서 기본적인 하루 활동량을 점검하고 하루 7500보 이상 걷는지 확인해보자.

- 청소나 집안일, 정원 가꾸기 등을 할 때, 그러한 활동을 운동이라고 생각한다면 더 많은 이익을 얻을 수 있다.

- 스탠딩 데스크나 트레드밀 데스크로 업무 공간을 꾸미고 다양한 인체공학적 기술을 활용해보자.

- 일상적으로 30분마다 일어나서 돌아다니자.

- 서 있는 자세와 앉아 있는 자세를 훈련하자.

- 혈중 산소 포화도를 측정하고 자세가 수치에 영향을 미치는지 확인해보자.

- 놀이를 통해 몸을 움직여보자. 10가지 범주의 놀이를 해보자.

# 5장 운동을 통한
# 에너지 바이오해킹

활동 부족은 모든 인간의 건강을 망치지만, 움직임과 규칙적인 신체 운동은
건강을 살리고 유지해준다.　　　　　　　　　　　　　　　　　**─플라톤**

운동은 신체 건강의 모든 측면에 도움을 준다. 스트레스를 낮추고, 근육과 뼈를 강화하고, 가동성을 높이고, 에너지를 끌어올린다.[1] 또한, 규칙적인 운동은 기분 전환에서 더 나은 사회적 관계, 자신감 강화, 감정 조절에 이르기까지 비신체적 측면에서도 다양한 이점이 있는 것으로 밝혀졌다. 노년층은 산책이나 스트레칭만으로도 삶의 질을 크게 개선할 수 있다. 전혀 운동하지 않는 삶과 비교했을 때 조금이라도 운동을 하면 삶의 질을 높일 수 있다는 이야기는 많은 연구가 공통적으로 들려주는 사실이다.[2] 한 연구에 따르면 성인이 되어서도 "우리는 여전히 방학이 필요하다."[3]

나는 건강과 더불어 오랜 여행을 하고 있다. 고등학교 시절에는 육상 선수로 활동했다. 그러나 20대로 접어들면서 내가 하는 일이란 책상 앞에 앉아 공부하는 게 전부였다. 의대를 다닐 무렵 요가를 했던 것을 제외하고, 나는 20대 시절 대부분 앉아서 생활했고 집중력은 계속해서 떨어졌다. 그리고 레지던트가 됐을 때, 활동 부족으로 에너지 용량이 크게 떨어지고 말았다. 결국 바이러스성 감염에 걸렸고 만성피로를 겪고 있다는 사실을 깨닫게 됐다.

그러다가 30대 후반이 되어서 적응 역량 모형adaptive capacity model, ACM[4]이라는 이론을 접하게 됐다. 이 이론은 우리가 몸이나 두뇌를 사용하지 않으면, 몸은 에너지 생산량을 줄이고 두뇌는 신경 연결을 덜 만들어낸다고 설명한다. 더 많이 만들어달라는 "요구"를 받지 않기 때문이다. (미토콘드리아도 그렇게 작동한다는 사실은 결코 우연이 아니다.) 운동을 하거나 두뇌를 사용할 때, 우리 몸은 내일 더 많은 에너지가 필요할 것이라고 예상한다. 그러나 20대 시절에 운동을 게을리하면서 나의 에너지 수준과 두뇌 기능은 크게 떨어져 있었다. 나는 집중력을 높이기 위해 암페타민 처방도 받았지만, 별 도움이 되지 않았다. 내가 겪는 기능 이상의 근본적인 원인은 에너지 결핍이었기 때문이다.

그로부터 내가 건강을 회복하기까지 10년의 세월이 걸렸다(건강을 잃어버리는 데 걸린 것과 비슷한 기간이다). 회복은 점진적으로 이루어졌다. 나는 YMCA에 등록해서 스트레칭을 시작했고 펠든크라이스Feldenkrais 프로그램을 수강하면서 사우나도 다니기 시작했다. 출퇴근할 때는 운전 대신 걷기를 선택했다. 또한, 케틀벨 운동도 추가했다(애플리케이션을 보고 따라 하면서). 결국에는 파워 블록power block(중량 조절이 가능한 덤벨)도 장만해서 온라인 운동 프로그램을 따라 하기 시작했다. 나는 헬스장에서 운동법을 배웠고 종종 시장까지 달려갔다가 공원을 돌아오기도 했다. 다시 한번 운동선수가 된 듯한 느낌이 들었다. 그렇게 나는 조금씩 발전해서 어떤 유형의 신체 활동이나 도전 과제도 기꺼이 받아들일 만큼 충분한 자신감을 느끼는 단계에 이르렀다.

당신이 운동 초심자라면 낮은 강도로 천천히 시작하자. 너무 힘들거나 빠른 움직임은 부상을 당할 위험이 있다. 우리 몸은 서서히, 꾸준히 활동을 늘려나가는 방식을 선호한다. 자신이 건강이라는 여정에서 어느 단계에 와 있는지 확인하고, 운동량을 늘리는 과정에서 몸이 보내는 피드백에 귀를 기울이는 노력은 무엇보다 중요하다.

운동은 그야말로 기적의 도구다. 무엇보다 즉각적이고 장기적인 이익을 주고, 지금 당장 에너지를 높여주며, 질병에 걸릴 위험을 줄여준다. 운동은 우리가 몸과 마음을 위해 할 수 있는 강력한 활동이며, 가장 쉬우면서도 경제적이고 효과적이며 모두가 활용할 수 있는 바이오해킹 기술이다.

운동은 미토콘드리아의 생산력을 높인다. 근육에는 미토콘드리아가 많이 분포되어 있다. 운동을 통해 미토콘드리아를 강화하는 것은 새로운 배터리 팩을 장만해서 이를 재충전하는 것과 같다. 또한, 운동은 우리 몸 전반에 걸쳐, 특히 심장과 폐, 두뇌 등 주요 장기에 걸쳐 미토콘드리아의 양과 기능을 향상시킨다.

운동은 오토파지autophagy(죽은 세포를 청소하는 기능)와 미토파지 mitophagy(더 이상 에너지를 생산하지 못하는 미토콘드리아를 청소하는 기능)를 활성화한다. 이를 통해 우리 몸은 새로운 세포를 생성하기 위한 공간을 마련하고 노폐물을 배출한다.[5]

그리고 운동은 두뇌 기능을 개선한다. 특히 고강도 운동을 할 때 신경 발생neurogenesis(새로운 뉴런을 생성하는 기능)을 촉진하는 화학 물질인 뇌유래신경영양인자brain-derived neurotrophic factor, BDNF를 분비함으로써 인지 능력을 향상시킨다. BDNF는 뉴런이 미토콘드리아를 확보하도록 허용함으로써 새로운 신경 연결을 만들어내는 과정에 필요한 에너지를 공급한다.[6] 신경 연결이 더 많아질수록 기억력과 학습 능력 및 정서 조절 능력이 높아지고 노년기 치매 예방에도 도움을 준다.[7] 2020년 한 연구에 따르면, 중간 강도 운동을 20분 동안 하면 해마로 유입되는 혈류량이 증가한다고 한다.[8] 해마는 기억과 인지 기능을 관장하므로 해마로 유입되는 혈류량이 증가할수록 두뇌 기능은 더 활발해진다.[9] 반면에 운동을 하지 않으면 에너지를 아끼기 위한 전략 차원에서 장기 기능이 저하되고 두뇌가 위축되기 시작하며 조기 노화가 진행된다.[10]

또한, 운동은 노화에 대항한다. 미토콘드리아 관점에서 볼 때,

노화는 미토콘드리아와 그 DNA에 대한 파괴가 누적되면서 미토콘드리아 기능이 떨어지고 에너지 용량이 줄어드는 일련의 과정이다.[11] 그러므로 노화와 관련된 퇴화를 막기 위해서는 산소를 운반하는 기능을 강화하고 건강한 미토콘드리아의 수를 늘려야 한다. 운동은 이 두 가지 목표를 신속하면서도 효과적으로 달성하도록 도움을 준다.

이러한 주장을 검증하기 위한 한 연구에서[12] 과학자들은 유전자 조작을 통해 노화 과정을 촉진한 쥐들로 실험을 실시했다. 그런데 그 쥐들에게 다섯 달에 걸쳐 지구력 강화 운동을 시키자 쥐들은 미토콘드리아를 다시 만들어내기 시작했고 세포가 돌연변이를 일으키고 사망하는 흐름이 멈추었다.

또 다른 연구에서[13] 과학자들은 유전자 조작을 통해 특정한 약물을 먹으면 미토콘드리아 생산이 중단되는 쥐들을 만들어냈다. 그 쥐들에게 약물을 투여하자 반응은 즉각 나타났다. 쥐들은 피부 주름과 염증 및 털 빠짐과 같은 뚜렷한 조기 노화 신호를 보였다. 그런데 투약을 중단하자 쥐들은 다시 미토콘드리아를 생산하기 시작했다. 그리고 노화 흐름이 완전히 거꾸로 진행되기 시작했다. 피부는 팽팽해졌고 털이 다시 났다. 그리고 몇 달 만에 완전히 정상적인 상태로 돌아왔다.

미토콘드리아 건강을 바이오해킹 하는 기술은 아마도 미래의 의료 분야에서 중요한 역할을 하게 될 것이다. 기업들은 이미 미토파지를 촉진하는 보충제와 약품을 개발하고 있다. 그래도 지금으로서 미토콘드리아 기능을 강화하는 최고의 방법은 운동이다. 건강을 최적화하고 만성질환을 예방하여 노화에 따른 퇴화에 맞서고 싶다면 운동을 하자.

흔히 말하듯 일단 그냥 해보자. 우리 모두 걷기나 조깅, 윗몸일으키기, 팔굽혀펴기 등 기본적인 운동 방법을 알고 있다. 우리는 자신의 운동 능력과 가동성 수준에 맞춰 어떤 운동을 할지 선택할 수 있다. 거의 매일 30분 정도 운동하면, 우리의 미토콘드리아는 그러한 활동을 뒷받침하기 위해 에너지 생산을 높일 것이다. 하지만 우리는 '더 효과적으로' 운동할 수 있다. 이제 운동을 얼마나 많이, 얼마나 자주, 어느 정도의 강도로 해야 할지 그리고 어떤 운동을 해야 할지와 관련해서 자세한 이야기를 나눠보자.

## 얼마나 운동해야 할까

오래 살고 싶은 사람들을 위해 설명하자면, 일반적으로 권고하는 최소 운동량(성인의 경우, 일주일에 150분)만으로도 운동을 전혀 하지 않는 경우와 비교해서 조기 사망 위험을 31퍼센트나 낮출 수 있다.[14] 물론 어떤 이들은 최적의 건강을 위해서는 그 정도로 충분치 않다고 생각할 것이며, 실제로 그럴 것이다. 정부의 권고 사항은 최적의 건강이 아니라 대중을 위한 일반적인 지침에 불과하다. 여기서 운동량을 하루 1시간으로 늘린다면 통계적으로 조기 사망 위험을 39퍼센트나 낮출 수 있다. 운동으로부터 얻을 수 있는 전반적인 건강상의 이점을 모두 챙기고자 한다면, 정부가 제시하는 다음의 지침을 확인해보자.

1. 일상적으로 더 많이 움직이고 덜 앉아 있기. 약간의 신체 활동이라고 해도 전혀 움직이지 않는 것보다 항상 더 낫다.

2. 건강상 이점을 충분히 얻으려면 성인은 일주일에 중간 강도의 운동을 최소 150분(2시간 30분)에서 300분(5시간) 동안 하거나, 격렬한 유산소 운동을 75분(1시간 15분)에서 150분 동안 해야 한다. 그리고 일주일 단위로 다양한 강도의 운동을 조합한다면 더 좋다.

3. 건강상 이점을 더 많이 얻으려면 주요 근육군을 모두 사용하는 중강도 근력 강화 운동을 일주일에 이틀 이상 하자.[15]

적절한 강도의 운동을 아주 많이 하는 것은 쉽지 않다. 그러나 저강도 내지 중간 강도의 운동이나 여가 활동을 최소 권장량의 10배 이상 하더라도 몸에 피해를 준다는 증거는 나와 있지 않다.[16] 물론 대부분 그렇게 많이 운동할 여유나 의지는 없을 테지만 말이다. 반면에 극단적인 강도의 운동과 관련해서는 이야기가 조금 다르다. 이러한 운동을 오랫동안 할 경우, 우리 몸, 특히 심장에 부정적인 영향을 미칠 수 있다. 미국 심장협회에 따르면,[17] 건강하지 않거나 운동에 익숙하지 않은 상태에서 지나치게 격렬한 운동을 할 경우, 급성 심장마비의 위험이 증가한다. 이러한 문제는 특히 심장 질환에 취약한 이들에게서 많이 나타난다(모두가 자신이 심장 질환에 취약한지 여부를 아는 것은 아니다). 또한, 고강도 운동을 지나치게 오래 할 경우, 심장동맥의 석회화, 심근섬유증, 심방 잔떨림을 유발할 수 있다. 운동은 스트레스 요인이라는 사실을 명심하자. 호르메시스 효과를 보기 위해서는 때로 스트레스를 멈추고 회복 시간을 가져야 하며, 지나치게 극단적으로 운동해서는 안 된다. 그렇지 않으면 우리 몸을 망가뜨리게 될 뿐이다.

일주일에 할 수 있는 격렬한 운동의 최대치는 하루 1시간씩 6일이다. 격렬한 운동을 매일 하면, 오히려 사망 위험이 증가한다.[18] 일주일에 하루는 쉬는 루틴은 고강도 운동 이후에 적절히 회복하기 위한 필수 조건이다. 45세 이상이라면, 일주일 동안 격렬한 운동의 누적 시간이 4~5시간을 넘어서는 안 된다. 백만여성연구Million Women Study(50~64세 여성 100만 명 이상을 대상으로 건강을 분석하는 세계 최대 여성 건강 연구 기구[19])는 규칙적인 신체 활동이 여성의 심장 질환 위험을 크게 낮춘다는 사실을 확인했다. 하지만 격렬한 운동을 매일 하는 경우에는 심장을 보호하는 효과가 나타나지 않았다.[20] 연구의 결론은 이렇다. "운동을 전혀 하지 않는 것과 극단적인 운동은 모두 건강에 해롭다. 그러나 자신이 수행할 수 있는 중간 강도의 운동량에는 제한이 없다."[21]

## 안정기 심박수로 건강을 측정하는 방법

가령, 이른 아침처럼 휴식을 취하고 있는 동안의 심박수는 심혈관과 심장의 건강을 말해주는 주요한 지표다. 웨어러블 장비를 가지고 자신의 안정기 심박수를 측정해보자. 혹은 손목에서 맥박을 느끼면서 15초 동안 횟수를 세어보고 그 수에 4를 곱해보자. 이를 여러 번 실시해서 평균값을 구하자. 그리고 다음의 내용을 참조해서 자신의 결과를 해석해보자. 안정기 심박수가 낮다는 것은 일반적으로 신체 건강이 좋다는 뜻이며, 이는 낮은 심장 질환 발병률과 관련이 있다. 2013년 의학 학술지《하트 Heart》에 실린 한 연구 자료에 따르면, 심박수가 81~90에 이를 때, 심장 질환의 위험이 두 배로 증가한다.[22] (이 연구는 남성을 대상으로 했지만, 이 정도의 안정기 심박수는 여성에게도 좋지 않으며 비슷한 수준의 위험을 의미한다.) 안정기 심박수가 90을 넘어설 경우, 사망 위험은 세 배로 증가한다.

## 어느 정도의 강도로 운동해야 할까: 자기에게 맞는 운동 강도 선택하기

다음 도표를 통해 자신의 운동 강도를 확인하고 어느 정도의 강도로 운동해야 하는지 선택해보자.[23]

|  | 중간 강도 | 고강도 |
| --- | --- | --- |
| 운동할 때 느낌 | 약간 힘들다 | 아주 힘들다 |
| 몸의 반응 | 호흡이 빨라지지만 숨쉬기 힘들 정도는 아니다<br><br>10분 후 땀이 조금 난다<br><br>대화는 가능하지만 노래는 힘들다 | 호흡이 깊고 빠르다<br><br>몇 분 후 땀이 조금 난다<br><br>숨을 멈추지 않고 몇 마디 이상 말하기 힘들다 |
| 최대 심박수 대비 | 50~70퍼센트 | 70~85퍼센트 |
| 운동 예시 | 빨리 걷기<br><br>가벼운 자전거 타기<br>(약 16km/h 속도)<br><br>요가, 필라테스, 바레<br><br>청소기 혹은 걸레질 등 집안일 | 달리기<br><br>스포츠<br><br>스피닝 수업을 포함해서 고강도 자전거 타기<br>(약 23km/h 속도)<br><br>고중량 운동 |

자신의 최대 심박수를 계산하거나 운동 중 심박수가 얼마나 높이 치솟는지를 측정해서 운동 강도를 결정할 수 있다. 먼저 220에

서 자신의 나이를 빼자. 30세라면 최대 심박수는 190이 된다. 40세
라면 최대 심박수는 180이다. 심박수 측정 기능이 탑재된 웨어러
블 장비를 사용해서 자신의 운동 강도를 추적해보는 방식을 권
한다.

- 35세라면, 자신의 최대 심박수는 220-35 = 185가 된다.
- 최대 심박수의 50퍼센트는 185 × 0.5 = 92.50이다.
- 최대 심박수의 70퍼센트는 185 × 0.7 = 129.50이다.
- 최대 심박수의 85퍼센트는 185 × 0.85 = 157.25이다.

이제 어떤 운동을 해야 할지, 다양한 목적과 형태의 운동을 통
해 얻을 수 있는 이점은 무엇인지 이야기를 나눠보자.

## 유산소 운동을 통한 바이오해킹

유산소 운동은 심장과 폐에 어느 정도 스트레스를 가하는 수준
으로 심박수를 끌어올리는 운동이다. 이는 심장과 폐, 미토콘드리
아 건강을 위한 최고의 운동이다. 조깅과 러닝, 춤추기, 자전거 타
기, 실내 자전거 훈련, 러닝머신, 스테어 클라이머stair climber, 로잉
머신rowing machine, 킥복싱과 같은 유산소 운동은 건강한 미토콘드

리아를 새로 만들어내는 데 효과적이다. 어떤 이는 걷기도 유산소 운동인지 궁금해한다. 그럴 수도 있다.《응용 생리학, 영양학 및 신진대사Applied Physiology, Nutrition, and Metabolism》라는 학술지에 실린 한 연구 논문은 하루 7500보 이상 걸으면 중간 강도의 신체 활동을 위한 권고 기준을 충족시킨 것이라고 주장한다. 하지만 이를 위해서는 꽤 빠른 속도로 걸어야 한다. 천천히 걸으면 심박수를 충분히 끌어올리지 못하기 때문이다. 심장 건강과 기분, 수명을 개선하고자 한다면, 심박수를 적어도 자신의 최대 심박수의 50~70퍼센트 수준으로 끌어올려야 한다. 우리는 심박수 추적기를 몸에 착용하거나 지니고 운동을 하면서 심박수를 확인할 수 있다.

유산소 운동은 심혈관계 건강을 강화한다. 심혈관계 건강은 산소를 근육 속 미토콘드리아로 전달해서 운동 중에 사용하는 에너지를 생산하도록 하는 순환계와 호흡계의 능력을 의미한다.[24] 심혈관계 건강은 전반적인 건강의 주요 지표다. 4만 명을 대상으로 한 에어로빅센터 종단 연구Aerobics Center Longitudinal Study는 낮은 심혈관계 건강이 다른 어떤 위험 요인보다 조기 사망을 더 잘 예측해준다는 사실을 보여준다.[25] 하지만 기억하자. 심혈관계가 아무리 건강해도 좌식 생활 습관의 위험까지는 막지 못한다. 2018년《노인학 저널Journals of Gerontology》에 게재된 한 논문은 장년층의 신체 활동 부족은 심혈관계 건강과 무관하게 조기 사망의 높은 위험을 예측해준다는 사실을 보여준다.[26] 지금 얼마나 건강하든 간에 끊임없이 움직여야 한다. 그러니 부디 앞 장에서 NEAT와 관련해 살펴본 내용을 잊지 말자.

심혈관계 건강을 확인하는 최고의 방법은 자신의 최대 산소 섭취량을 측정하는 것이다. 최대 산소 섭취량은 개인의 유산소 역량을 의미하는 수치로 우리 몸이 고강도 운동을 하는 동안에 연소시킬 수 있는 최대 산소량을 말한다. 이는 1분을 기준으로 킬로그램당 밀리리터 단위(mL/kg)로 표시된다. 자신의 최대 산소 섭취량을 확인하는 방법은 다음과 같다.

- **간단한 방법** 최대 산소 섭취량을 대략적으로 신속하게 구하려면 앞서 했던 것처럼 자신의 최대 심박수의 90퍼센트를 계산해보자(가령, 35세라면 분당 167회). 아니면 체력 계산 웹사이트인 worldfitnesslevel.org에 접속해서 자신의 안정기 심박수와 최대 심박수, 허리둘레를 입력해보자.

- **좀 더 정확한 방법** 스마트 기기를 사용하면 자신의 최대 산소 섭취량을 꽤 정확하게 측정할 수 있다. 웨어러블 기기를 착용하고 산책이나 달리기, 혹은 등산을 하면서 20분 동안 수치를 추적해보자. 이를 며칠에 걸쳐 여러 번 수행해서 최대 산소 섭취량의 평균값을 구하자.

- 가장 정확한 방법 정확한 최대 산소 섭취량을 구하고자 한다면, 연구소나 병원에서 검사를 받자. 여기서는 일반적으로 20분 동안 러닝머신을 달리게 된다. 친구와 동행해서 자신이 러닝머신을 뛰는 동안 최대한 빠르고 힘차게 달릴 수 있도록 응원을 해달라고 부탁하는 것도 좋다.

평균 최대 산소 섭취량은 여성의 경우 1분에 킬로그램당 30밀리리터 정도이며, 남성은 35밀리리터 정도다. 수치가 50 이상이면 아주 좋은 수준이다. 평생 유산소 운동선수로 활동한 이들은 앉아서 생활하는 사람과 비교해서 엄청난 수준의 최대 산소 섭취량을 보인다(가령, 랜스 암스트롱Lance Armstrong은 84였다). 최대 산소 섭취량은 나이가 들면서 줄어들지만, 일반적으로 나이가 든 운동선수의 최저 수준은 앉아서 생활하는 사람의 평생에 걸친 최고 수준보다 더 높게 나타난다.

자신의 최대 산소 섭취량이 기대에 미치지 못한다면, 규칙적인 유산소 운동으로 점진적인 개선이 가능하다는 사실을 명심하자. 최대 산소 섭취량은 수명을 예측하는 주요 지표다. 최대 산소 섭취량은 기능 용량과 신체 역량 그리고 우리의 심장이 제대로 작동하도록 만들어주는 심혈관 기능과 밀접한 연관이 있다. 우리는 더 많이 움직일 때 더 많은 배터리를 확보할 수 있다. 그리고 더 많은 배터리를 확보할 때 더 오래 살 수 있다.

## 고강도 인터벌 훈련: 효율적인 유산소 운동

고강도 인터벌 훈련은 심혈관계 건강을 개선해주는 대단히 효과적인 운동법이다. 고강도 인터벌 운동의 기본 원리는 최대로 가능한 강도의 운동 구간과 중간이나 낮은 강도의 휴식 구간을 번갈아 가면서 실행하는 것이다. 이와 관련해서 다양한 방법이 개발되어 있다. 고강도 인터벌 훈련을 하는 올바른 방법에 관해서는 의견이 분분하다. 하지만 핵심은 최대한 빠르고 강력한 운동을 짧은 구간(가령 30~60초) 동안 실행한 뒤에 또 다른 구간(가령 60~90초)에서 느리거나 중간 정도의 강도로 운동을 하며 회복하는 것이다. 이와 같은 10~15분의 고강도 인터벌 훈련으로 중간 강도 운동을 30~45분 동안 수행한 효과를 얻을 수 있다.

나는 고강도 인터벌 훈련을 무척 좋아한다. 짧은 시간으로 동일한 유산소 운동 효과를 볼 수 있으며, 미토콘드리아의 양과 기능 모두 개선해주기 때문이다.[27] 게다가 간에 있는 모든 글리코겐glycogen을 신속하게 소모함으로써 단식과 비슷한 방식으로 글리코겐 "저장고"를 비울 수 있다(268~269쪽 참조). 또한, 고강도 인터벌 훈련은 성장 호르몬을 촉진함으로써 근육을 생성하고, 지방을 연소하고, 노화에 따른 다양한 대사 신호를 거꾸로 돌린다.

우리는 걷기, 달리기, 수영, 자전거 타기, 로잉 머신, 버피나 점프 스쿼트 같은 맨몸 운동, 중량 운동, 줄넘기, 혹은 일립티컬 트레이너나 러닝머신, 실내 자전거 등 헬스장에 비치된 유산소 기구를 통해 유산소 운동을 고강도 인터벌 훈련 운동으로 바꿀 수 있다.

또한, 고강도 인터벌 훈련은 적게 할수록 더 좋다. 나는 개인적으로 고강도 인터벌 훈련을 일주일에 한 번만 한다. 2021년 학술지 《셀 메타볼리즘Cell Metabolism》에 게재된 한 연구 논문에 따르면 고강도 인터벌 훈련은 일주일에 최대 60~90분으로 제한하는 편이 더 낫다고 한다. 만일 일주일에 150분 이상 고강도 인터벌 훈련을 할 경우, 미토콘드리아 기능 이상이나 당 내성glucose tolerance과 관련된 문제가 발생할 수 있다.[28]

다음에 이어지는 내용은 쉽게 시도해볼 수 있는 초급에서 중급 수준의 고강도 인터벌 훈련이다. 다만, 운동을 꾸준히 하고 있지 않거나 스트레스가 높은 경우, 미리 의사와 상의하고 의사의 허락 없이는 시도하지 말자.

## 간단한 고강도 인터벌 훈련

### 걷기: 9분 동안 3회 반복

- 운동 구간: 90퍼센트의 힘으로 걷거나 러닝머신에서 시간당 약 8킬로미터 속도로 걷기
- 회복 구간: 정상 속도로 1분간 걷거나 러닝머신에서 시간당

약 5킬로미터 속도로 걷기

**달리기, 자전거 타기, 수영: 4분간 8회 반복**

- 운동 구간: 20초
- 회복 구간: 10초

**맨몸 운동: 2~5회 반복**

- 운동 구간: 점프 스쿼트 10회 + 팔굽혀펴기 10회
- 회복 구간: 스트레칭 30초

**중량 운동: 2~5회 반복**

- 운동 구간: 백 스쿼트 10회 + 바벨 로우 10회
- 회복 구간: 휴식 30초

## 근력 운동: 미토콘드리아 전력망 구축하기

최적의 건강 상태와 수명을 위해 절대 포기해서는 안 되는 운동이 하나 있다면, 그것은 바로 근력 운동이다. 근력 운동은 뼈와 근육을 강화하고, 신진대사를 활성화할 뿐만 아니라 신체적, 정신적 건강을 전반적으로 높여준다. 미토콘드리아는 근육에 많이 분포

해 있는데, 이 작은 발전소들은 전력을 전송하는 전선으로 기능하면서 전력망처럼 우리 몸 네트워크 전반에 걸친 근육에 에너지를 공급한다.[29] 노화에 따른 근손실을 그대로 방치한다면, 우리는 에너지를 잃어버리게 될 것이다. 이 말은 신체 구조를 지탱할 힘이 사라짐을 의미하며, 곧 쇠약을 뜻한다. 지금 우리가 어떻게 근육을 사용하는가는 수십 년 후 다른 이의 도움 없이 의자에서(그리고 물론 바닥에서) 일어설 수 있을지 여부를 결정한다. 먼 훗날 이야기처럼 들릴 수 있겠지만, 우리는 지금 자신의 운명을 바꿀 수 있다. 중량에 저항하는 운동을 통해 뼈와 근육의 밀도를 높이는 것은 특히 여성에게 대단히 중요하다. 낙상은 눈 깜짝할 사이에 우리의 수명을 단축할 수 있기 때문이다.

근력 운동에 익숙하지 않은 이들은 종종 헬스장에서 시간을 낭비한다. 무슨 운동을 해야 할지 혹은 어떻게 해야 근력 운동으로부터 이점을 얻을 수 있을지 모르기 때문이다. 게다가 자세가 틀어지는 바람에 쉽게 부상을 당하기도 한다. 그래서 나는 처음 근력 운동을 한다면, 헬스 트레이너와 함께 운동을 시작하거나, 강의를 들어보면서 근력과 균형감, 유연성을 함께 높여나가기를 권한다. 장년층을 대상으로 2017년에 이루어진 한 연구는,[30] 전문가가 지도하는 운동 프로그램과 그렇지 않은 프로그램을 비교한 다양한 연구를 검토한 결과, 전문가가 지도하는 저항 및 균형 운동 프로그램이 그렇지 않은 프로그램에 비해 근력과 균형감을 훨씬 더 개선했다는 사실을 보여줬다. 물론 트레이너에게 계속해서 지도받을 필요는 없다. 몇 차례의 지도를 통해 운동법을 배우는 것만으로도 충분하다. 그 과정에서 기본적인 운동기구 사용법과 운동법을 배우고 스스로 개선해나갈 수 있는 근력 훈련 프로그램을 만들어가는 데 도움을 얻자. 트레이너와 함께 할 때, 우리는 헬스장에 가야 한다는 책임감을 느끼고 운동에 동기를 부여받는다.

다음에 이어지는 내용은 근력 운동에서 꼭 필요한 기본적인 동작이다. 일부 동작은 중량 기구 없이 혹은 밴드만 가지고 할 수 있는 것들이고, 다른 일부 동작은 기구가 필요하다. 다음의 동작들을 하기 전에 트레이너에게 기구 사용법을 보여달라고 요청하거나, 온라인으로 트레이너의 동작을 살펴보자.

- 스쿼트
- 데드리프트
- 턱걸이
- 시티드 덤벨 숄더 프레스 seated dumbbell shoulder press
- 레그프레스 leg press
- 벤트 오버 로우 bent over row
- 업라이트 로우 upright row
- 딥스 dips
- 벤치프레스 bench press

- 바이셉스 컬 biceps curl

- 트라이셉스 푸시 다운 triceps push-down

- 시티드 케이블 로우 seated cable row

- 랫 풀 다운 lat pull-down

- 크런치 crunch

이와 같은 동작을 어떻게 해야 하는지 운동법을 배웠다면, 그중에서 여섯 가지를 선택해서 각각의 동작을 8~10회 반복하는 것을 2~4세트 실시하자. 그리고 각 세트 사이에는 1~2분간 휴식을 취하자. 또한, 여러 근육군을 조합하는 방식으로 세트 사이에 회복을 취하자. 일반적으로 나는 하루는 하체 운동, 하루는 등과 이두근 운동, 하루는 가슴과 삼두근 운동, 하루는 복근 및 전신 운동을 하는 식의 분할법으로 근력 운동을 한다.

하지만 근력 운동을 위해 꼭 헬스장에 가거나 중량 기구가 필요한 것은 아니다. 나는 코로나 기간에 헬스장을 이용할 수 없어서 집에서 여러 가지 맨몸 운동으로 근력 운동을 했다. 다음에 소개하는 루틴은 꽤 좋은 운동 방법이다. 이는 플리오메트릭스 plyometrics (점프처럼 순간적인 힘을 요구하는 운동)와 아이소메트릭스 isometrics (피로를 자극하는 자세로 근육을 유지하는 운동)를 함께 활용한다. 몇 가지 사례를 살펴보자.

- 팔굽혀펴기 5회 + 스쿼트 5회 + 윗몸일으키기 5회: 20세트
- 팔굽혀펴기 10회 + 윗몸일으키기 10회 + 스쿼트 10회: 10세트
- 베어 크롤 bear crawl, 크랩 워크 crab walk, 워킹 런지 walking lunge, 제자리멀리뛰기: 각각 30초씩 12분 동안 반복
- 에어 스쿼트 air squat + 팔굽혀펴기: 각각 12회, 15회, 9회
- 제자리높이뛰기 3회 + 스쿼트 3회 + 멀리뛰기 3회: 5세트
- 플랭크 자세, 스쿼트 앉은 자세, 할로우 락 hollow rock 자세: 각각 30초씩 10세트
- 다음 동작을 할 때 30초 운동 후 30초 휴식: 점핑 스쿼트 jumping squat(4분), 스플리트 점프 split jump(4분), 턱 점프 tuck jump(4분)
- 제자리높이뛰기 10회 + 팔굽혀펴기 10회 + 윗몸일으키기 10회: 4세트
- 물구나무서기 1분 + 스쿼트 앉은 자세 1분: 5세트
- 에어 스쿼트 50회: 5세트(50회 운동 후 같은 시간만큼 휴식)

## 운동에 필요한 단백질 섭취

근육을 만들고 유지하는 과정은 두 가지 부분으로 이루어진다. 하나는 근육에 대한 신체적 자극이고, 다른 하나는 자극 이후에 근육 생성에 필요한 시간과 재료다. 여기서 재료란 단백질을 말한

다. 운동 프로그램을 시작할 때, 다량 영양소(단백질, 탄수화물, 지방)를 분석하는 식품 추적 애플리케이션을 통해 단백질 섭취량을 측정해보자. 이와 관련해서 내가 단백질 권고 섭취량이 왜 그토록 천차만별인지 이해하기까지 꽤 오랜 시간이 걸렸다. 여기서는 시간을 절약하고 단순화하는 차원에서 단백질 섭취량을 다음과 같이 제안한다.

- 일일 권장량은 킬로당 0.8그램이지만, 이는 규칙적인 운동을 하는 사람에게는 너무 부족한 양이다.
- 당뇨병과 만성 신장 질환을 앓고 있는 환자들(지나친 단백질 섭취가 신장에 무리를 줄 수 있는 환자들)은 킬로당 하루 0.8~1그램 섭취가 적당하다.[31]
- 65세 이상은 노화에 따른 쇠약을 막고 근육량을 적절하게 유지하기 위해서 킬로당 최소 1.2그램 섭취가 필요하다.
- 영양부족과 만성 및 급성 질환, 혹은 부상이 있는 노년층과 규칙적인 운동을 하지 않는 이들은 킬로당 하루 1.2~1.5그램 섭취를 목표로 삼자.[32]
- 일반적인 운동선수의 경우에는 킬로당 하루 1.4~1.7그램을 섭취해야 한다.
- 달리기 운동을 하는 사람은 훈련에 필요한 수준을 충족시키기 위해 킬로당 하루 1.4~1.7그램을 섭취해야 한다. 그러나 최근에

이루어진 한 연구는 장거리 운동선수는 하루 1.8그램 이상을 섭취하는 것이 좋다고 말하기도 한다. 그 연구원들은 남성 장거리 운동선수들은 하루 권장량인 킬로당 1.8그램을 대개 충족시키지만, 여성 장거리 운동선수들은 이를 충족시키지 못할 때가 많다고 지적한다.[33]

∘ 중량 운동을 하는 사람은 근육량 유지를 위해 적어도 킬로당 하루 1.6그램을 섭취해야 한다.[34]

가령 체중이 68킬로그램인 사람이 일일 단백질 섭취 권장량을 따르려면, 하루에 약 54그램의 단백질을 섭취해야 한다. 이 사람이 만일 근육량을 높이기 위해 중량 운동을 한다면, 하루에 최소 108그램의 단백질을 섭취해야 한다. 또한, 장거리 달리기를 한다면 적어도 하루에 적어도 122그램의 단백질을 섭취해야 한다(근성장에 필요한 최소량). 나아가 자신의 이상적인 체중을 기준으로도 단백질 섭취량을 계산해봐야 한다는 사실을 명심하자. 체중을 얼마나 늘리거나 빼고 싶은지에 따라 단백질 섭취량도 달라지기 때문이다.

## 나이와 성별에 따른 운동 후
### 적정 단백질 섭취 시간을 알아두자

운동 후 언제 단백질을 섭취하는지는 근육 단백질 합성에 중요하며, 나이와 성별에 따라 다르다. 폐경기 이전 여성은 운동 후 30그램의 단백질을 섭취해야 한다. 폐경기 이후 여성은 운동 후 90분 안에 40그램의 단백질 섭취가 필요하다. 일반적으로 남성은 운동 후 3~18시간 사이에 최소 20그램의 단백질 섭취를 해야 한다.

나이가 들면서 생명을 위협하는 가장 중요한 두 가지 요인은 노쇠와 비만이다. 이 둘은 낙상과 대사 질환으로도 이어질 수 있다. 65세가 넘으면 근성장을 위한 동화 작용으로서 단백질에 덜 반응하게 된다. 그래서 젊은 시절과 똑같은 양의 단백질을 섭취해도 몸은 이를 근생성에 덜 사용한다. 노년에 근손실이 발생하는 이유다. 그래서 나는 65세 이상에게는 최소 킬로당 하루 1.2그램의 단백질 섭취를 권한다. 연구 결과에 따르면 운동하는 노인이 최고 수준의 근육 단백질 합성 효과를 얻으려면 운동 후 90분 이내에 40그램의 단백질을 섭취할 것이 권장된다.[35]

근육 단백질 합성은 운동 후 성장을 위한 충분한 양의 아미노산이 혈류 속에 있는지 여부에 달렸다. 특히 여성은 운동 후 충분한 양의 아미노산 류신leucine이 필요하다. 류신이 두뇌에 공급되면, 두뇌는 몸에 근육을 성장시키라는 신호를 보낸다. 우리는 이 신호를 운동 후 단백질을 충분히 섭취했을 때 켜지는 근육 성장을 위한 세포 스위치라고 생각해볼 수 있다. 그릭 요거트나 단백질 셰이크처럼 류신이 풍부한 식품은 재충전에 도움이 된다.

단백질 섭취가 부족하면, 근력과 체격의 개선이 나타나지 않으며, 헬스장 운동 후 통증이 뒤따를 수 있다. 이상적인 환경에서 우리는 자연으로부터 단백질을 모두 얻지만, 이러한 방식으로 필요량을 충족시키기 힘들 때가 있다. 나는 업무나 여행, 혹은 일상적인 일로 단백질 필요량을 충족시키지 못할 경우에 근육 단백질 합성 신호를 활성화하기 위해 필수아미노산을 섭취한다. 필수아미노산은 우리 몸이 스스로 만들어내지 못하는 아미노산이기 때문에 꼭 음식을 통해 섭취해야 한다.

근육 강화가 주된 목표라면, 단백질 보충제 섭취도 고려해보자. 2020년 한 연구 결과에 따르면[36] 건강한 성인이 단백질 보충제를 섭취했을 때 근육의 강도와 크기가 크게 증가했다고 한다. 물론 이를 위해서는 하루에 킬로당 약 1.6그램에 달하는 단백질 보충제를 섭취해야 한다. 나는 다양한 부위의 단백질 혼합물(가수분해 소고기, 냉동건조 내장육, 뼈, 혈액)과 식물 단백질 분말 모두를 섭취한다. 내가 좋아하는 식물 단백질로는 콩 단백질, 호박씨 단백질, 치아시

## 단백질은 얼마나 많이 먹어야 할까?

노화를 연구하는 과학자들은 지나친 단백질 섭취는 노화와 관련된 질환을 가속화한다고 말한다. 특히 충분한 운동을 하지 않는 경우라면 더욱 그럴 수 있다. 나는 개인적으로 우리 몸이 성장을 위해 단백질을 사용하며(마치 정원을 가꾸기 위해 비료를 사용하는 것처럼), 같은 맥락에서 단백질은 근육과 함께 암세포도 성장하게 만들 수 있다고 생각한다. 운동은 마이오카인 myokine이라는 신호 물질을 생성하며, 이는 면역 세포에게 암세포를 공격해서 죽이라는 신호를 전한다. 그러나 운동을 하지 않으면, 우리 몸은 이러한 신호를 받아들이지 못한다. 나이가 들어감에 따라 단백질에서 시작된 성장 신호는 체중 증가와 암세포 성장 촉진으로 이어지게 된다.

앨런 아라곤 Alan Aragon과 같은 실증주의 영양학자들은 단백질 부족이 수명에 중대한 위협을 가한다고 확신한다. 단백질 부족이 체지방 소모와 근육 유지, 근육 상태, 운동 성과, 심혈관 대사 건강에 악영향을 미치기 때문이다. 나아가 최근에 이루어진 한 연구는 나이가 들면서 분자 사슬 아미노산 branched chain amino acid, BCAA 수치가 떨어지며, 이러한 변화는 노쇠 현상과 더불어 가속화된다고 주장한다.[37]

나는 환자들에게 킬로당 하루 1.6그램의 단백질 섭취를 목표로 삼을 것을 권한다. 나는 일주일에 5일 운동하는 것을 선호하지만, 휴가나 여행 중일 때는 단백질 사이클링protein cycling을 종종 이용한다. 단백질 사이클링이란 일주일 한 번, 하루 단백질 섭취량을 킬로당 20그램 미만으로 줄이는 것이다. 이러한 간헐적인 영양 제한 방식을 통해서 운동하지 않을 때 세포 오토파지를 촉진할 수 있다.

드 단백질, 코코넛 단백질, 헴프시드 단백질로 만든 것들이 있다.

콜라겐 단백질은 글리신glycine을 함유하고 있기 때문에 특히 건강에 도움이 된다. 글리신 부족은 나의 환자들을 대상으로 한, 특히 주로 살코기를 섭취하는 이들을 대상으로 한 소변 유기산 검사에서 흔히 나타나는 증상이다. 글리신은 뼈나 힘줄과 같은 결합조직에서 얻을 수 있다. 글리신은 콜라겐 합성을 촉진하며, 글리신 부족은 골관절염을 유발하는 것으로 알려져 있다.[38] 콜라겐 단백질 분말, 사골 단백질 분말, 사골은 내가 좋아하는 동물성 글리신 원천이다. 참깨와 호박씨, 콩, 시금치, 피스타치오는 채식주의자들에게 유익한 글리신 원천이다.

## 심신 수련

운동은 심박수를 높이고 근육을 강화하는 것보다 더 많은 이점이 있다. 운동을 하면 균형감과 유연성도 길러지는데, 이는 나이가 들어가면서 가동성을 유지하고 낙상을 예방하는 데 대단히 중요한 요소다. 게다가 운동은 정신 건강에도 도움을 준다.

앞서도 이야기했지만, 나는 의대를 다닐 적에 심한 탈진을 겪었다. 당시 내가 할 수 있는 운동이라고는 요가와 태극권뿐이었다. 그런데 이러한 운동을 하고 나서 나는 믿을 수 없을 정도로 큰 변화를 겪었다. 그저 가장 쉬워 보였기에 요가와 태극권을 선택했는데, 운동은 내게 긍정적인 감정까지 가져다줬다. 체화 인지 이론 embodied cognition theory은 바로 운동이 가져다주는 이러한 효과를 설명해준다.[39] 체화 인지 이론에 따르면, 우리의 움직임과 자세, 표정과 몸짓은 감정과 인지 행동에 영향을 미친다. 그리고 이러한 영향은 양방향으로 작동한다. 즉, 우리가 움직이고 이동하는 방식은 우리의 감정에 영향을 미치고, 동시에 우리의 감정은 우리가 움직이고 이동하는 방식에 영향을 미친다. 이러한 주장은 왜 춤을 추면 기분이 좋아지고, 웅크린 자세로 오래 앉아 있으면 기분이 나빠지는지를 설명해준다.

특정한 운동은 우리 몸에 더 많은 에너지를 만들어준다. 전반적으로 심박수를 크게 높이지 않는, 에너지 수준이 낮고 몸에 큰 영향을 미치지 않는 운동도 역시 마찬가지다. 서양의 운동 이론을 통합하는 관점에서 명상적인 동작을 분석했던 한 연구는[40] 기공 체조 훈련을 통해 깊은 이완 상태를 유도함으로써 근긴장의 균형을 유지하고, 유연성과 자기수용감각proprioception(자기 몸이 공간상 어디에 위치하는지를 인식하는 감각)을 개선하고, 두뇌 가소성과 조정력, 순환과 (낙상 방지와 관련된) 균형감을 개선하고, 부교감 신경("휴식과 소화"를 위한 신경계 모드)을 활성화한다는 사실을 보여줬다.

요가와 태극권이나 기공 체조와 같은 심신 운동은 유연성과 근력, 균형감, 순환, 내분비샘 자극, 조정력을 개선해주면서 동시에 이완 반응을 자극한다는 이점이 있다. 기공 체조와 태극권은 호흡과 몸에 의식을 집중하는 명상적인 동작을 통해 호흡을 느리게 하고 부교감 신경 상태를 활성화한다. 그리고 깊은 이완 상태를 유도함으로써 자율신경계 균형을 바로잡아준다.

또한, 다양한 형태의 동작을 수행할 때, 우리 몸은 통합적인 방식으로 움직이고, 이는 인지 기능과 두뇌 가소성, 신경과 근육 간의 조정력, 집중력, 자세 제어 능력을 개선해준다. 몇몇 연구는 이러한 형태의 명상적인 동작이 염증을 낮추고, 면역 체계를 강화하고, DNA 복원을 촉진한다는 사실까지 보여준다.[41]

요가는 태극권이나 기공 체조와 조금 다르다. 요가는 몸을 구부리거나 뒤트는 동작을 통해 특히 내분비샘을 자극하고, 자세와 균형을 개선하고, 유연성과 근력을 높이는 데 도움을 준다. 무엇보다 가장 흥미로운 요가의 한 가지 장점은 감정 상태에 영향을 미친다는 사실이다. 1890년 윌리엄 제임스William James는 감정이 자세와 몸 상태에 영향을 주듯이 자세와 몸 상태 역시 감정에 영향을 미친다는(혹은 강화한다는) 이론을 내놨다.[42] 제임스는 우리가 행복해서 웃지만, 동시에 웃기 때문에 행복하다고 지적했다. 이와 마찬가지로 요가 역시 생각/감정, 그리고 행동 사이에 이루어지는 양방향 관계를 활성화해준다.

결론적으로 요가는 신체적으로는 물론이고 감정적으로도 균형감을 강화하기 위한 최고의 운동 중 하나다. 특히 신체적 균형은 건강 수명과 관련해서 엄청나게 중요하다. 요가는 우리에게 다양한 유형의 균형을 가르쳐준다.

- 항정 상태steady-state 균형 움직이지 않을 때(산 자세mountain pose를 취하는 것처럼) 견고한 자세를 유지하기

- 역동적인 항정 상태 균형 발뒤꿈치와 발가락을 일직선상으로 맞대는 것처럼 다양한 동작을 취하거나 이동하면서 일정한 자세를 유지하기

- 주도적 균형proactive balance 균형의 흐트러짐을 예상하고 자세를 유지하기(여러 가지 요가 자세를 번갈아 취하는 과정을 통해 도움을

얻을 수 있다.)

- 반응적 균형 reactive balance 예상치 못하게 균형이 흐트러질 때 자세를 보완하기. 넘어지려고 할 때 스스로 균형을 유지하는 기능적 반사 작용.[43]

요가와 관련해서 또 하나의 흥미로운 점은 피에조 전기 piezoelec-tricity [44]라는 과학적 렌즈를 통해 그 효과를 설명할 수 있다는 사실이다. 피에조 전기는 우리가 몸을 구부리거나 스트레칭을 할 때, 혹은 몸을 비틀 때 발생한다. 이는 전류로 전환되어 우리 몸에 일종의 스트레스 요인으로 작용한다. 우리 몸의 뼈와 근육은 어느정도 스펀지 구조로 이루어져 있기 때문에 압축이 가능한데, 우리가 몸을 움직이는 방식에 따라 압축, 혹은 팽창한다. 이러한 사실은 별로 어려워 보이지 않는 운동일지라도 우리에게 많은 에너지를 줄 수 있는 한 가지 이유다. 기계적 응력 mechanical stress, 압력, 잠열 latent heat은 우리 몸의 콜라겐과 힘줄, 뼈에 누적되는 전하를 생성한다.[45]

요가의 종류는 다양하다. 가령, 근력에 기반을 둔 엄격한 방식으로 날렵한 근육 형성과 유연성을 강화하는 아쉬탕가, 모든 장기와 혈관, 근육, 신경, 뼈를 둘러싸고 지탱하는 체내 결합 조직인 근막에 많은 도움을 주는 좀 더 부드러운 형태인 인요가가 있다. 일반적으로 근막은 상당히 긴장되어 있는 상태다. 한 이론에 따르면, 우리는 감정과 트라우마로 근막에 압박을 가하며, 이러한 압박이 지속될 때 경화될 위험이 있다고 한다. 나는 근막을 우리 몸의 광섬유 케이블 시스템이라고 생각한다. 우리는 특정한 감정에 사로잡힐 때 쉽게 통증을 느끼게 된다. 그럴 때 스트레칭은 신체적, 감정적 스트레스를 흘려보내는 데 도움이 된다.

그러나 모든 운동과 마찬가지로 요가를 할 때도 처음에는 가볍게 시작하자. 나는 인요가를 하면서도 부상을 당하는 경우를 봤다. 스스로 특정 자세를 취할 수 있겠다는 확신이 들지 않는다면, 무리하게 시도하지 말자. 그리고 어떤 자세를 취하다가 통증이 느껴진다면 중단하자.

물론 몸이 뻣뻣하다면 요가를 할 때 약간의 통증은 항상 피할 수 없을 것이다. 하지만 그것은 부상에 따른 통증이 아니라 스트레칭으로 인한 통증이다. 따라서 강의를 잘 듣고 강사에게 정확한 자세를 배우자.

## 노화에 따른 쇠약에 맞서고 가동성 유지하기

여기 한 가지 놀라운 소식이 있다. 바로 밀레니얼 세대의 악력이 약해지고 있다는 사실이다. 악력은 근력을 측정하는 기본 요소다. 2020년에 발표된 한 연구에 따르면,[46] 30세 이하의 여성과 남성 모두 1985년에 같은 나이 대에 속했던 사람들보다 악력이 훨씬 더 약하다고 한다. 악력이 약해지는 것은 밀레니얼 세대가 미래에 더 쇠약해지리라고 말해주는 위협적인 신호다. 노쇠에 맞서려면 근육을 잃어버린 후가 아니라 지금 강해져야 한다.

근력은 수명 및 건강 수명을 예측하는 주요 지표다. 노인들이 요양원에 들어가게 되는 주요한 이유는 집 안을 걸어서 돌아다니지 못하기 때문이다. 한편, 낙상은 노년층에서 장애와 사망을 일으키는 주요 원인이다. 80대 중 절반은 돌봄이 필요한데, 가동성이 제한되면서 낙상에 취약해지기 때문이다. 노년층이 낙상과 골절 사고를 당할 경우 그중 4퍼센트는 곧바로 사망하고, 40퍼센트는 2년 안에 사망하며, 60~80퍼센트는 온전히 기능을 회복하지 못한다.[47] 낙상은 특히 골다공증이 있는 이들에게는 심각한 문제가 된다.

이러한 신체적 위험에 더해 《메노포즈Menopause》라는 학술지에 발표된, 45~69세의 여성 1100명 이상을 대상으로 한 연구에 따르면,[48] 좋지 않은 상체 및 하체 건강은 중년 여성의 우울 및 불안과도 관련이 있다. 앞에서 악력이 허약함을 평가하는 한 가지 기준이라고 이야기했는데, 의자에서 일어서는 데 걸리는 시간도 허약함을 평가하는 또 다른 기준이다. 이 두 가지 기준은 심각한 우울증 및 불안과 밀접한 관련이 있다.

근육 손실과 그에 따른 쇠약이 주요 증상인 근감소증은 노화와 관련이 깊으며, 장애와 낙상, 요양원 입원, 사망 위험의 증가와도 연관이 있다. 근손실의 대표적인 특징은 근육 조직이 계속해서 소실되고(근육량 감소, 근육 지방 증가, 악력 약화로 확인할 수 있다), 신체 기능(보행 속도와 최대 산소 섭취량의 감소로 확인할 수 있다)을 점진적으로 잃어간다는 것이다. 그 과정에서 핵심 요인은 미토콘드리아 기능 이상이다. 그러나 앞서 확인했듯이 우리는 운동을 통해 미토콘드리아 건강을 강화함으로써 그 과정을 거꾸로 돌릴 수 있다. 근력 운동과 유산소 운동, 충분한 단백질 섭취를 통해 근감소증에 맞설 수 있다.[49]

사람들은 평균적으로 인생의 마지막 10년을 남에게 의지하며 살아간다. 하지만 신체적으로 활동적인 이들의 경우, 그 기간이 평균 1~3년으로 줄어든다. 여성의 경우에 근육량은 25~30세 무렵부터 매년 약 1퍼센트씩 줄어들기 시작한다.[50] 그리고 70세가 되면, 근육 손실은 단면적을 기준으로 30퍼센트에 이르게 되며, 80세가 되면 40퍼센트에 이른다.[51] 또한, 나이가 들어가면서 유연성이 떨어지고 경직이 가속화된다. 이는 신체 가동 범위를 제한함으로써 다양한 일상의 활동을 어렵게 만든다.

골밀도 역시 노화와 함께 감소한다. 그래서 뼈는 더 부서지기 쉬운 상태가 된다. 여성의 골질량bone mass은 대부분 청소년기에 형성된다.[52] 여성의 골밀도는 약 18세 무렵에 가장 높다. 폐경기가

지나면 에스트로겐이 감소하고 골밀도는 떨어지며, 결국 골다공증으로 이어진다.

성인기에 최적 골질량에 이르지 못하면, 여성은 허약하고 취약한 상태가 된다. 중량 운동(그리고 뼈에 다양한 스트레스를 가하는 모든 활동)은 노화에 따른 골밀도를 다시 회복시키는 중요한 방법이다. 연구 결과에 따르면, 에스트로겐 대체 용법의 여부에 따라 그 효과가 달라진다고 한다.[53]

이러한 노력을 하기에 너무 이른 때란 없다. 나이가 들어가면서 생리적 회복탄력성을 강화하고, 노쇠에 맞서고, 가동성을 유지하길 원한다면 그리고 더 건강한 미토콘드리아를 더 많이 만들어내기 위해 심혈관 건강을 유지하고자 한다면, 무엇보다 운동을 하자. 규칙적인 저항 운동으로 근육량과 근력을 유지하고, 도전을 자극하는 운동으로 균형감과 유연성을 유지하자. 또한, 예상치 못한 방식으로 몸을 움직임으로써 자기수용감각을 개선하고 회복탄력성을 높이자. 그리고 여러 다양한 훈련 프로그램을 계속해서 시도하고 체계적인 방식으로 허약한 상태(가령, 부상 이후의 허약한 상태)에서 벗어나자.

물론 운동을 시작한다고 해서 곧바로 놀라운 느낌이 드는 것은 아니다. 오히려 지치거나 아프고, 혹은 힘이 빠진 느낌이 들 수도 있다. 그러나 몇 주 동안 그러한 고통을 참고 계속해서 운동하는 시도는 그만한 가치가 있다! 일어나서 움직이려는 의지력이 항상 생기는 것은 아니다. 그래도 몇 주 동안은 계속해서 밀어붙여야 한다. 그러다 보면 점차 운동에 따른 놀라운 느낌이 들기 시작할 것이다.

그러나 초반에 운동을 하다가 며칠간 건너뛴다면 그러한 느낌을 받지 못할 것이다. 운동이 얼마나 힘들지를 걱정하지 말고, 운동 후 어떤 느낌이 들 것인지에 주목하자. 자신이 즐겁게 할 수 있는 운동을 찾고 함께 운동할 친구를 찾아보자. 자신의 집이나 직장 근처에서 쉽게 갈 수 있는 헬스장이나 수업에 등록하자. 자신의 속도에 맞게 시작하자. 그리고 조금이라도 운동을 하는 편이 전혀 하지 않는 것보다 언제나 훨씬 더 낫다는 사실을 명심하자. 자기 관리는 먼 미래는 물론이고 지금 이 순간, 당신의 수명과 건강 수명, 에너지, 근력, 가동성을 높여주는 보상을 선물할 것이다.

## ♦ 운동을 통한 바이오해킹

- 안정기 심박수를 추적해서 자신의 건강 상태를 확인하자.
- 자신의 건강 상태에 걸맞은 중간 강도와 고강도 운동 범위를 계산해보자.
- 최대 산소 섭취량을 추적해서 심혈관 건강을 점검하자.
- 고강도 인터벌 훈련을 몇 가지 시도해보자.
- 기본적인 중량 운동법을 배우자.
- 활동 수준을 기준으로 자신에게 필요한 일일 권장 단백질 섭취량을 계산하자.
- 자신의 나이와 성별에 따른 단백질 재충전 시간대를 확인하자.
- 여러 가지 심신 운동을 함께 해보자.
- 노화에 따른 노쇠 현상에 맞서기 위한 계획을 세우자.

# 3부

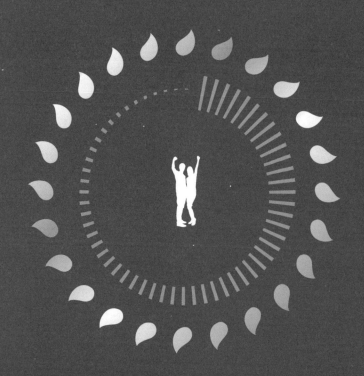

# 배터리를 빠르게
# 충전하자

# 6장 음식을
## 에너지로 전환하기

화학적으로 풍미를 추가하고, 식욕을 억제하고, 장을 속이기 위해 기계적으로 부풀린 가짜 음식은 자연적이지 않고, 도덕적이지도 않으며, 건강한 섭취와 요리의 적이다.

**—줄리아 차일드**(미국 요리 연구가)

삶에서 중요한 활동 중 하나는 우리 몸을 움직이게 만드는 연료를 찾는 일이다. 미토콘드리아는 우리가 섭취한 음식을 우리가 사용하는 에너지로 바꾼다. 오랜 역사에 걸쳐 인류는 생존을 위해 수렵과 채집 활동으로 식량을 구해야 했다. 그러므로 우리가 본능적으로 음식을 그토록 중요하게 여기는 것도 그리 이상한 일이 아니다. 실제로 음식은 대단히 중요하다.

그런데 오늘날 우리가 먹는 음식의 유형은 예전과 크게 달라졌다. 생존을 위해 식량을 찾는 활동은 우리의 건강을 최적화하기 위한 기회가 될 수도, 혹은 건강을 파괴하는 위협이 될 수도 있다. 다시 말해 우리가 선택한 음식은 우리 몸을 망가뜨리며 만성질환의 위험을 높일 수도 있고, 혹은 우리를 더 강하고 건강하고 유연하게 만들 수도 있다.

우리는 다양한 본능을 통해 음식에 접근한다. 하지만 나는 대부분의 사람들이 무엇을 먹어야 할지를 놓고 상당한 혼란을 느끼고 있다고 생각한다. 우리는 자연식품이 인스턴트식품보다 더 영양가가 높다는 사실을 안다. 그러나 실제로 음식을 섭취하는 활동은 생각만큼 간단하지 않다. 우리는 음식을 선택할 때, 광고나 후각과 미각을 유혹하는 냄새와 맛에 대한 노출과 같은 외부 신호의 영향을 받는다.

그뿐만 아니라 감정과 죄책감, 탐닉, 음식을 섭취하는 방식과 감정을 느끼는 방식 사이의 관계를 충분히 이해하지 못하는 것과 같은 내부 신호에도 많은 영향을 받는다. 무엇보다도 사람들은 내게 이런 질문을 끊임없이 던진다. "몰리 박사님, 뭘 먹어야 좋을까요?"

영양과 관련해서 한 가지 복잡한 사실은 몇 가지 보편적인 원칙이 존재하면서도 동시에 영양이 지극히 개인적인 영역이라는 점이다. 특정 식품은 일부 사람에게 정말로 도움이 되지만, 다른 사람에게는 그렇지 않다. 자신에게 어떤 음식이 맞는지 알려면 실험을 해봐야 한다. 전문가가 어떤 음식이 "몸에 좋다"고 말했다고 해서 그 음식이 꼭 '자신에게도' 좋은 것은 아니라는 사실을 이해할 필요가 있다.

그럼에도 불구하고 다음의 기본적인 사실에는 대부분의 영양학자가 동의한다. 건강 식단을 위해서는 주로 풍부한 섬유질, 채소와 과일, 견과류, 씨앗, 통곡물(참고 먹을 만하다면) 등 식물을 기반으로 하되 여기에 해산물과 같은 건강한 단백질을 포함해야 하며, 음주량은 적절하거나 낮은 수준으로 낮춰야 한다는 것이다. 이러한 식습관이 우리에게 어떤 도움을 주는지 구체적으로 설명하지 않아도 '전반적인 차원에서' 혈당 조절과 건강한 체내 미생물 생태계에 도움을 준다는 것은 분명한 사실이다.

그런데 대다수가 이러한 방식으로 음식을 섭취하지 않는다. 실제로 미국인들의 일반적인 식단은 정제된 곡물과 가공된 붉은 육류, 설탕으로 단맛을 낸 음료, 대량 생산된 씨앗 오일과 너무 많은 알코올(여성의 경우, 하루 120밀리리터 와인 한 잔 이상)로 구성된다. 우리는 이러한 식단이 혈당 조절을 힘들게 하고, 당뇨 위험을 높이며, 소화불량과 장누수증후군으로 이어질 수 있다는 사실을 잘 안다.[1]

이와 같은 "긍정적이면서도 부정적인" 그림에는 몇 가지 예외가 있다. 예를 들어 일부는(모두는 아니라고 해도) 콩과 곡물 소화에 어려움을 겪는다. 또 다른 일부는(역시 모두는 아니라고 해도) 붉은 육류를 섭취함으로써 도움을 얻는다. 현대 영양학은 모두에게 보편적으로 적용할 수 있는 해결책이 아니다. 다양한 사람들이 다양한 음식으로 도움을 얻을 수 있다. 그러므로 무슨 음식이 자신에게 좋은지 알기 위해서는 시간이 필요하다.

그래도 모두에게 적용할 수 있는 몇 가지 법칙이 있긴 하다. 1900년대 전반기와 비교할 때, 오늘날 현대인은 정제 곡물과 정제 설탕, 정제 식물성 기름, 트랜스 지방, 그리고 좁은 공간에서 사육한 가축으로부터 얻은 가공 육류를 훨씬 더 많이 섭취한다. 우리가 이러한 가공식품(인스턴트식품, 패스트푸드, 포장 식품)을 식단에서 제외하려는 노력에 집중할 때, 건강을 크게 개선할 수 있다. 가공식품은 장 기능 장애와 염증, 질병을 일으킨다. 건강 수명을 최대한 늘려주는 건강 식단으로 나아가는 첫걸음은 자연식품을 섭취하는 것이다. 다음 단계로 넘어가기에 앞서 자신의 목록을 한번 점검해보자.

## 탄수화물 섭취 가이드

탄수화물은 채소에서 페이스트리에 이르기까지 다양한 식품에 들어 있는 다량 영양소다. 그래서 탄수화물이 풍부한 식품 모두를 하나의 범주로 묶기는 어렵다. 탄수화물은 섬유소와 저항성 전분을 함유하고 있다는 점에서 중요하다. 이들 성분은 장내 미생물 생태계 건강을 개선하는 데 도움을 주지만, 탄수화물이 풍부한 모든 식품에 섬유소와 저항성 전분이 함유된 것은 아니기 때문에 이를 섭취하기 위해서는 현명하게 식품을 선택해야 한다. 탄수화물은 채소에도 들어 있고, 사탕에도 들어 있다. 채소가 건강에 좋다는 사실은 모두 알고 있으니, 이제 많은 이들이 잘 알지 못하는 부분에 주목해보자.

먼저 첨가된 설탕과 정제된 곡물이 건강에 대단히 해롭다는 사실을 이해해야 한다. 설탕은 염증을 유발한다. 또한, 혈당을 급속도로 높이고 장내 미생물 생태계 균형을 망가뜨리며 질병과 염증을 유발하는 박테리아와 효모를 과잉 성장시킨다. 미국 심장협회와 WHO는 설탕으로 섭취하는 칼로리가 전체 섭취 칼로리에서 차지하는 비중을 5퍼센트 미만으로 낮출 것을 권장한다. 이는 설탕 25그램, 혹은 여섯 티스푼 미만을 의미한다. 운동선수라면 하루에 티스푼 하나 미만으로 설탕을 섭취하는 것을 목표로 삼아야 한다.

첨가된 설탕을 최대한 피하는 것은 혈당 스파이크blood sugar spike(식후에 혈당이 급속도로 치솟는 현상으로 당뇨의 전조 증상)를 완화하는 간단한 방법이다. 나중에 다시 살펴보겠지만, 혈당 스파이크는 혈관을 손상시키고 당뇨병을 유발한다. 그래서 추적을 통해 언제 혈당이 통제 범위를 벗어났는지 확인하고, 어떻게 그 수치를 통제 범위로 되돌릴 것인지 알아야 한다. (혈당을 추적하고 관리하는 방법에 관한 자세한 내용은 7장에서 다룬다)

나는 백설탕이나 황설탕, 용설란(순수 과당으로 간에 무리를 준다),

농축 과일 주스, 콘 시럽은 되도록 피할 것을 권한다. 대추나 꿀, 메이플 시럽, 자일리톨은 소량 섭취할 경우에 혈당을 안정적으로 유지할 수 있다. 자일리톨은 장 투과성을 높일 수도, 그렇지 않을 수도 있지만 간헐적인 섭취는 문제가 되지 않는 것으로 보인다(그래도 하루에 티스푼 하나 이상의 양을 섭취하는 것은 권하지 않는다). 자일리톨은 대부분 껌 속에 들어 있는데, 이러한 껌은 구강 건강에 도움이 된다. 나는 천연 꿀을 조금씩 섭취한다. 천연 꿀에는 미네랄과 항산화제가 들어 있다. 하지만 역시 당이기 때문에 섭취량에 유의할 필요가 있다.

## 과당은 괜찮을까?

다양한 유형의 당(자당, 덱스트로스 dextrose, 포도당, 과당) 중에서 특히 문제가 되는 것은 과당이다. 과당은 혈류를 통해 처리되는 과정 없이 간으로 직접 흡수되기 때문이다. 그래서 과당이 풍부한 콘 시럽이 위험한 것이다. 과당은 다른 당들보다 내장 지방 축적에 더 많이 관여한다. 물론 그렇다고 해서 과일을 섭취하지 말라는 말은 아니다. 과일은 몸에 좋다. 비타민과 미네랄, 파이토뉴트리언트, 섬유질로 가득하며 과일이 당뇨를 유발한다는 연구 결과는 아직까지 없다. 2021년에 발표된 한 연구 결과에 따르면,[2]

과일을 통째로 섭취할 경우 당뇨와 고혈압을 예방할 수 있다고 한다. (일부 연구에 따르면, 과즙은 반대 효과를 보인다. 과즙에는 섬유소가 포함되어 있지 않기 때문이다.)

그래도 나는 과일이 혈당에 어떤 영향을 미치는지 이해하는 것이 도움이 된다고 생각한다. 우리는 연속 혈당 측정기를 사용하거나 과일을 섭취하고 1시간 뒤에 혈당을 측정하는 방식으로 과일이 혈당에 미치는 영향을 확인해볼 수 있다(7장 참조). 나는 개인적으로 망고나 파인애플처럼 당이 아주 높은 과일은 잘 먹지 않는다. 이러한 과일들은 먹을 때마다 혈당 스파이크가 발생하기 때문이다. 과일 섭취보다 더 유의해야 할 것은 주스나 탄산음료를 통한 과당 섭취다. 과일은 과당을 첨가한 식품보다 언제나 더 나은 선택이다.

칼로리가 거의 없는 감미료를 설탕 대신 사용하는 방법은 건강에 별로 도움이 되지 않는다. 아니, 오히려 더 해로울 수 있다. 아스파탐aspartame, 수크랄로스sucralose, 아세설팜칼륨acesulfame-K, 사카린saccharin 등 칼로리가 거의 없는 감미료는 동물 실험에서 체중을 증가시키고, 포도당 대사를 방해하며, 암을 유발하는 것으로 밝혀졌다. 만니톨mannitol이나 에리트리톨erythritol처럼 건강에 도움이 된다고 알려진 감미료조차 배탈을 일으키고 장 투과성을 높일 위험이 있다.[3] 그나마 나한과 monk fruit(에리트리톨)를 소량 섭취하는 것이 여기서는 최고의 선택일 것이다. 스테비아는 또 다른 좋은 대체재다. 하지만 어떠한 설탕 대체재도 식단의 주요 성분이 되어서는 안 된다. 나는 칼로리가 거의 없는 감미료의 과잉 섭취가 장 기능 이상이나 장내 미생물 불균형, 소장세균과다증식증으로 이어진 사례들을 똑똑히 목격했다.

곡물 역시 탄수화물 식품이며, 정제된 곡물은 설탕과 마찬가지로 혈당과 장내 미생물 생태계에 부정적인 영향을 미친다. 나는 어떤 유형의 곡물이라도 많이 섭취하면 좋지 않다고 생각한다. 특히 대사 건강을 최적화한다는 차원에서 흰 밀가루와 흰쌀, 흰 파스타, 인스턴트 오트밀, 정제된 옥수수, 감자를 가공한 식품(가령, 감자칩)은 최대한 피할 것을 권한다. 장거리 육상 선수나 포도당을 대단히 효과적으로 처리하는 사람(마른 체질에 내장 지방이 적은 사람들은 장거리 육상 선수처럼 신진대사 속도가 빠르며 체중 증가에 어려움을 겪는다)이라면 일반적인 사람보다 정제된 탄수화물을 더 많이 섭취해도 괜찮다. 하지만 대부분은 혈당 측정기를 착용했을 때(232~234쪽) 이러한 식품이 혈당 스파이크를 유발한다는 사실을 확인하게 될 것이다.

설탕과 정제된 탄수화물은 정말로 맛있다. 그래서 쉽게 중독된다. 하지만 우리에게 그런 식품을 섭취하라고 강요하는 사람은 없다. 탄수화물로부터 건강상 최고의 이익을 얻고자 한다면, 주로 채소와 과일, 그리고 분말 형태가 아닌 자연 그대로의 통곡물을 통해 섭취해야 한다.

## 지방 섭취 가이드

지방도 탄수화물 못지않게 복잡하며, 탄수화물과 마찬가지로 어떤 지방은 건강에 악영향을 미치고 어떤 지방은 건강에 도움을 준다. 그 순위를 간략하게 소개한다.

### 최악의 지방

트랜스 지방, 혹은 트랜스 지방산에는 단점을 보완할 만한 장점이 없다. 인공적인 트랜스 지방(액체 상태의 식물성 기름이 수소와 결합하여 고체 상태의 지방이 될 때 만들어지는 지방)은 심장 질환을 유발한다.[4] 이와 관련된 증거는 너무나 많으며, 정부는 식품 기업들에 트랜스 지방을 단계적으로 줄여나갈 것을 요구하고 있다.[5] 트랜스 지방을 섭취하지 않으려면 식물성 쇼트닝vegetable shortening, 대두와 면실유로 만든 고체의 식물성 유지으로 구워서 만든 식품(머핀, 파이, 페이스트리, 케이크)이나 전자레인지로 튀긴 팝콘, 마가린, 기름에 튀긴 패스트푸드(치킨 텐더나 프라이드치킨)를 피하도록 하자.

## 미안하지만 귀리 우유는 건강식품이 아니다

귀리 우유는 최근 많은 이들이 새롭게 선택하는 식물성 우유로 알려졌다. 사람들은 귀리 우유가 몸에 좋다고, 적어도 일반 우유보다 더 낫다고 생각한다. 하지만 귀리 우유는 효소를 이용해 곡물을 개별 전분 분자로 분해해서 만든다. 귀리 우유에는 혈당 지수glycemic index(혈당 스파이크를 얼마나 유발하는지를 기준으로 구한 평균값)가 엄청나게 높은 말토오스maltose가 들어 있기 때문에 혈당 스파이크를 쉽게 유발한다. 그리고 귀리 우유 약 350밀리리터(라테 중간 사이즈에 해당하는 양)는 콜라 캔 하나와 맞먹을 정도로 혈당에 영향을 미친다.[6] 게다가 귀리 우유에는 대량 생산된 씨앗 오일(감자튀김 1인분에 포함된 것과 비슷한 양)도 들어 있다. 그러므로 우유를 먹어야 한다면, 설탕을 첨가하지 않은 아몬드, 헴프시드, 코코넛, 마카다미아 너트 우유를 추천한다.

### 역시 문제가 되는 지방

식물성 기름도 섭취량을 점검해야 하는 지방이다. 나는 많은 이들이 주장하는 것처럼 식물성 기름 자체에 독성이 있다거나 건강에 악영향을 미친다고 보지는 않는다. 하지만 식물성 기름의 과잉 섭취는 건강에 잠재적으로 부정적인 영향을 미칠 수 있다. 특히 산패한 식물성 기름(추출 및 보관, 재사용 과정에서 발생하는)을 섭취하지 않도록 조심해야 한다.

오늘날 식물성 기름은 고도로 정제되고 산업적인 방식으로 가공된 상품이다. 100년 전에 식물성 기름은 미국인의 식단에서 아주 작은 일부에 불과했다. 그러나 이제 미국인들은 대량 생산된 식물성 기름, 특히 콩과 카놀라, 목화씨, 옥수수로 만들어진 기름으로부터 훨씬 더 많은 칼로리를 섭취하고 있다. 최근 많은 이들이 매일 식물성 기름으로부터 500칼로리 이상을 섭취한다(이는 총 섭취 칼로리에서 약 20퍼센트를 차지하는 양이다).[7] 실로 어마어마한 양이다. 전 세계적으로 가금류와 소, 치즈, 버터를 합친 것보다 더 많은 양의 식물성 기름이 생산되고 있다. 식물성 기름은 쌀과 밀 다음으로 세계적으로 많이 소비되는 식품이다.

게다가 그렇게 많이 소비되는 식물성 기름은 공장 가공, 열악한 보관 환경, 혹은 재사용에 따른 산화에 의해 산패되기 때문에 건강에 훨씬 더 심각한 영향을 미친다. 튀긴 음식은 너무나 맛있지만, 우리가 먹을 수 있는 최악의 음식 중 하나인 것도 사실이다. 특히 감자칩과 같은 패스트푸드 및 가공된 스낵 식품을 만드는 과정에서 사용하는, 가열된 식물성 기름을 섭취하는 것이 건강에 부정적인 영향을 미치는 것으로 보인다. 우리는 이러한 식품이 건강에 해롭다는 사실을 안다. 그런데 카놀라유 같은 식물성 기름도 그 자체로 몸에 해로울까? 아마도 그건 아닐 것이다. 하지만 식물성 기름의 과도한 섭취, 튀긴 음식의 섭취 그리고 고도로 가공된 스낵과 패스트푸드를 끊임없이 먹는 습관은 분명히 몸에 해롭다.

## 식물성 기름 대신 열매 오일

식물성 기름 대신에 올리브 오일이나 아보카도 오일처럼 열매 오일을 사용해서 요리하는 것을 추천한다. 나는 다른 모든 오일과 마찬가지로 소량이기는 하지만 코코넛 오일, 오리 지방, 우지, 라드 lard, 돼지비계를 정제하여 하얗게 굳힌 것도 사용한다. 열매 오일은 오메가-6와 같은 고도불포화지방산을 적게 함유하고 단일불포화지방산을 많이 함유하고 있다는 점에서 이상적이다. 열매 오일은 콜레스테롤 수치 개선에도 도움을 준다.[8] 게다가 여러 연구 결과에 따르면, 특히 올리브 오일을 하루에 반 스푼 이상 섭취한 사람들이 그렇지 않은 사람들에 비해 심혈관 질환 위험이 14퍼센트 더 낮고, 관상동맥과 관련된 심장 질환 위험도 18퍼센트 더 낮다.[9] 아보카도 오일이나 올리브 오일을 사용하고자 한다면 믿을 만한 브랜드에서 나온 제품을 구매하자. 품질이 좋지 않은 제품도 시장에 많이 나와 있기 때문이다.

## 더 낫지만 그래도 문제가 되는 지방

포화 지방은 식단과 관련해서 논란이 되는 주제다. 일부 연구는 불포화 지방이 포화 지방보다 건강에 훨씬 더 좋다고 말한다. 그러나 반대 이야기를 들려주는 연구도 있다. 우리는 이러한 상반된 주장을 구체적으로 확인할 수 있다.

포화 지방이 모두 건강에 나쁜 것은 아니지만, 문제는 섭취량이다. 수렵과 채집 생활을 했던 선조들의 경우, 포화 지방이 총 섭취 칼로리에서 차지하는 비중은 약 10~15퍼센트였을 것이다. 프랑스의 경우, 포화 지방이 총 섭취 칼로리에서 차지하는 비중은 평균 15퍼센트 미만이다. 대부분의 정부는 포화 지방으로 섭취하는 칼로리가 총 섭취 칼로리에서 차지하는 비중을 10퍼센트 미만으로 낮출 것을 권고한다. 그러나 대다수의 미국인이 포화 지방으로 섭취하는 칼로리는 총 섭취 칼로리에서 평균 21퍼센트를 차지한다. 우리는 포화 지방이 총 섭취 칼로리에서 차지하는 비중을 10~15퍼센트로 유지해야 한다.

포화 지방은 그 자체로 건강에 피해를 주지는 않지만, 일반적으로 우리는 이를 가공된 탄수화물과 함께 섭취한다. 그리고 이 조합에서 탄수화물은 심각한 인슐린 스파이크를 유발하고, 지방은 인슐린 민감성을 떨어뜨린다. 이에 따라 대사 건강이 더욱 위협받고 대사 질환에 대한 취약성이 높아진다. 일반적으로 우리는 아이스크림이나 햄버거, 사탕, 페이스트리, 피자를 먹을 때 포화 지방과 탄수화물을 함께 섭취하게 된다. 이처럼 사람들이 좋아하지만, 문제가 되는 식품들이 오늘날 미국인의 식단에서 큰 비중을 차지하고 있다.

## 대사 질환의 유행

미국인 중 약 3분의 1은 대사증후군에 해당한다. 대사증후군이란 복부 비만과 고혈압, 고지질, 인슐린 내성이 함께 나타나는 상태를 말한다.[10] 미토콘드리아를 연구하는 과학자들에 따르면, 대사 질환은 미토콘드리아의 에너지 용량이 50퍼센트 미만으로 떨어질 때 나타나게 된다. 여기서 50퍼센트는 가용한 에너지 용량이 충분한지를 가늠하는 기준이다. 에너지가 부족할 때, 우리 몸은 혈당과 혈압, 혈중 지방과 같은 항상성 요소를 정상적으로 유지할 능력을 잃어버린다. 미국 성인 중 약 50퍼센트는 고혈압에 해당하고,[11] 38퍼센트는 당뇨병 전증 단계이며,[12] 12퍼센트는 콜레스테롤 수치가 높다. 이들 모두 대사 활동이 무너졌다는 신호다. 그리고 이러한 상태는 결국 당뇨병과 심장병, 치매, 유방암과 대장암, 전립선암 등 가장 흔히 발병하는 암처럼 완전한 대사 질환(식품을 에너지로 전환하는 정상적인 대사 활동이 원활하지 못한 상태)으로 넘어가게 된다. 최근 미국 성인의 11퍼센트가 당뇨병을 앓고 있으며,[13] 65세 이상 인구에서 10.7퍼센트는 알츠하이머병을 앓고 있다.[14] 또한, 미국인 사망 원인의 25퍼센트는 심장 질환이다.[15] 우리가 세포 차원에서 확인할 수 있는 문제가 거시적인 차원에서 드러나고 있는 것이다.

정제된 탄수화물이 인류 식단에 들어온 것은 지금으로부터 약 200년 전인 반면, 포화 지방은 200만 년의 세월 동안 인류가 섭취해온 식단의 일부를 차지했다. 그런데도 일부 사람들은 포화 지방에 더 민감하게 반응한다. 바로 여기서 개인차가 모습을 드러낸다. 어떤 사람들은 아무런 영향을 받지 않고서도 포화 지방을 원하는 만큼 섭취할 수 있지만, 또 어떤 사람들은 지질 수치가 위험한 수준으로 높아진다. 이는 유전에 따른 것일 수 있다. 사실 나도 유전적으로 포화 지방산에 민감한 유형이다. 나는 유전자 검사를 통해서 높은 콜레스테롤과 심장 질환, 알츠하이머 질환의 위험을 높이는 ApoE4라고 하는 유전인자 하나를 갖고 있다는 사실을 확인했다. 이 유전인자를 보유했다는 것은 지방 대사 문제를 겪을 수도 있음을 의미한다.

### 최고의 지방

오메가-3 지방산은 건강에 가장 중요한 지방이다. 우리는 이를 지방이 풍부한 어류에서 얻을 수 있다. 또한, 치아시드와 아마씨, 헴프시드, 호두에 함유된 지방을 가지고 체내에서 합성할 수도 있다. 오메가-3는 특히 두뇌 건강에 중요하다. 2021년에 인간을 대상으로 한 무작위 대조 임상 실험 결과는[16] 의약품 등급의 EPA/DHA 어유를 하루에 약 3.4그램 섭취했을 때 인지 기능이 크게 향상됐다는 사실을 보여줬다. 가령, 구어 구사 능력과 언어 능력, 기억력, 시각 운동 협응력 등의 기능이 30개월에 걸쳐 향상됐다(이 실험에 참가한 이들의 중위 연령은 63세였다). 나는 신경을 보호해준다는 장점 때문에 노르웨이에서 생산된 의약품 등급 어유를 하루 4그램 정도 섭취한다.

또한, 연구 결과에 따르면 어유를 규칙적으로 섭취할 경우 조기 사망과 심혈관계 질환, 심장 질환, 뇌졸중 위험을 낮춰준다고 한다. 어유는 염증 수치를 낮추고, 인슐린 내성을 개선하고, 동맥 내 플라크plaque 형성을 예방한다.[17] 내가 ADHD(주의력결핍 과잉행동장애)를 극복하고 두뇌 기능을 예전보다 더 높이 끌어올릴 수 있었던 것은 오메가-3를 균형 있게 섭취한 덕분이라고 생각한다.

오메가-6 지방산 역시 꼭 필요하지만, 이는 우리가 종종 과식하는 식품(식물성 기름 대부분, 전통적인 방식으로 생산된 육류와 계란, 가공식품 등)에 포함되어 있어서 자칫 너무 많이 섭취하게 될 위험이 있다. 우리 모두 오메가-6와 오메가-3 지방산이 필요하다. 수렵과 채집으로 살았던 선조들은 아마도 오메가-6와 오메가-3를 약

1:1, 혹은 적어도 3:1 균형을 유지하면서 섭취했을 것이다. 하지만 오늘날 많은 이들은 30:1 수준으로 섭취한다.[18] 이러한 불균형은 염증을 유발한다.[19]

## 첨단 지방질 검사

자신이 포화 지방에 민감한지 확인하고자 한다면, 온라인으로 널리 이용할 수 있는 유전자 검사를 통해 자신의 미가공 데이터, 혹은 특히 건강이나 섭취 요건을 보여주는 데이터를 확인해보자. 우리는 그 데이터를 다양한 프로그램에 적용함으로써 어떤 음식을 먹어야 하는지와 관련해서 자신의 유전자 프로필을 분석할 수 있다. 그리고 이를 통해 어떤 종류의 지방이 유전자 차원에서 자신에게 가장 적합한지는 물론이고, 탄수화물은 어떻게 섭취해야 하는지, 비타민 D나 B12와 같은 특정 비타민 섭취에 따른 위험 요인은 없는지에 관한 정보를 얻을 수 있다. 이러한 검사와 관련해서 나의 웹사이트에서 더 많은 정보를 확인할 수 있다. 만일 검사를 통해 ApoE4 유전인자가 하나, 혹은 두 개가 있다는 사실을 확인했다면, 포화 지방 섭취에 유의해야 한다. 정상적인 ApoE3 유전인자가 두 개 있거나, 혹은 ApoE2 인자가 하나, 혹은 두 개가 있다면, 포화 지방 섭취가 크게 문제되지는 않을 것이다. 혹시 많이 섭취한다고 해도 LDL("나쁜") 콜레스테롤 수치는 치솟지 않을 것이다.

콜레스테롤 수치가 걱정된다면, NMR 지방단백질 프로필을 확인해보길 권한다. 온라인으로 직접 신청하거나, 기능의학 의사, 혹은 자연요법 전문가를 통해 이 검사를 받아볼 수 있다. 이 검사는 LDL과 HDL 콜레스테롤 외에도 입자 크기에 주목한다. 입자 크기에 따라 영향도 다르게 나타나기 때문이다. 일반적으로 "나쁜 콜레스테롤"이라는 꼬리표가 붙은 LDL 콜레스테롤은 두 가지 유형의 입자로 구성된다. 패턴 A 입자는 바람을 불어넣는 비치볼처럼 생겼으며 혈관에 쉽게 점착되지 않는다. 한편, 패턴 B 입자는 BB탄과 비슷하게 생겼으며 동맥벽에 달라붙어 플라크를 형성한다. 이러한 점에서 우리는 패턴 B 입자에 주목해야 한다.

심장 질환에 걸릴 위험을 알고 싶다면, 고감도 C-반응 단백질과 호모시스테인 검사를 할 수 있다. 이 검사를 통해 염증과 산화 스트레스 수치의 확인이 가능하다. 검사 결과, hs-CRP 수치가 0.5 이상이고 호모시스테인 수치가 7 이상이라면, 당장 식단을 바꾸고 비타민 B(특히 B12와 엽산) 섭취를 시작해서 이들 수치를 건강 범위로 되돌려야 한다.

우리는 오메가-3를 많이 섭취함으로써 지질 균형을 맞추고, 신경 발생을 촉진하고,[20] 심장 질환의 위험을 낮출 수 있다.[21] 임산부가 오메가-3 지방산을 많이 섭취할 경우, 자녀의 대사 건강 개선에 도움이 된다. 2020년에 발표된 한 연구에 따르면, 오메가-3 섭취에 따른 이익이 어류 섭취에 따른 수은 중독의 위험보다 훨씬 더 높다고 한다.[22] 또 다른 연구는 어유 섭취가 염증을 가라앉히고 인슐린 내성을 개선하고 동맥 내 플라크 형성을 줄여준다는 사실을 보여준다.[23] 또한, 오메가-3 섭취가 야간 시력을 25퍼센트나 개선해준다는 이야기도 있다.[24] 나는 이러한 사실을 건강의 차원에서 대단히 중요하게 받아들이기 때문에 모든 환자에게 오메가 지방산 균형 검사를 실시하고 있다.

## 단백질 섭취 가이드

인간은 100년 전보다 훨씬 더 많은 단백질을 섭취하고 있다. 그리고 육류를 많이 먹는 사람들은 공복 혈당이 높고, 당뇨병 위험이 높은 경향을 보인다.[25] 특히 육류 섭취와 혈당 상승 및 당뇨병 위험에 관한 연구에 따르면, 체질량지수가 높은 사람들에게서 그러한 위험이 크게 나타나고 있다고 한다.[26] 이는 혈당이 탄수화물에만 영향을 받는다고 생각하는 많은 이들을 놀라게 하는 사실이다. 일부 단백질은 당 분해를 촉진하는데, 이 말은 곧 대사 작용이 탄수화물의 경로를 따라 이루어진다는 뜻이다. 그리고 다른 일부 단백질은 키톤체를 생성하는데, 이 말은 곧 대사 작용이 단백질 경로를 따라 이루어진다는 뜻이다. 게다가 또 다른 일부 단백질은 두 가지 경로를 모두 거쳐 대사가 이루어진다. 단백질은 가장 먼저 세포를 생성하는 재료로 사용되지만, 대사 작용이 지나치게 이루어지면 에너지원으로도 사용된다.

우리는 얼마나 많은 단백질을 섭취하는지, 자신이 섭취하는 단백질 원천이 무엇인지 주의를 기울여야 한다. 유기적인 방식으로 방목된 환경에서 키운 가축에서 얻은 단백질에는 제한된 동물 사육 환경confined animal feeding operation, CAFO에서 키운 가축에게 얻은 단백질에 비해 오메가-3가 더 풍부하며 염증을 유발하는 위험도 낮다. CAFO 시스템에서 길러진 가축은 주로 옥수수와 콩을 사료로 먹는다. 또한, 식품이나 음료, 사탕 공장에서 나온 음식물 쓰레기를 살을 찌우고 상품성을 높이기 위한 값싼 대체재로 사용하기도 한다.[27]

또한, 우리가 분명히 피해야 할 것으로, 베이컨과 소시지, 델리 미트, 절인 고기와 같은 가공 육류 식품이 있다. 미국과 유럽의 많은 연구, 그리고 역학 연구에 대한 메타 분석 결과는 가공 육류를 장기적으로 섭취할 때 여성과 남성 모두에서 제2형 당뇨병은 물론, 심혈관 질환과 대장암을 유발할 수 있다는 사실을 보여준다.[28]

## 오메가 섭취를 최적화하자

간단한 혈액 검사만으로도 체내 오메가-6와 오메가-3의 비율,

EPA와 DHA의 균형 그리고 알파-리놀렌산 alpha-linolenic acid,

ALA(식물 기반 오메가-3)과 같은 다양한 지방산 수치를 확인할 수

있다. 의사와 상담을 통해 지방산 수치 검사를 받고 식단으로 오

메가 균형을 잘 유지하고 있는지 확인해보자.

그런데 오메가 균형이 그렇게 중요한 이유는 무엇일까? 최근 대

규모로 이루어진 인간 전향적인 무작위 대조 연구들은 오메

가-3 지방산의 충분히 섭취는 심혈관계 질환을 비롯해서 모든

다양한 원인에 의한 사망률 감소와 관련이 있으며, 나이를 떠나

인지 기능과 두뇌 구조를 개선하고, 근육량을 늘리고, 만성 염증

을 줄이고, 미토콘드리아 기능을 강화하는 효과가 있다는 사실

을 보여준다.

최근에 이루어진 실험에 따르면, 중년 여성이 의약품 등급의 EPA/

DHA를 매일 5그램 섭취했을 때, 노화와 관련된 신호 전달망이

후생적後生的 차원에서 진정된 것으로 드러났다.[29] EPA/DHA 지

방산은 노화에 따른 만성 염증을 억제하고 이에 반응하는 (흔히

SPM이라고 부르는) 염증종결인자 specialized pro-resolving mediator

를 포함하는 대단히 뚜렷하고, 강력한 대사 물질에 선행하는 물

질이기도 하다. 또한, 조직 재생에도 도움을 준다.

무작위 대조 실험에서는 대부분 의약품 등급의 아주 강력한 오메가-3를 사용한다. 이는 대단히 응축되고 정제됐으며 환경오염 물질이 전혀 없고 산화 수치가 아주 낮은 오메가-3다. 그러나 아쉽게도 시장에서 판매되는 오메가-3 보충제 대부분은 품질이 의심스러우며 고용량으로 장기 복용할 때 오히려 몸에 해로울 수 있다. 그리고 (오메가-3 농도가 85퍼센트 이상인) 의약품 등급의 오메가-3가 발휘하는 강력한 생물학적 효과를 얻지 못한다.

그리고 지방이 풍부한 어류/해산물을 많이 섭취하는 것은 장기적으로 건강에 도움이 되지 않을 수 있다. 스웨덴 여성을 대상으로 한 대규모 전향적 연구는 EPA/DHA 섭취가 피부암 위험을 80퍼센트 낮추는 데는 효과가 있지만, 주로 지방이 많은 어류에서 발견되는 환경오염 물질(폴리염화바이페닐, PCB)에 노출됨으로써 악성 흑색종 위험을 네 배가량 높이는 문제와도 관련 있음을 보여준다.[30] 그러므로 의사와의 상담을 통해 의약품 등급의 오메가-3를 처방받을 수 있는지 알아보자. 어떤 경우에는 의약품 등급의 오메가-3를 보충제로 처방받을 수도 있다. 내가 선호하는 오메가-3 브랜드에 관한 정보는 나의 웹사이트에서 확인이 가능하다.

충분한 단백질을 섭취하고자 한다면, 또한, 포화 지방 섭취를 줄이고자 한다면, 소의 살코기 부위나 어류, 갑각류, 기름기 없는 가금류, 혹은 사슴이나 엘크 같은 야생 동물의 육류처럼 기름기가 적은 것을 선택하자. 간은 지구상에서 가장 영양가 높은 건강식품 중 하나로, 생물학적 활용성이 대단히 높은 비타민 D를 함유하고 있다.

계란은 또 다른 고품질 단백질 원천으로, 특히 방목으로 키운 (단지 "닭장 제거cage free"를 의미하는 게 아니다. 이는 일반적으로 창문을 열어놓은 헛간에 닭을 가득 몰아넣고 키우는 환경을 뜻한다) 닭에게서 얻은 계란은 영양소가 더 풍부하다. 과학자들이 방목 계란의 영양 성분을 조사했을 때, 기존 환경에서 얻은 계란보다 오메가-3 지방산이 두 배 더 많고[31] 비타민 A 농도가 더 높다는 사실을 확인했다. 또한, 계란에는 콜린choline 성분이 들어 있는데, 이는 아세틸콜린acetylcholine이라는 신경전달물질을 만드는 데 필요하다. 아세틸콜린은 두뇌 기능에 중요한 역할을 하며, 특히 알츠하이머 질환에 취약한 사람에게는 대단히 중요하다.[32] 평균 계란 섭취량은 여성은 일주일에 3.8개, 남성은 5.9개다. 그러나 내가 아는 몇몇 사람은 이보다 더 많이 먹는다. 연구 결과는 하루 계란 한 개는 심혈관 대사 건강에 아무런 부작용이 없다는 사실을 보여준다.[33] 그래도 이보다 더 많이 먹을 필요는 없다.

또한, 유제품의 과다 섭취에도 주의를 기울여야 한다. 유제품에 민감한 체질이 아니라고 해도 마찬가지다. 어떤 경우에 유제품은 염증을 유발하며 소화가 잘 되지 않는다. 유제품을 섭취한 뒤 점액 분비가 증가하거나 소화 문제가 발생한다면, 이는 섭취량을 줄이라는 신호다. 나는 이스라엘과 같은 몇몇 나라에서 유제품을 먹을 때, 미국에서 먹을 때보다 이러한 증상이 훨씬 덜하다는 사실을 발견했다. 아마도 이들 나라는 유제품을 주로 지역적인 차원에서 생산하므로 진열대에 오래 보관하거나 수백 킬로미터를 운반하기 위해 가공 처리를 하지 않았기 때문으로 보인다. 유럽에서 제조한 원유 치즈나 염소와 양의 젖으로 만든 치즈는 전반적으로 소화가 잘 된다. 가공하지 않은 유제품은 미국에서도 구입 가능하지만, 이러한 제품을 구입하려면 발품을 좀 팔아야 한다.

다음으로 다양한 식물성 단백질 원천이 있다. 어떤 이들은 콩과 렌틸콩의 위험성에 대해 이야기하지만, 나는 이 식품들을 단백질과 섬유질의 원천으로 무척 좋아한다. 그렇지만 자가면역 문제가 있는 사람들에게는 콩이 심각한 문제가 될 수 있다는 사실을 안다. 그래서 나는 자가면역 질환이 있는 환자에게는 콩과 곡물을 제거한 식단을 시도해볼 것을 권한다. 나는 단백질 분말에 대해서도 똑같이 생각한다. 단백질 분말도 주로 콩으로 만들어진다. 나의 경우, 어떤 식물성 단백질 분말은 잘 맞는가 하면, 또 어떤 것은 그렇지 않다. 그러므로 다양한 단백질 분말을 섭취한 뒤 어떤 느낌이 드는지 관찰해보고 무엇이 자신에게 적합한지 결정하자.

## 렉틴은 어떨까?

렉틴 lectin은 탄수화물과 결합하여 식품에 들어 있는 일부 영양소의 흡수를 방해하는 단백질이다. 어떤 사람들은 렉틴을 섭취함으로써 얻는 득보다 실이 더 크다고 주장하지만, 렉틴은 호르메시스 효과(85~87쪽)를 촉진하는 식물 성분이다. 렉틴은 식물이 곰팡이 혹은 곤충,[34] 동물로부터 자기를 지키기 위해 사용하는 병원체로서 어떤 면에서는 독성이 있으며, 일부에게는 자가면역 질환의 위험을 높인다. 그러나 대부분의 식품에는 렉틴이 어느 정도 포함되어 있으며, 대개 문제가 되지 않는다. 또한, 렉틴 함량이 높은 식품이라고 해도 압력솥으로 요리하면 아무런 문제가 없다. 렉틴 성분이 압력솥으로 요리하는 과정에서 변형되기 때문에 걱정할 필요가 없다. 렉틴에 대한 걱정을 채소 섭취를 피하기 위한 핑계로 삼지 말자! 그래도 앞서 언급했듯이 자가면역 질환이 있다면, 렉틴을 제거한 식단을 시도해보고 어떤 느낌이 드는지 관찰하자.

## 미소 영양소와 파이토뉴트리언트

미소 영양소micronutrients란 비타민과 미네랄을 말한다. 미소 영양소 밀도가 수명과 에너지 생산의 핵심이라는 점에서 이는 대단히 중요하다. 우리는 과일과 채소를 통해 많은 미소 영양소를 섭취한다. 그런데 오늘날 토양의 질은 크게 떨어졌고 산업주의 방식의 생산으로 인해 토양은 점점 황폐화되고 있다.[35] 오늘날 미국은 농산물의 절반 이상을 수입에 의존하고 있으며, 수입 농산물은 국내 지역에서 생산된 신선한 농산물보다 미소 영양소 함량이 낮다. 운송 및 보관 과정에서 미소 영양소가 줄어들기 때문이다. 미토콘드리아에 영양을 공급하는 미소 영양소를 충분히 섭취하고자 한다면, 방목을 통해 목초를 먹여 키운 가축에서 얻은 육류와 신선한 농산물을 식단의 근간으로 삼아야 한다. 나는 영양소 밀도가 높은 갑각류와 견과류, 씨앗을 즐겨 먹는다. 가능하다면 지역 생산자나 유기농 업체로부터 최대한 많이 농산물을 구입하자. 또한, 믿을 만한 기업에서 만든 육류와 어류 식품을 구매하자. 나는 목초를 먹여 기르거나 야생에서 자란 가축에서 얻은 육류를 주요 단백질 원천으로 삼는다. 육식과 채식에 관해서는 논란이 뜨겁지만, 나는 관련된 논문들을 살펴본 끝에 잡식성 식단이 수명과 번식 성공도를 높여준다는 결론에 도달했다.[36]

다음으로 파이토뉴트리언트는 비타민과 미네랄은 아니지만, 건강에 도움을 주는 것으로 알려진 식물성 물질이다. 우리는 색깔만 보고도 파이토뉴트리언트가 풍부한 농산물인지 확인할 수 있다.

- 붉은색, 오렌지색, 노란색 채소와 과일에는 색소의 일종인 카로티노이드carotinoid가 많이 들어 있다. 나는 연구와 개인적인 경험을 통해 카로티노이드를 충분히 섭취하면 피부 건강과 미용에 효과가 있다는 사실을 발견했다. 한 연구에 따르면, 카로티노이드가 풍부한 식단을 실행할 때 피부색이 더 밝아지고 땀 냄새도 더 좋아진다고 한다.[37]

- 녹색 채소에는 지아잔틴zeaxanthin과 이소티오시안산isothiocyanate, 루테인lutein과 같은 다양한 종류의 암세포 억제제가 들어 있다. 나는 알약 형태의 고품질 스피룰리나와 클로렐라도 즐겨 복용한다. 여기에는 슈퍼옥사이드 디스뮤타아제superoxide dismutase와 엽록소가 들어 있는데, 이들 성분은 미토콘드리아를 유리기free radical로부터 보호하는 기본적인 항산화제다.

- 푸른색, 보라색 채소들 대부분 안토시아닌anthocyanin을 함유하고 있는데, 이는 노화 속도를 늦추고 심장 기능 개선과 혈전 예방에 도움을 준다.

- 흰색, 갈색 채소(양파와 마늘, 버섯 등)에는 알리신$_{allicin}$이 들어 있
  는데, 이는 종양을 억제하는 기능을 한다. 흰색 과일과 채소에
  는 종종 케르세틴$_{quercetin}$과 캠페롤$_{kaempferol}$도 들어 있는데,
  특히 케르세틴은 항바이러스 기능을 한다.

## 개인 맞춤형 영양

많은 사람이 내게 이렇게 묻는다. 잡식을 해야 할까요? 육식이
좋을까요? 초식이나 비건 식단? 아니면 팔레오$_{paleo}$ 식단원시시대 인류
의 식습관을 따르는 식단이나 케토 식단이 좋을까요? 내 생각은 이렇다.
나는 영양을 분류하거나 제한하는 방식을 좋아하지 않는다. 최신
유행에 집착하기보다 동식물로부터 얻는 영양소의 밀도와 다양성
에 더 많은 관심을 기울여야 한다고 믿는다. 그렇다. 어떤 면에서
나는 잡식을 선호한다고 말할 수 있다. 나는 수많은 영양학자 및
전문가들이 최고의 식단을 놓고 의견의 불일치를 보이는 중요한
이유 중 하나는 다양한 사람이 다양한 식단으로부터 도움을 얻을
수 있기 때문이라고 생각한다. 영양학 분야는 계속 진화하고 있다.
또한, 대사 건강과 적절한 다량 영양소 비율, 식품의 원천을 둘러
싸고 논란이 끊임없이 이어지고 있다.

당뇨와 같은 대사 질환을 다루기 위해 식단을 들여다보기 시작

했을 때, 나는 다양한 접근 방식이 효과가 있다는 사실을 확인했다. 탄수화물 섭취와 인슐린 분비를 낮추는 고지방 케토제닉 식단, 지방 섭취를 줄여 HbA1c(장기적인 혈당 지표)를 낮춤으로써 인슐린 내성을 개선하는 저지방 비건 식단 모두 체중 감소와 대사 건강 개선에 도움을 준다. 두 식단 모두 자연식품에 집중하고 가공식품을 제외하며 과식을 멀리하기 때문이다. 식단에서 대사 질환의 최대 주범인 극단적으로 가공된 식품, 패스트푸드, 정제된 탄수화물, 튀긴 식물성 오일, 가공육, 설탕 등을 제거한다면, 우리 건강은 크게 개선될 수 있다.

우리는 인간이 다양한 자연식품 원천에 적응할 수 있다는 사실을 안다. 중요한 것은 식단을 바꾸는 과정에서 일관성을 유지하려는 노력이다. 때로는 제한적인 식이요법이 실행하기가 더 수월하지만, 이는 모두에게 해당되는 말은 아니다.

생물지표biomarker를 기준으로 고탄저지의 비건 식단을 실천하는 사람을 살펴보면, 트라이글리세라이드triglyceride는 높지만 LDL과 HDL을 포함해서 전반적인 콜레스테롤 수치가 낮은 경향이 있다는 사실을 확인하게 된다. 고탄수화물 식단이 혈당에 미치는 영향은 다양하지만, 일반적으로 인슐린 분비를 높인다. 하지만 그것도 식단의 품질에 따라 다르다. 지방 섭취가 낮을 때, 고탄수화물 식단은 인슐린 민감성을 개선하고 혈당 수치를 전반적으로 낮춘다. 또한, 고탄수화물 비건 식단을 실천하는 사람들은 탄수화물에 대해 훨씬 더 나은 혈당 반응을 보인다. 그것은 그들이 탄수화물에 잘 적응했기 때문이다. 반면에 지방 연소로 넘어가는 과정에서는 어려움을 겪는다. 대사의 관점에서 보면 항상 유연하지만은 않다.

반면에 팔레오, 케토, 원시인 식단 등 저탄수화물 식단을 실천하는 사람들의 경우, 트라이글리세라이드는 낮고 HDL 콜레스테롤은 높지만, 일부는 LDL 콜레스테롤 수치가 높게 나타난다. 이러한 식단을 실천하는 사람들은 혈당 수치와 식후 혈당 수치, 공복 혈당 수치가 낮은 경향을 보인다. 문제는 케토제닉 식단을 유지하는 사람이 탄수화물을 섭취하는 순간, 곧바로 혈당 스파이크가 일어난다는 것이다. 이들은 탄수화물에 대한 적응력과 더불어 대사 유연성을 잃어버릴 위험이 높다.

다양한 식단은 모든 사람에게 다르게 작용한다. 그것은 부분적으로 유전자 때문이고, 부분적으로 개인의 장내 생태계 구성 때문이다. 이는 생소한 주장이 아니다. 아마도 중배엽형mesomorph, 외배엽형ectomorph, 내배엽형endomorph에 관한 이야기를 했던 시절이 기억날 것이다. 이는 세 가지 신체 유형으로, 각각의 유형마다 가장 많은 도움을 주는 식단이 서로 다르다는 것을 예상할 수 있을 것이다. 이 개념은 고대 인도의 건강 체계인 아유르베다Ayurveda에서도 확인할 수 있다. 아유르베다는 바타vata, 피타pitta, 카파kapha라는 신체 유형과 기질 중 무엇이 우세한지를 기준으로 사람을 분류한다.

내가 보기에, 대단히 활동적이거나 원래 마른 체형, 혹은 체질적으로 대사 작용이 빠른 사람은 고탄수화물 식단이 더 잘 맞는다. 반면에 좌식 생활을 오래 하거나 몸집이 큰 사람은 탄수화물의 비중이 낮은 원시인 식단과 더 잘 맞는다. 또한, 그들은 이러한 식단을 더 좋아하는 것으로 보인다. (마른 체질과 근육질 사이 어딘가에 자연스럽게 자리 잡은) 중년에 접어든 사람들은 자연식품을 중심으로 탄수화물과 지방이 균형을 이룬 식단이 가장 적합할 것으로 보인다.

결론적으로 최적의 식단은 사람마다 다르다. 그래서 일부는 비건 식단으로 건강 문제를 해결했다고 주장하는 반면에 다른 일부는 케토나 팔레오 식단으로 도움을 얻었다는 이야기를 늘어놓는다. 우리는 자신의 유형에 맞는 식단을 발견할 때, 놀라운 느낌을 받게 되고 그 식단이 모두에게 효과가 있을 것이라고 확신한다. 나는 평생에 걸쳐 서로 다른 시기에 이러한 식단 모두에 도전해봤고, 결국 저탄수화물 식단과 균형 식단 사이 어딘가에서 정착했다. 나는 연속 혈당 측정기를 주기적으로 착용해서 내 몸이 당과 탄수화물에 어떻게 반응하는지 관찰한다. 우리는 자신의 혈당을 관찰하고 다양한 식품을 섭취한 후 어떤 느낌이 드는지 확인하는 방식으로 무엇이 자기 몸에 잘 맞는지 파악할 수 있다. 나는 탄수화물을 적게 섭취했을 때 몸 상태가 가장 좋지만, 케토 식단을 장기적으로 실행하는 것은 도움이 되지 않는다는 사실을 깨달았다.

이제 나는 내 몸을 아주 잘 알고 있기에 더 이상 몸과 싸우려 하지 않는다. (어릴 적에는 2 사이즈한국 사이즈로는 44 옷을 입고자 무작정 살을 빼려고 하기도 했다.) 다양한 추적 기술을 활용해서 자신이 건강식품 집착증(105쪽)에 빠졌거나 섭식 장애를 겪고 있다는 사실을 발견했다면, 한발 물러서서 자신과의 관계를 점검해야 할 시간이라는 사실을 이해해야 한다.

나는 스스로를 더 사랑하고 집착에 따른 상처를 치유하기 위해 1년의 세월을 보내고 난 뒤, 나 자신과 음식과의 관계를 개선할 수 있었다. 그것은 나와 부모님과의 관계를 회복했기 때문에 가능한 일이었다. 나는 다양한 음식이 어떻게 내게 영향을 미치는지 잘 알고 있고, 탐닉하는 것에 대해 더 이상 자책하지 않는다. 스트레스를 받을 때, 내 몸은 칼로리를 소모하지 않는다. 나는 이것이 일종의 보호 반응이자 내 몸이 미래의 어려움을 예상하고 연료를 보존하는 방식이라는 사실을 이해한다. 스트레스가 해소되면 체중도 줄어든다. 그것은 내 몸이 이제 안전하다는 사실을 인식했기 때문이다. 나는 말랐든 굴곡이 있든 내 몸을 사랑하는 법을 배웠다. 그리고 건강을 위해 내 몸이 무엇을 요구하는지 귀 기울이는 법을 배웠다.

## 식단에 대한 집착

자신의 유형에 맞는 식단을 발견했을 때, 우리는 놀라움을 느끼고 삶의 모든 단계에 있는 모든 사람에게 그 식단이 역시 도움이 될 것이라 확신한다. 하지만 몸과 관련해서 재미있는 사실은 몸은 저마다 고유하며 동시에 끊임없이 변한다는 것이다. 나는 케토제닉 식단이나 비건 식단으로 많은 도움을 받았지만, 체중이 지나치게 줄거나 영양부족이 생기는 바람에 균형적인 식단으로 바꾸고 나서 건강이 더 좋아졌다는 사람들의 이야기를 많이 들었다. 어떤 식단이 더 이상 도움이 되지 않을 때, 새로운 시도를 하거나 바꾸려는 노력을 주저하지 말자. 식단에 대한 집착은 건강의 역동적인 본질에도 어울리지 않는다.

육류, 혹은 곡물과 콩과 같은 특정한 주요 식품군은 절대 포함하지 않는 식단을 실천하고 있다면, 때로 검사를 받아보는 것이 좋다. 이를 통해 영양부족이나 불균형을 확인할 수 있다. 나는 100퍼센트 식물 기반으로 식단을 실천했다가 결국 오메가-3와 비타민 B12와 같은 다양한 미소 영양소 부족으로 어려움을 겪고 나서야 육류를 포함한 식단으로 넘어간 많은 이들의 사례를 익히 알고 있다. 자신이 섭취하는 식품과 보충제를 계속 추적하고 필요할 때마다 바꾼다면, 미소 영양소 부족은 얼마든지 피할 수 있다. 만일 잡식성 식단을 실천한다면 다양한 영양소를 섭취하는 데 분명히 더 유리하다.

다른 한편으로, 케토 식단을 실천하는 사람은 종종 초반에 효과를 보면서 체중을 크게 줄이는 데 성공한다. 하지만 이후로 대사 유연성이 떨어지면서 탄수화물을 조금이라도 섭취하면 혈당 스파이크가 일어나게 된다. 결국 그들은 식단에 탄수화물을 조금씩 추가하는 방향으로 바꾸고 나서야 케토 식단을 장기적으로 실천했던 때보다 더 나은 기분을 느낀다.

극단적인 형태의 비건이나 육식 및 케토제닉 식단은 치료의 관점에서 본다면 단기적인 도움이 된다. 이러한 식단을 실천하는 과정에서 규칙을 지키고 일관성을 유지하기 때문이다. 하지만 장기적으로는 해로울 수 있다. 자신의 몸을 정상 궤도로 돌려놓기 위해 비건이나 케토 식단을 단기적으로 실행하고자 한다면, 그것은 좋은 생각이다. 하지만 대사 유연성에 신경 써야 한다. 자신의 몸이 특정 식단에 더 이상 긍정적으로 반응하지 않아서 식단을 바꿔야 할 경우, 기존의 패턴에 집착하지 않는 것이 현명한 선택이다.

탈모를 비롯하여 손톱, 기분, 집중력 그리고 두뇌 기능과 관련된 문제는 지금의 식단이 도움이 되지 않는다(혹은 더 이상 효과가 없다)는 사실을 말해주는 신호다. 이들 모두 영양소를 충분히 섭취하지 못하고 있다는 신호이고, 주로 문제가 되는 바는 채소를 충분히 섭취하지 않는 것이다. 이는 미소 영양소와 파이토뉴트리언트 부족으로 이어진다. 정제된 탄수화물과 가공식품, 콩류에 의존하는 비건들도 종종 이러한 어려움을 겪는다.

어떤 이들은 채소를 소화하는 데 어려움이 있다고 주장하지만, 이는 일종의 딜레마다. 채소를 잘 소화하지 못하는 주된 이유는 평소에 채소를 적게 먹기 때문이다. 식물 기반의 섬유질을 충분히 섭취하지 않으면, 장내 생태계에 문제가 발생한다. 이로 인해 채소를 소화시키고 미소 영양소와 파이토뉴트리언트를 흡수하는 기능이 떨어지게 된다. 장내 미생물군에 관해서는 8장에서 자세히 살펴보겠지만, 지금은 채소 섭취가 적을수록 채소를 처리하는 기능이 떨어지게 된다는 사실만 이해하고 넘어가도록 하자.

바이오해킹은 자신을 실험하는 것이다. 다양한 유형의 식단을 시도해보고 자기 몸이 어떻게 반응하는지 주목하자. 에너지가 높아졌는가, 떨어졌는가? 통증이 완화됐는가, 더 심해졌는가? 더 행복한가, 덜 행복한가? 식품은 우리의 신체적, 정신적 건강에 뚜렷한 영향을 미친다. 그러나 이를 인식하기 위해서는 주의를 집중해야 한다. 그래야만 어떤 음식이 장기적으로 자신에게 잘 맞는지 파악할 수 있다.

도움이 필요하다면, 특히 식품 민감성 검사를 실시하는 기능의학 의사로부터 영양과 관련된 조언을 얻어보자. 나는 현재 건강 상태와 무관하게 모든 환자에게 '제외 식이elimination diet'(자세한 방법은 444~447쪽 "제외 식이 실천법" 참조)를 적어도 한 번 이상 시도해볼 것을 권한다. 제외 식이란 계란과 대두, 유제품, 밀, 견과류,

콩, 레귬legume, 콩과 식물 중 하나 등 가장 일반적인 식품에 대한 과민증을 확인할 수 있는 대표적인 진단 테스트다. 제외 식이는 우리의 몸과 유전자, 필요성, 생활 방식에 맞는 식단 선택에 도움을 주는 또 하나의 도구다.

## 🔥 식단을 통한 바이오해킹

- 식품 추적 애플리케이션을 사용해서 섬유와 당, 다량 영양소, 미소 영양소 섭취량을 추적해보자.
- 유전자 검사를 통해 ApoE 유전인자 보유 여부를 확인하고 자신이 포화 지방에 민감한지 점검해보자.
- 의사에게 고급 콜레스테롤 검사를 위한 NMR 프로필을 요청해서 자신의 콜레스테롤 수치에 대해 더 많은 정보를 얻자.
- 정제된 곡물을 피하고 정제되지 않은 곡물을 많이 섭취하자. 만일 기분이나 컨디션이 괜찮다면 곡물 섭취를 전반적으로 줄여보자.
- 렉틴을 넣거나 뺀 식단으로 실험을 하고 어떤 느낌이 드는지 살펴보자.
- hs-CRP와 호모시스테인 검사를 통해 염증과 산화 스트레스 수치를 확인하자. 수치가 높다면 보충제 구성에 비타민 B를 추가하자.

- 오메가 지방산 균형을 점검하자. 오메가-3 지방산 수치가 너무 낮으면, 지방이 풍부한 생선을 많이 섭취하고 의약품 등급의 어유를 보충제로 고려하자.
- 식물성 기름을 줄이자! 올리브 오일이나 아보카도 오일과 같은 열매 오일로 대체하자.
- 가공 육류 섭취를 중단하고 기름기가 적은 동물과 식물을 단백질 원천으로 삼자.
- 계란을 먹지 않는다면 콜린으로 보충하자.
- 계란을 먹는다면 하루 한 개로 제한하자.
- 미소 영양소와 파이토뉴트리언트 상태를 점검하고 부족한 상태는 아닌지 확인하자.
- 유전자 검사를 통해 유전자가 이상적인 식단에 영향을 미치는 부분이 있는지 확인하자.
- 식품 민감성 검사를 고려해보자.
- 다양한 식단 패턴을 시도해보고 무엇이 자신에게 잘 맞고 더 나은 기분이 드는지 살펴보자.

# 7장    혈당은 최고의
## 에너지 생체 지표

2012년에 전 세계적으로 약 5600만 명이 사망했다. 그중 62만 명은 인간이 자행한 폭력에 희생됐다(전쟁으로 12만 명이, 그리고 범죄로 50만 명이 죽었다). 한편, 80만 명이 자살로 죽었고 150만 명이 당뇨로 죽었다. 혈당은 이제 화약보다 더 무서운 존재다.

—유발 하라리

내가 생각하기에 매일, 혹은 매 시간 오르내리는 혈당과 인슐린이야말로 최고의 생체 지표다. 혈당은 우리가 어떻게 에너지를 사용하고 지방으로 저장하는지, 얼마나 잘 회복하고 치유하는지, 염증은 얼마나 많은지 그리고 전반적으로 만성질환에 얼마나 취약한지에 많은 영향을 미친다.

간단하게 말해서, 혈당은 이렇게 움직인다. 음식물을 섭취하여 포도당이 혈류로 유입되면, 췌장은 인슐린이라는 호르몬을 분비한다. 인슐린은 마치 열쇠처럼 기능해서 세포들이 포도당 수용체glucose receptor의 문을 열도록 한다. 그 문이 열리면 포도당이 세포 속으로 들어가고, 이윽고 세포 내 미토콘드리아가 포도당을 가지고 ATP 형태로 에너지를 생산한다. 음식물을 섭취해서 혈당이 올라갈 때, 우리는 인슐린을 투여받은 셈이다. 인슐린은 세포가 포도당을 흡수하도록 유도한다. 그런데 과식을 하거나 정제된 탄수화물과 당이 많이 함유된 음식을 먹으면 혈류 속 포도당 농도가 높아지면서 그에 따라 우리 몸은 세포가 더 많은 포도당을 받아들이도록 더 많은 인슐린을 분비한다. 즉, 탄수화물을 많이 섭취하면 우리 몸은 인슐린을 많이 분비한다.

인슐린은 포도당을 근육세포와 간세포 등으로 보내 글리코겐의 형태로 단기간 저장한다. 그리고 지방세포로 보내서 장기간 저장한다. 하지만 계속해서 과식할 때, 혹은 내가 말하는 과잉 연료 공급이 지속될 때, 이미 포도당으로 가득 찬 세포는 수용체의 문을 열도록 하는 인슐린 기능에 점차 저항하기 시작한다. 세포가 문을 닫으면 포도당이 그 안으로 들어가지 못한다. 그러면 췌장은 인슐린을 더 많이 분비해서 세포가 문을 열도록 압박한다. 이러한 시도는 잠시 효과가 있지만, 장기적으로 세포가 더 굳게 문을 걸어 잠그도록 만들어버린다. 세포는 문을 굳게 닫아서 끊임없이 유입되는 연료의 유입을 막아보려 한다. 세포 안은 이미 연료로 가득 차 있기 때문이다. 결국 세포는 이렇게 소리친다. "억지로 밀어 넣는 연료를 다 받아들일 수가 없다고요! 그만 밀어 넣어요! 그걸 다 에너지로 바꿀 수가 없어요. 나도 휴식이 필요하다고!" 이것이 바로 인슐린 저항성의 의미다.

## 인슐린 저항성은 적응 반응이다

우리 몸은 왜 인슐린에 저항할까? 과학자들은 인슐린 저항성이 일종의 적응 반응이라고 설명한다. 초기 인류가 기근에 처했을 때, 그들은 지방을 연소하고 세포가 인슐린에 덜 민감하게 반응하게 만듦으로써, 그리고 혈당을 지방세포에 보관하는 게 아니라 두뇌가 쉽게 꺼내 쓸 수 있도록 함으로써 식량 공급이 부족한 상황에 직접적으로 대응하고자 했다.

이러한 메커니즘은 탄수화물 함량이 높은 음식을 언제든 먹을 수 있게 됐지만 반면에 스트레스가 극심한 오늘날에는 도움이 안 된다. 먼 옛날에는 극심한 스트레스와 식량 부족이 항상 동시에 일어났지만, 오늘날 우리가 살아가는 사회에서는 극심한 스트레스와 식량이 흘러넘치는 상황이 동시에 일어나고 있다. 우리는 언제든 음식을 통해 포도당을 충분히 섭취할 수 있다. 그런데 스트레스 또한 높기 때문에 우리 몸은 나중에 굶게 될지 모른다고 우려하며 포도당을 최대한 지방 형태로 저장하거나 두뇌가 쉽게 꺼내 쓸 수 있도록 혈액 속에 포도당을 남겨둔다. 이처럼 지금이나 옛날이나 스트레스 호르몬은 인슐린 저항성을 높인다.

과식이 지속되면 지방세포는 커진다. 곧바로 사용하지 않은 연료를 어딘가로 보내야 하기 때문이다. 잉여 지방과 포도당을 저장하는 첫 번째 공간은 간세포와 골격근 세포다. 우리 몸은 포도당을 쉽게 꺼내 쓸 수 있도록 처음에는 글리코겐 형태로 저장한다. 그런데 이러한 첫 번째 저장 공간이 가득차면, 포도당은 피하조직(피부 아래층 조직)에 있는 지방세포로 넘어가게 된다. 우리 몸은 잉여 포도당과 지방산을 결합해서 트라이글리세라이드 분자를 만들어 지방세포 속에 저장한다.

모든 피하지방 조직이 연료로 가득 찰 때, 잉여 지방은 내장으로 흘러 들어가 장기를 침범하기 시작한다. '이소성<sub>ectopic</sub>'이란 "정상적인 장소나 위치가 아닌" 곳에 있다는 의미다. 그러므로 이소성 지방<sub>ectopic fat</sub>은 마땅히 있어야 할 곳이 아닌, 간과 골격근, 혈관, 심장, 췌장의 내부와 주변에 축적된 지방을 말한다. 내장 지방의 위험을 예측하는 대표 요인은 과식(과잉 연료 공급)이다. 그로 인한 위험은 비단 과체중이나 비만인 사람에게만 해당되는 것이 아니다. 마른 사람이라고 해도 과식으로 지방(연료)을 내장에 쏟아부으면, 대사 질환이 발생하게 된다. 우리는 이를 일컬어 마른 비만<sub>thin outside, fat inside, TOFI</sub>이라고 부른다.

세포가 연료로 가득차면, 미토콘드리아도 영향을 받는다. 너무 많은 연료로 과부하가 발생하면, 미토콘드리아는 기능 고장을 일으키거나 작동을 중단한다. 결론적으로, 과잉 연료 공급은 미토콘드리아를 "망가뜨리고" 망가진 미토콘드리아는 다시 다양한 방식으로 세포가 인슐린에 민감하게 반응하지 않게 만든다. 가장 먼저, 미토콘드리아가 고장 나면 에너지 생산량이 급격하게 떨어진다. (우리 몸이 포도당을 처리하고 인슐린을 만들어내기 위해 필요로 하는 ATP를 덜 생산한다.) 다음으로, 연료가 넘쳐나는 상황에서 연료를 처리하는 기능이 떨어지면 활성산소종(자동차가 뿜어내는 매연처럼 에너지를 생산하는 과정에서 발생하여 염증을 유발하는 부산물)이 증가한다. 에너지 결핍과 염증을 유발하는 "배기가스" 과잉이 결합하면 인슐린이 제대로 기능하지 못한다. 그러면 시스템 전체가 무너지기 시작한다. 연료가 너무 많고 배기가스가 곳곳에 존재하기 때문이다. 우리 몸은 그러한 상태에서 제대로 기능하지 못한다.

혈당이 계속 높아지면 미토콘드리아 발전소는 더 많은 피해를 입는다. 그렇게 악순환이 시작된다. 이러한 기능 이상은 결국 혈당 수치가 정상보다 조금 더 높은 당뇨병 전증으로 모습을 드러낸다. 혈당이 높아질수록 인슐린을 생산하는 (베타 세포beta cell라고 불리는) 췌장 내 세포가 더 많이 지치게 되면서 결국에는 기능을 멈춰버린다. 당뇨병 전증 단계에서 우리 몸은 베타 세포 기능의 약 40퍼센트를 잃어버린다. 당뇨병이 진행되면 베타 세포 기능의 60퍼센트 이상을 잃어버린다.[1]

그래서 당뇨병에 걸리면 혈당이 크게 높아지는 것이다. 당뇨병 환자는 혈당을 정상 범위로 유지하기 위해 필요한 인슐린을 충분

히 만들어내지 못한다. 혈당은 몸 전반에 피해를 입히고 미세혈관
과 신경에도 심각한 손상을 가한다. 혈당 스파이크가 더 많이 발
생할수록 세포는 배기가스(활성산소종)를 더 많이 배출하고, 이는
혈관을 손상시키고 굳게 만들어 고혈압 위험을 높인다. 이러한 혈
관 손상으로 인해 당뇨병 환자들은 시력 저하와 심장 질환을 겪는
다. 혈액순환이 극단적으로 느려질 경우 신체 일부를 절단해야 하
는 상황에 이른다. 게다가 인슐린 저항성과 미토콘드리아 기능 이
상은 비만과 제2형 당뇨병, 고혈압, 콜레스테롤 상승, 심혈관 질환
은 물론이고 여러 가지 암과 치매 등 만성질환으로도 이어질 수
있다. 바로 이러한 방식으로 높은 혈당은 우리 몸을 파괴한다.

## 혈당과 인슐린 최적화를 통한 피부 개선

만성적인 고혈당은 췌장만이 아니라 피부에도 악영향을 준다.
고혈당은 당화 반응 glycation이라는 과정을 통해 피부 노화 속도
를 높인다. 혈당이 우리 몸속 단백질과 지방, DNA에 달라붙으면
서 모든 조직이 "끈적끈적"해진다. 또한, 혈당은 콜라겐에 달라
붙어서 이를 파괴하고 피부 탄력과 회복력을 떨어뜨려 주름을
만들고 노화를 촉진한다. 설탕을 프라이팬에 놓고 태운다고 상
상해보자. 당화 반응은 바로 그런 것이다. 당화 반응은 우리 피

부를 태운다. 식단에서 당과 정제된 탄수화물을 줄이는 노력만으로도 당화 반응을 억제할 수 있고, 젊은 피부를 오랫동안 유지할 수 있다.

과잉 인슐린이 미치는 영향 중 비교적 잘 알려지지 않은 문제는 피부 속에서 기름을 만들어내는 샘gland을 자극하는 것이다. 이는 여드름으로 모습을 드러낸다. 많은 여성이 성인이 되어서도 여드름 문제로 고민한다. 그런 경우, 혈당과 인슐린 문제를 먼저 해결해야 한다. 일반적으로 여드름 치료는 국소 요법으로만 가능하다고 생각하지만, 사실 식단과 생활 습관으로 해결하는 방법이 훨씬 효과적이다.

나는 10대와 20대에 등 여드름으로 많이 고생했다. 그래서 혈당 대사 개선에 정말 많은 노력을 기울였다. 그리고 인슐린을 자극하는 기능을 하는 유제품 섭취도 크게 줄였다. 그 두 가지 노력으로 나는 여드름 문제를 완전히 해결했다. 피부에 관한 한 가지 아름다운 사실은 피부가 우리 몸속을 들여다보는 창문이라는 것이다. 피부가 달라졌다면, 우리 몸속도 달라졌다는 얘기다.

대사 장애의 시작점은 분명하다. 우리가 세포의 엔진을 망가뜨릴 때, 대사 활동은 중단되고 질병이 발생한다.

## 연속 혈당 측정기

내 생각에 바이오해킹이 이룩한 21세기 최고의 발명 중 하나는 혈당 변화를 실시간으로 계속해서 보여주는 장비일 것이다. 이 장비를 연속 혈당 측정기continuous glucose monitor, CGM라고 부른다. 이 측정기를 사용하면 당뇨병에 걸린 사람이 수십 년간 해왔던 것처럼 혈당 측정을 위해 손가락을 찌를 필요가 없다. 대신에 간질액으로 혈당을 측정하는 원판을 팔 위쪽에 붙이기만 하면 된다. 그러면 스마트폰 애플리케이션을 통해 혈당 변화를 눈으로 확인할 수 있다. 아침에 일어나자마자, 밥 먹기 전후에, 자기 전에 그리고 원할 때마다 확인이 가능하다. 다양한 음식과 생활 방식이 다양한 사람에게 다양한 영향을 미치기 때문에, 우리는 이 놀라운 장비를 가지고서 음식, 운동과 수분 섭취, 스트레스, 수면 등 여러 활동이 혈당에 어떻게 영향을 주는지 실시간으로 확인할 수 있다.

하지만 연속 혈당 측정기는 아직 많은 이들에게 생소한 기술이며, 대부분 의사의 처방을 받아 사용하게 된다. (많은 이들이 앓고 있는) 당뇨병 전증 단계라면 의사 처방을 받을 수 있다. 물론 그게 아니라고 해도 혈당 문제와 관련해서 가족력이 있거나 과체중이라면 연속 혈당 측정기를 처방받을 수 있다. 그리고 최근 많은 기업이 바이오해커와 운동선수, 혹은 측정기 사용을 원하는 사람을 위해서 의사 처방 없이도 사용할 수 있는 연속 혈당 측정기를 개발,

생산 중이다. 조만간 매장에서 쉽게 연속 혈당 측정기를 살 수 있는 날이 올 것으로 보인다.

연속 혈당 측정기는 다양한 모델이 출시되어 있고 저마다 사용법이 다르다. 다양한 제품과 효과적인 사용법에 관한 많은 정보는 나의 웹사이트를 참조하길 바란다. 어떤 제품을 선택하든 간에, 나는 연속 혈당 측정기를 사용하는 동안에 음식 일기를 써보고 음식 및 음식의 조합이 혈당에 미치는 영향을 꾸준히 관찰해보길 권한다. 음식을 먹고 난 후에 어떤 느낌이 드는지에 주목한다면 혈당 데이터 차원에서 그러한 느낌을 이해할 수 있다. 그래놀라 바나 수박을 먹고 나서 에너지가 높아졌는가, 낮아졌는가? 단 음식이 더 당기는가? 갈증이 나거나 허기가 지는가? 집중력이 높아졌는가, 낮아졌는가? 짜증이 나는가? 활기가 생기는가? 부기나 위산역류, 두통 같은 신체 증상이 있는가?

좋아하는 음식이 혈당 스파이크를 유발한다면, 소량을 섭취하거나, 식전에 사과 식초 한 술을 물에 타서 섭취하거나, 식사 마지막에 먹는 방식으로 혈당 스파이크를 완화해보자. 이런 방법이 효과가 있다면, 그 음식을 앞으로 어떻게 먹어야 하는지 알 수 있다. 그러나 효과가 없다면, 그 음식이 자신과 맞지 않을 수 있다는 메시지를 받은 셈이다. 일반적으로 건강식품으로 인정받고 있다고 해도 말이다.

연속 혈당 측정기를 사용하면 몸의 반응과 피드백에 더 많은 주의를 기울이게 되고, 덕분에 자기 몸의 요구와 반응에 따라 맞춤형 식단을 짤 수 있다. 물론 측정기를 영원히 착용할 필요는 없다. 연속 혈당 측정기 착용을 중단하고 몇 년이 지났지만, 나는 지금도 내가 어떻게 느끼는지를 기준으로 혈당이 언제 높고, 낮고, 정상인지 알 수 있다. 혈당 측정을 시작했던 2014년에 나는 건강하다고 믿었다. 하지만 연속 혈당 측정기를 통해 내가 당뇨병 전증 단계로 이행 중이라는 사실을 확인했다. 식후 혈당은 계속해서 140을 넘었고 공복 혈당도 100에 근접했다. 나는 결국 상황을 바꾸기 위해 뭔가를 시도하기로 결심했다.

나는 공복 혈당이 80~85 정도이고 식후 혈당이 120 이하를 꾸준히 유지할 때, 종일 지치지 않고, 단 음식이 많이 당기지 않고, 피부는 푸석하지 않고, 감정은 요동치지 않으며, 생리가 수월하고, 기분이 더 좋다는 사실을 깨달았다. 식전 혈당이 85 아래로 떨어지면 음식을 먹어야 할 정도로 충분히 배가 고파진다는 사실을 발견했다. 고탄수화물 음식을 먹은 뒤 혈당 스파이크가 일어나면, 혈당이 몇 시간 동안이나 롤러코스터처럼 오르내리게 되고 그 과정에서 배고픔과 피로, 짜증을 느끼게 된다는 사실도 배웠다. 이처럼 연속 혈당 측정기를 주의 깊게 사용하면서 자기 몸을 면밀히 관찰하면, 다른 어떤 바이오해킹 장비보다 우리 몸의 상태에 관해서 더 많은 것을 알 수 있다.

## 혈당 수치를 해석하는 법

미국 질병통제예방센터에 따르면,[2] 정상적인 공복 시(아침에 일어나 식사하기 전) 혈당은 99밀리그램 이하다. 공복 혈당이 100~125밀리그램이라면, 당뇨병 전증으로 봐야 한다.[3] 그리고 126밀리그램 이상이면 당뇨병에 해당된다.

그러나 통합의학 전문가를 비롯하여 많은 바이오해커들은 이 기준이 지나치게 높다고 말한다. 나는 개인적으로 정상적인 공복 혈당 수치를 85밀리그램 정도(±7밀리그램)로 본다. 최저치에도 한계가 있다. 혈당이 70밀리그램 이하로 계속 떨어질 경우, 이 또한 스트레스 요인으로 작용한다. 영양실조에 쉽게 걸리는 노년층에서 이런 문제가 주로 발생한다.

식사 후 혈당 반응을 추적함으로써 어떤 음식이, 어느 정도 식사량이 자신을 위험 지대로 밀어 넣는지 알 수 있다. 일반적인 원칙은 혈당이 식후 두 시간 동안 140밀리그램을 넘어서는 안 된다는 것이다. 대부분은 식후에 99~137 범위에서 혈당 수치를 경험하지만, 일부는 이것도 지나치게 높다고 지적한다. 미국 임상내분비학회는 식후 두 시간이 지났을 때의 혈당 수치가 120 이하여야 한다고 권고한다. 일부 연구는 식후 혈당이 160밀리그램에 이를 때 심혈관계 위험이 높아진다고 말한다. 그것은 높은 혈당이 소혈관을 손상시키기 때문이다. 특히 신장은 고혈당에 따른 손상에 취

약한 소혈관으로 가득하다. 식후 혈당 수치가 160이 넘으면, 혈당
이 소변 속으로 쏟아지게 된다. 그에 따른 혈관 손상은 심장 질환
과 암, 뇌졸중, 치매로 이어진다.

## 인슐린 검사

공복 인슐린 검사는 혈당 검사보다 더 까다롭다. 이는 의사들이
일반적으로 실행하는 검사가 아니다. 그래도 나는 매번 이 검사
를 받을 것을 추천한다. 공복 혈당 수치가 정상이라고 해도 공복
인슐린 수치가 높으면 우리 몸이 인슐린 저항성을 보인다는 경
고 신호이기 때문이다. 인슐린 저항성은 당뇨병으로 진단받을
정도로 혈당이 통제 범위를 벗어나는 시점에서 10~13년 전부터
모습을 드러내기 시작한다.

또한, 공복 인슐린 검사는 당뇨병 전증을 정확하게 예측해주는
검사로 밝혀지고 있다. 표준 검사 기준에 따를 때, 정상적인 공
복 인슐린 수치는 밀리리터당 25밀리리터유닛(mIU) 미만이어야
한다. 그러나 비만 여성들(그중 29.7퍼센트가 당뇨병 전증에 해당하
는) 965명을 대상으로 한 연구에 따르면, 9밀리리터유닛 이상의
공복 인슐린 수치를 기준으로 당뇨병 전증에 해당하는 환자 대
부분을 정확하게 예측했다고 한다.[4] 미국인의 평균 인슐린 수치

는 여성은 8.4밀리리터유닛, 남성은 8.8밀리리터유닛이다. 이 말은 많은 인구가 당뇨병 전증 직전 단계에 있다는 의미다. 그러나 대부분 그 사실을 인식하지 못한다.[5]

내 환자 중에는 연속 혈당 측정기상으로는 식후 혈당이 정상이지만 인슐린 수치가 11밀리리터유닛인 경우가 있다. 그들은 인슐린 저항성에 따른 증상(에너지 문제, 여드름, 단 음식에 대한 갈망, 고탄수화물 식사 후 피로, 가벼운 우울증 등)을 보인다. 인슐린이 혈액 속에 지나치게 많다는 말은 자기 몸이 처리하기 버거울 정도로 많은 탄수화물을 섭취하고 있다는 신호다. 나는 인슐린 수치를 6밀리리터유닛 이하로 유지해야 한다고 생각한다.

다음은 데이터의 해석과 추적에 도움이 되는 기준이다.

**공복 혈당**

- 당뇨병 진단: ≥ 126mg/dL
- 당뇨병 전증: ≥ 100mg/dL
- 좋음: < 100mg/dL
- 더 좋음: < 90mg/dL
- 최고: < 85mg/dL

**식후 최고 혈당(일반적으로 식후 46~60분 동안 최고치)**

∘ 혈당이 소변으로 유입: 160~180mg/dL

∘ 소혈관 손상: > 160mg/dL

∘ 대혈관 손상: > 135mg/dL

∘ 건강한 상태: < 120mg/dL

**식후 2시간 경과**

∘ 2형 당뇨병: > 200mg/dL

∘ 당뇨병 전증: > 140mg/dL

∘ 좋음: 140mg/dL

∘ 더 좋음: < 125mg/dL

∘ 최고: < 110mg/dL

**하루 평균 혈당(24시간 동안 평균 혈당 수치)**

∘ 79~100mg/dL (최고)

∘ 89~104mg/dL (정상)

**혈당 추적 애플리케이션상의 권장 범위**

∘ 72~110mg/dL (이상적)

∘ 70~140mg/dL (정상)

**공복 인슐린**

◦ 표준 권고 범위: < 25mIU/mL

◦ 좋음: < 9mIU/mL

◦ 더 좋음: < 8mIU/mL

◦ 최고: < 6mIU/mL

## 연속 혈당 측정기 수치를 낮추는 방법

연속 혈당 측정기를 착용하고 혈당이 식후에 너무 높이 올라가는 현상을 확인했다면, 수치를 건강한 범위로 되돌릴 수 있는 몇 가지 간단한 방법을 알아보고 실천하자. 우선 심각한 혈당 스파이크를 막기 위해 기본적인 식단 해킹으로 시작하자.

• 정제된 탄수화물과 설탕을 피하자 혈당을 올리는 주범은 (페이스트리, 머핀, 피자, 빵 등 밀가루 기반의 식품에 들어 있는) 흰색 탄수화물과 가공한 감자(감자튀김과 감자칩), (디저트나 사탕, 다양한 가공 식품과 조미료에 들어 있는) 설탕이다.

• 혈당 지수가 낮은 음식을 먹자 혈당 지수는 특정 식품이 평균적인 사람의 혈당을 얼마나 치솟게 만드는지를 말해주는 수치다

(특정 식품에 대해 1000명이 보인 혈당 반응의 평균값). 혈당 지수가 0이라면 물처럼 혈당 스파이크를 전혀 일으키지 않는 식품이며, 혈당 지수가 100이라면 순수 포도당과 맞먹는 영향을 미치는 식품이다. 혈당 지수가 70이 넘으면 고혈당 식품으로 분류된다. 일반적인 사람은 고혈당 식품의 섭취량을 줄이는 것만으로도 혈당을 크게 낮출 수 있다. 어떤 식품이 고혈당 범주에 해당하는지 확인하기가 매번 쉽지는 않지만, 관련된 다양한 목록을 온라인에서 무료로 확인할 수 있다.

- 말린 과일 대신 신선한 과일 말린 과일은 사탕만큼이나 혈당에 극단적인 영향을 미친다. 말린 과일 대신 신선한 과일을 먹자.

- 식전에 식초 물을 마셔보자 식초 한 술을 한 잔의 물에 타서 식전에 마시는 것은 혈당을 낮추는 손쉬운 방법이다. 특히 탄수화물이 많은 음식을 먹을 경우에 효과가 좋다. 식초는 AMP 활성 단백질 인산화효소AMP-activated kinase, AMPK를 활성화한다. 이는 세포의 연료계와 같은 기능을 하는 단백질로서 활성화됐을 때 당뇨병 치료제인 메트포르민metformin이나 허브 일종인 베르베린berberine과 유사한 방식으로 혈당에 긍정적인 영향을 미치는 것으로 알려졌다.[6] 또한, 체중 감소에도 도움이 된다. 2014년에 이루어진 한 소규모 연구에 따르면, 저탄수화물 식단을 실

천하는 동안에 사과 식초를 복용한 사람들은 동일 식단을 하면서 사과 식초를 복용하지 않은 이들에 비해 12주 후 체중이 더 많이 줄어든 것으로 나타났다.[7]

- 가장 먼저 비전분성 채소를, 다음으로 단백질을, 마지막으로 전분성 탄수화물을 먹자 혈당 스파이크를 막기 위한 좋은 방법 중 하나는 탄수화물이 많은 음식을 먹기 전에 비전분성 채소를 먹는 것이다. 섬유질과 단백질이 풍부한 음식을 먹은 뒤에 탄수화물이 많은 음식을 먹는 방식으로 혈당 상승을 완화할 수 있다. 2014년에 이루어진 한 연구에서,[8] 과학자들은 제2형 당뇨병 환자들을 대상으로 이러한 방식의 효과를 분석했다. 그 결과, 탄수화물을 먹기 전 채소를 섭취한 환자들에게서 식후 혈당과 인슐린 수치가 눈에 띄게 감소했다는 사실이 확인됐다. 2년 6개월에 걸친 이 연구는 채소를 먼저 먹은 환자들이 혈당 조절에서 상당한 개선을 보였다는 사실도 확인했다. 당뇨병 진단을 받지 않은 사람을 대상으로 한 또 다른 소규모 연구에 따르면,[9] 야간 공복 이후에 채소나 육류를 먹고 나서 탄수화물을 먹는 방식이 탄수화물을 먼저 먹는 방식보다 식후 혈당 및 인슐린 수치 상승을 더 억제했다고 한다.

- 정제된 탄수화물, 혹은 전분이 많은 탄수화물만 따로 먹지 말자 이

러한 탄수화물만 섭취하는 것은 혈당 스파이크를 일으키는 지름길이다. 심각한 혈당 스파이크를 피하고자 한다면 이러한 음식을 반드시 단백질과 함께 섭취하자. (가령, 닭고기와 함께 밥을 먹거나 사과와 함께 땅콩버터를 먹자.)

- **저항성 전분을 만들자** 전분성 식품은 요리 과정을 거치면서 고혈당 식품이 된다. 탄수화물 표면을 효소에 더 많이 노출시킬수록 혈류로 흡수되는 속도가 더 빨라지기 때문이다. 반면에 쌀이나 감자 같은 전분성 채소를 요리했다가 식히면, 전분의 일부가 저항성 전분으로 바뀌면서 혈당에 미치는 영향이 줄어든다. 그래도 이런 음식을 많이 섭취하는 것은 권하지 않는다.

- **혈당 제어를 위한 보충제** 베르베린, 크롬, 알파리포산alpha lipoic acid, 비타민 D, 레스베라트롤resveratrol, 짐네마gymnema, 여주, 마그네슘, 시나몬은 혈당 안정에 도움을 준다. 특히 베르베린은 그 효과가 가장 강력하다. 연구 결과에 따르면, 베르베린 500밀리그램을 하루 2~3회 섭취할 경우(식사 전), 당뇨병 처방제인 메트포르민과 유사한 혈당 저하 효과가 있다고 한다.[10] 당뇨병에 걸린 48명의 환자를 대상으로 한 다른 연구의 경우, 베르베린을 3개월간 섭취했을 때, 섭취 후 일주일부터 공복 혈당과 식후 혈당이 떨어지는 효과가 나타났으며 이는 실험이

끝날 때까지 지속됐다. 또한, HbA1c와 공복 인슐린 수치도 떨어졌으며, 전체 콜레스테롤과 LDL 콜레스테롤 수치 모두 크게 줄었다. 이 연구는 베르베린이 지방 대사에 긍정적인 영향을 미치는 강력한 저혈당 약물이라고 결론 내렸다.

- **식사 전이나 후에 운동하기** 이는 식후 혈당 관리를 위한 효과적인 방법이다. 운동은 산화 기능을 높이고 인슐린 도움 없이도 근육이 포도당을 흡수하도록 만들어 인슐린을 분비하지 않고서도 연료를 공급한다. 즉, 운동을 더 많이 할수록 더 적은 인슐린으로 혈당을 낮출 수 있다. 몇 년 전 나는 단식을 하던 중 그만 아침에 고지방 고탄수화물 팬케이크를 먹고 말았다. 그때 무려 187이라는 예상치 못한 어마어마한 혈당 스파이크가 일어났다! 고지방 고탄수화물 음식은 전설 속 화학 원소인 대사 크립토나이트 슈퍼맨 시리즈에 나오는 가상 물질다. 나는 밖으로 나가 햇볕을 쬐며 요가를 시작했고 혈당은 36분 만에 79포인트가 떨어져 108이 됐다.

- **운동 후 일어나는 혈당 스파이크** 혈당 스파이크를 일으키는 탄산음료를 마시지 않았는데도 열심히 운동하고 나서 혈당 스파이크가 나타났다면, 그것은 그리 걱정할 일은 아니다. 이는 우리 몸이 근육에 연료를 공급하기 위해 혈당을 방출하고 있다는

신호다. 그리고 이러한 현상은 장기적으로 도움이 된다. 그래도 이러한 현상이 언제 일어나는지 확인하고 싶은 마음이 생길 수 있다. 예를 들어 앞서 살펴본 것처럼 고강도 인터벌 훈련을 너무 오래 하면(일주일에 150분 이상) 몸에 스트레스를 주고 미토콘드리아에 부담이 될 수 있다.

- 혈당이 85mg/dL 아래로 떨어진 후 식사하기 이는 내가 좋아하는 혈당 바이오해킹 기술 중 하나다. 혈당 측정을 시작했다면, 몸이 언제 다시 먹을 준비가 됐는지도 알 수 있다. 자기 몸이 허기와 포만 신호를 제대로 인식하지 못한다면, 혹은 습관이나 감정에 따라 먹는 경향이 있다면, 이 방법은 정말로 큰 도움이 된다.《영양과 대사Nutrition & Metabolism》에 게재된 한 연구에 따르면,[11] 혈당이 85밀리그램 아래로 내려간 뒤 식사를 하게 되면 진짜 배고픔과 가짜 배고픔을 구분할 수 있다.

- 설탕과 글루텐이 첨가되지 않은 식품에 주의하자 이런 식품들은 영양표 라벨만 보면 건강에 도움이 되는 식품처럼 보인다. 하지만 그 안에 혈당 스파이크를 일으키는 성분이 가득 들어 있을 수도 있다. 예를 들어 에너지 바나 무가당 사탕에 들어 있는 말티톨maltitol은 혈당 스파이크를 일으킬 위험이 있다. 쌀가루처럼 글루텐이 없는 식품도 체내에 빠르게 흡수되어 포도당으

로 바뀌기 때문에 혈당 스파이크 위험에서 자유롭지 않다.

다음은 전신 인슐린 민감성을 낮추고 혈당 변동성을 줄이면서 공복 혈당을 떨어뜨리는 효과적인 생활 습관들이다.

- 과식을 피하자. 과체중이라면 현재 체중에서 5~7퍼센트 감량하자.
- 섬유질이 풍부한 채식 위주 식단을 실천하자. (하루 25그램 섬유소 섭취를 목표로 하자.) 그리고 폴리페놀을 충분히 섭취하기 위해 색이 다양한 채소, 베리류, 과일, 특히 블루베리나 블랙커런트 같은 다크 베리를 많이 먹자. 또한, 요리에 허브와 향신료를 이용해보자. 특히 강황과 생강, 시나몬, 마늘, 인삼, 로즈메리, 호로파<sub>장미</sub> 목 콩과의 한해살이풀가 좋다. 녹차와 생카카오를 먹자.
- 좌식 생활을 피하자. 규칙적으로 움직이고 운동하자.
- 가공육, 트랜스 지방, 튀김에 든 대사성 독소를 피하자.
- 오염 물질, 알코올(하루에 한 잔 미만), 흡연을 멀리하자.

**혈당 변동성 낮추기**

- 규칙적으로 식사를 하고 지나친 간식은 피하자.
- 혈당 변동성을 강화하는 스트레스 관리에 집중하자.
- 스트레스를 받고 있거나 탈진 상태라면, 매일 단백질이 풍부한

아침을 먹고 잠자기 전 약간의 간식으로 야간 혈당을 유지하자.

## 공복 혈당 낮추기

- 간헐적 단식(9장을 참조할 것)을 시도하고 야간 단식 시간을 늘리기 위해 오후 6시 이후에는 아무것도 먹지 말자.
- 가공 스낵 식품, 패스트푸드, 과당이 높은 콘 시럽을 피하자.
- 수용성 식이섬유(자두, 당근, 차전자질경이 씨앗, 아카시아 섬유) 섭취를 늘려서 장내로 박테리아를 공급하자.
- 저탄수화물 식단과 고탄수화물 식단을 번갈아 시도함으로써(탄수화물 사이클링) 대사 유연성을 높이자.
- 수면의 질과 양을 높이고 수면 부족에 유의하자.

### ♦ 혈당 관리를 통한 바이오해킹

- 과식을 피하고 자기 몸에 이미 공급한 연료를 소진하자.
- 연속 혈당 측정기나 일반적인 혈당 키트를 가지고 공복 혈당과 식후 혈당을 추적해보자.
- 정제된 탄수화물과 설탕을 식단에서 줄여 인슐린 수치를 밀리리터당 6밀리리터유닛 이하로 낮춤으로써 여드름을 없애고 피부 노화 흐름을 거꾸로 되돌리자.
- 연속 혈당 측정기를 사용해서 어떤 음식이 혈당 스파이크를 일

으키는지 확인해보자.

- 연속 혈당 측정기를 통해 간헐적 단식을 하거나 다양한 종류와 양의 탄수화물을 섭취하거나, 혹은 운동이나 명상을 할 때 무슨 변화가 일어나는지 확인하자.

- 연속 혈당 측정기로 얻은 데이터를 기반으로 자신에게 꼭 맞는 식단과 생활 습관을 설계해보자.

- 공복 혈당과 식후 최고 혈당, 식후 두 시간 혈당, 일일 평균 혈당을 이상적인 범위로 유지하자.

- 저혈당 식품을 많이 먹고, 말린 과일보다 신선한 과일을 선택하고, 식전에 식초 한 술을 물에 타서 마시고, 비전분성 채소를 먹은 뒤 전분성 탄수화물을 먹고, 정제된 혹은 전분성 탄수화물을 단백질과 꼭 함께 섭취하는 방식으로 혈당 수치를 개선하자.

- 저항성 전분이 혈당 스파이크를 일으키지 않도록 전분성 탄수화물을 요리하고 재가열해서 섭취하자.

- 혈당을 낮춰주는 보충제를 섭취하자. 특히 베르베린 500밀리그램을 하루에 두세 번 복용하자. 레스베라트롤과 짐네마, 시나몬도 시도해보자.

- 식사 전 혹은 후에 운동을 해서 혈당 스파이크를 줄이자.

- 배가 고플 때까지 기다렸다가 먹자. 즉, 연속 혈당 측정기로 혈당 수치가 85밀리그램 아래로 떨어지고 난 뒤 식사를 하자.

# 8장  장과
## 에너지의 관계

모든 질병은 장에서 시작된다.　　　　　　　　　　　　ー히포크라테스

장내 미생물군은 몸속에 사는 모든 미생물의 집합을 의미하는데, 주로 대장에 밀집되어 있다. 미생물군은 주로 박테리아로 이루어졌지만, 균류와 바이러스를 비롯한 다양한 미생물도 여기에 포함된다. 미생물군은 소화와 면역, 혈당 조절, 호르몬 생성, 대사 활동, 대사 유연성 등에 도움을 준다. 장내 미생물은 우리 몸의 주요 기능에 관여하며, 우리와 공생 관계를 이룬다. 즉, 미생물은 우리를 건강하게 만들고 우리는 미생물이 살아갈 터전을 제공한다.

그러나 미생물 중에는 질병을 유발하는 미생물도 있다. 도움을 주지만 과잉 증식할 경우 건강 문제를 유발하는 것이다. 이러한 미생물은 소화불량과 염증, 대사, 혈당 조절, 호르몬, 피부, 감정 관련 문제를 일으킨다. 그래도 좋은 소식은 영양소와 폴리페놀, 섬유소가 풍부한 음식을 먹으면 유익균의 성장을 위한 먹이를 제공하고 유해균의 증식을 막을 수 있다는 사실이다. 반면에 설탕과 식물성 기름, 정제된 탄수화물이 많은 불량 식품을 먹는다면, 염증을 유발하는 나쁜 미생물에게 먹이를 주는 셈이다. 이쯤에서 질문을 하나 던져야겠다. 그렇다면 어떤 미생물을 키워야 할까?

장내 미생물군은 여러 가지 중요한 방식으로 대사 활동에 영향을 미친다. 그중 하나는 혈당 대사다.[1] 연구 결과에 따르면, 다양한 형태의 혈당 스파이크는 다양한 미생물군과 관련이 있다고 한다.[2] 장내 미생물군은 인슐린 분비, 단쇄 지방산 생성, 담즙산 대사, 지방 조직 조절에 영향을 미치며, 이러한 기능 모두 혈당 조절에 영향을 준다. 또한, 미생물군은 식욕, 음식물로부터 에너지 흡수, 간 지방 저장, 장 운동성, 지질 대사에도 영향을 준다.[3]

게다가 장내 미생물군은 미토콘드리아 대사와 새로운 미토콘드리아 생성은 물론이고, 고장 난 미토콘드리아를 폐기하는 과정에 영향을 미치는 요소를 통제한다.[4] 예를 들어 폴리페놀과 엘라지타 닌ellagitannin, 엘라그산ellagic acid이 들어 있는 석류와 베리, 견과류를 먹을 때, 미생물군은 이를 가지고 유로리틴 Aurolithin A를 만든다. 이 물질은 미토콘드리아 기능을 개선하고, 염증을 완화하고, 미토파지(더 이상 충전되지 않는 고장 난 배터리를 폐기하는 기능)를 촉진한다. 이러한 활동들은 모두 세포 건강에 기여한다. 장내 미생물군과 미토콘드리아 사이의 관계에 문제가 발생할 때, 혈당 조절 장애와 당뇨병 위험이 증가한다.[5] 장내 미생물군이 제대로 기능하지 못하면, 미토콘드리아 기능도 어려움을 겪고 있다고 보는 편이 맞다.

불량 식품 섭취는 염증을 유발한다. 그 이유 중 하나는 염증을 일으키는 장내 미생물에 먹이를 주기 때문이다. 설탕과 포화 지방이 가득하고 섬유와 영양소가 부족한 열악한 식단은 장내 미생물군 구성에 영향을 미쳐 질병을 일으키는 미생물군이 유익한 미생물군을 압도하게 만든다.[6] 이처럼 미생물군 구성이 파괴될 때, 면역력이 떨어진다. 미생물군은 병원균에 적절하게 대응하도록 면역 체계를 강화하는 과정에서 중요한 역할을 한다. 우리에게는 무엇을 공격하고 무엇을 보호해야 할지 아는 건강한 미생물군이 필요하다. 이러한 미생물군은 바이러스와 같은 외부 물질과 체내 세포를 구분한다. 이러한 미생물군이 부족할 때, 자가면역 질환을 위한 조건이 마련되고, 우리 몸은 자신을 공격하기 시작한다.

소화관에 염증이 생기면서 장벽이 허물어지면 상황은 더 심각해진다. 이러한 문제를 일컬어 장 투과성이 높아지는 장누수증후군이라고 부른다. 많은 요인이 장 투과성을 높여 장벽을 허물어뜨린다. 앞서 언급한 현대인들의 생활 습관, 항생제 남용, 환경 독성 물질, 다양한 약품(항생제를 비롯해서 이부프로펜ibuprofen과 나프록센naproxen과 같은 비스테로이드성 항염증제), 기생충 감염, 칸디다candida와 같은 균류의 과잉 증식, 알레르기 유발 식품 섭취, 위산 부족, (소화 효소를 충분히 만들어내지 못하는) 췌장부전증이 대표적인 요인들이다. 장벽이 허물어지면, 식품 입자와 박테리아 독소가 혈류로 유입될 수 있다. 이는 몸 전체에 걸쳐 염증을 유발하며, 다시 심각한 에너지 고갈로 이어진다. 그리고 면역 세포를 음식물 입자에 노출시킴으로써 우리 몸이 그 입자를 침입 물질로 오인하게 만든다. 그럴 때, 자가면역 질환과 염증 질환이 발생하게 된다.[7]

가스나 복부 팽만, 묽은 변, 과민성대장증후군과 같은 소화 문제를 겪고 있다면, 장누수증후군일 가능성이 높다. 음식 과민증, 계절성 알레르기, 습진, 자가면역, 만성피로증후군(늘 피곤함을 느끼는), 불안과 우울과 같은 기분 장애, 좋은 식단에도 불구하고 체중이 감소하는 현상, 관절이 아프거나 붓는 증상, 집중력 장애, 칸디다균의 과잉 증식, 소장균 과잉 증식은 장누수증후군을 말해주는 또 다른 신호다.

하지만 염증을 줄이고, 장의 점막을 회복하고, 유해균에 대한 유익균의 비중을 높이고, 미생물군 다양성을 확장함으로써(다양한 유형의 미생물을 확보함으로써) 장누수증후군을 치유할 수 있다. 장내 미생물군 다양성을 높이기 위해 좋은 방법 중 하나는 다양한 식품을 섭취하는 것이다. 여러 가지 제철 과일과 채소를 섭취하자. 다양한 동물과 식물로 구성된 단백질 원천을 마련하자. (그리고 소화 문제가 없다면 유제품도 포함하자.) 다양한 유형의 지방을 섭취하자. 다양한 허브와 향신료를 사용하자. 여기에는 장내 미생물군에

## 장 누수가 자가면역으로 이어지는 과정

면역 체계가 약해진 상태에서 스트레스나 감염 등 환경적 요인과 유전적 요인이 결합하면 자가면역 질환의 조건이 형성된다.[8] 자가면역이란 본질적으로 우리 몸의 면역 체계가 판단 착오를 일으켜 자신을 공격하는 현상을 말한다.

자가면역 질환은 다음 과정을 거쳐 발생한다. 우리 몸은 저항성을 유지하는데, 이 말은 자신과 외부 병원체를 구분한다는 뜻이다. 면역 체계는 바이러스나 박테리아와 같은 감염을 유발하는 미생물에게서 발견되는 특정한 펩티드peptide를 인식한다. 면역 세포가 펩티드를 발견하면 공격을 개시한다. 그런데 과도하게 민감한 면역 체계는 체내 세포에서, 혹은 소화관에서 새어 나온 소화되지 않은 식품 입자에서 발견되는 유사한 항원을 발견할 때 혼돈을 일으킨다. 그러면 면역 체계는 우리 자신을 공격하기 시작한다. 그 과정에서 소화관 자체나 신경 세포, 피부 세포, 췌장 세포, 혹은 관절 조직에 손상을 입힌다.

영양을 공급하는 폴리페놀이 풍부하다.

섬유질 역시 유익한 미생물군과 혈당 조절에 중요한 요소다. 미생물군 속 유익한 박테리아가 섬유질을 먹고 성장하기 때문이다.

섬유질을 섭취하는 최고의 방법은 채소와 과일, 견과류를 먹는 것이다. 과일과 채소, 견과류를 중심으로 한 고섬유질 식단을 실천한 그룹과 곡물과 콩류를 중심으로 한 고섬유질 식단을 실천한 그룹을 비교한 연구 결과에 따르면, 채소와 과일, 견과류를 중심으로 한 고섬유질 식단을 실천한 그룹이 더 좋은 성과를 보였다.[9] 흥미롭게도 운동 역시 장내 미생물군 다양성을 확장하는 과정에서 중요한 역할을 한다. 운동은 유익한 박테리아의 증식을 강화하고, 면역력을 높이며, 장벽 기능과 대사 활동을 개선한다고 밝혀졌다.[10]

## 장 건강을 위한 바이오해킹

장내 미생물 생태계에서 무슨 일이 벌어지는지 이해하기 위한 좋은 방법은 검사를 받아보는 것이다. 그러나 온라인으로 가능한 채변 검사는 별로 추천하지 않는다. 유용한 정보를 많이 얻을 수 없기 때문이다. 다음에 이어지는 내용에서 보여주는 수준의 분석 결과를 얻으려면 임상 등급의 채변 검사를 실시하는 기능의학 의사가 근무하는 병원에 방문할 것을 추천한다. 그래도 한 가지 언급해야 할 부분이 있다. 기능의학에서 시행하는 채변 검사가 장 건강을 최적화하는 데 도움이 되는지를 둘러싸고 의견이 엇갈린다. 이 검사와 관련해서 나는 개인적인 임상 경험, 내가 관련 지표를 해석하는 방식과 그 결과를 활용하는 방식을 바탕으로 설명하고 있다. 아직도 많은 의사와 과학자는 내가 소개하는 유형의 검사나 처방과 관련해서 환자들에게 추천할 만큼 객관적인 증거가 충분히 나와 있지 않다고 믿는다. 그러나 나는 이러한 검사를 통해 환자들로부터 출혈성 용종, 염증성 장 질환, 장벽 기능 장애, 장 내 감염, 효소 부족 문제를 확인할 수 있었고, 그래서 유용하다고 확신한다. 또한, 나는 이러한 검사를 통해 얻은 정보를 바탕으로 장 건강을 최적화한다. 검사를 받아볼 생각이 없다고 해도, 다음 목록을 살펴봄으로써 장내 미생물군 건강을 다양한 차원에서 개선하는 방법을 배울 수 있을 것이다.

• **공생균의 상대적 풍부도** 이 검사를 통해 (면역 체계를 포함해서) 건강에 도움을 주는 미생물군이 체내에 얼마나 풍부한지 알아볼 수 있다. 유익한 미생물군이 (염증을 유발하는) 부정적인 영향을 미치는 미생물군에 비해 상대적으로 부족한 경우, 우리는 프리바이오틱스나 프로바이오틱스를 섭취함으로써 상태를 개선할 수 있다. 이 수치가 높다면, 의사는 소장세균과다증식증 여부를 확인해볼 필요가 있다.

• **SIGA** 점막 표면에서 생성되어 장 내벽을 보호하는 첫 번째 방어막으로 기능하는 항체다. 이 항체가 너무 많다는 것은 감염,

알레르기, 자가면역으로 인해 면역 체계가 과도하게 항진되어 있다는 신호다. 감염이 발견되지 않은 경우, 나는 제외 식이를 한 달간 실천해서 면역력을 떨어뜨리는 식품에 대한 민감성을 확인해보길 권한다. 또한, 면역력을 높이기 위해 보충제 섭취를 권한다. 이 항체의 수치가 너무 낮다는 것은 면역 체계의 활동성이 떨어져 있다는 신호다. 이러한 경우에는 초유, L-글루타민L-glutamine, 프리바이오틱스와 프로바이오틱스, 유익한 효모인 사카로미세스 보울라디saccharomyces boulardii 등의 성분이 함유된 보충제 섭취를 권한다.

- 단쇄 지방산 유익한 박테리아가 만들어내는 물질이다. 대표적으로 부티레이트butyrate, 아세테이트acetate, 프로피오네이트propionate와 같은 물질은 장 내벽을 튼튼하게 만들고 소화관 내 염증을 줄인다. 이 수치가 낮다면, 섬유소, 프리바이오틱스, 폴리페놀, 저항성 전분을 많이 섭취해야 한다. 이들 모두 단쇄 지방산을 만들어내는 유익한 박테리아에 영양을 공급한다. 기ghee 버터인도 요리에 사용하는 정제 버터에는 부티레이트가 함유되어 있기 때문에 유제품에 민감한 체질이 아니라면 사용하기 좋은 지방이다.

- 단백질 분해 산물 과다, 혹은 채변 검사에서 발견되는 소화되지 않은

음식물 너무 많은 단백질을 섭취했거나 음식물을 소화하는 효소가 부족하다는 뜻이다. 그러한 경우, 나는 음식물을 더 많이 씹고 소화 효소가 함유된 보충제를 섭취하는 방법을 권한다. 위산 저하가 있고 베타인 HCL을 보충해야 할 필요가 있는지 확인하고자 한다면, 자연 요법의 일종인 염산 요법을 시도해보자.

• 췌장 엘리스타아제pancreatic elastase 췌장이 만들어낸 효소로서, 섭취한 음식물을 분해하는 과정에 도움을 주며 소화에서 핵심 기능을 담당한다. 이 수치가 낮다면, 소화 효소를 섭취함으로써 도움을 얻을 수 있다.

• 효모 과다 증식 효모, 특히 다양한 칸디다균이 과잉 증식한 경우라면, 당(칸디다균은 당을 먹고 자란다) 섭취를 줄이는 게 좋다. 심각한 수준이라면 항진균제 처방을 받을 수도 있지만, 가벼운 수준이라면 마늘과 베르베린, 카프릴산caprylic acid, 오레가노 오일로 다스릴 수 있다.

• 베타-글루쿠로니다아제beta-glucuronidase 이 효소의 수치가 높은 경우, 에스트로겐 배출을 방해해서 에스트로겐 우세증이 나타날 수 있다.[11] 이 수치는 고지방과 고단백질, 저섬유질 식단을 하는 이들에게서 종종 높게 나타난다. 이 효소의 활동성을 억

제하기 위해서 칼슘 D-글루카레이트calcium D-glucarate를 섭취
하자.

- 분변 지방 채변 검사에서 지방이 검출됐다면, 담즙산을 많이 섭
  취하자. 민들레 뿌리와 같은 허브, 밀크시슬 씨앗, 생강, 타우
  린, 비타민 C, 감초, 심황, 포스파티딜콜린phosphatidylcholine을 섭
  취해서 담낭의 기능을 끌어올리는 방법도 도움이 된다.

- 아커만시아akkermansia 부족 아커만시아는 위장관 내에서 점액
  을 분해하는 장내 미생물이다. 이 수치가 낮다면, 폴리페놀을
  많이 섭취하자. 아커만시아는 폴리페놀을 먹고 자라기 때문이
  다. 폴리페놀은 블루베리와 같은 다크 베리와 허브, 향신료, 코
  코아 분말, 채소를 섭취함으로써 얻을 수 있다. 또한, 커피와
  차에도 들어 있다.

- 기생충 장내 기생충이 있다면, 기능의학 전문가를 찾아가 적절
  한 치료를 받자. 허브 식단이나 처방을 통해 기생충을 없애자.

- 옥살로박터 포르미게네스oxalobacter formigenes 유익한 장내 박테
  리아로 칼슘 옥살레이트calcium oxalate 결석의 위험을 낮춰준
  다.[12] 비뇨기 수산염이 있는 사람은 옥살로박터 포르미게네스

수치가 낮은 경우가 종종 있으며, 이는 신장 결석 위험을 높인다. 옥살로박터 포르미게네스 수치가 낮고 신장 결석이 있다면, 수산염이 높은 식품(시금치나 홍차)은 피하자.[13]

- **헬리코박터 파일로리** 위궤양과 위암 발병 위험과 관련 있는 박테리아다. 이 수치가 높은 경우, 허브 테라피나 항균제 처방을 권한다. 매스틱 검mastic gum은 헬리코박터 파일로리를 섭취하기 위한 좋은 보충제다. 치료를 위해 유능한 기능의학 의사를 만나볼 것을 권한다.

- **조눌린**zonulin 장 투과성을 제어하는 단백질로 조눌린 수치가 높다는 것은 점막 장벽이 무너졌다는 말이다. 즉, 장누수증후군이 발생했다는 뜻이다. 이러한 경우에 뒤에서 소개하는 5단계 프로그램이 도움이 된다. 사골과 젤라틴, 콜라겐, 발효 식품 섭취를 통해 소화관 점막을 보호하자.

- **호산성 단백질 X** 이 단백질은 염증 알레르기 반응을 유발하는 호산구eosinophil 활성도와 탈과립degranulation 정도를 보여주는 지표다. 그 수치가 높다면, 기생충이나 음식물 알레르기, 크론병, 궤양성 대장염과 같은 염증성 대장 질환이 원인일 수 있다.

- 칼프로텍틴calprotectin 이 단백질은 칼슘 및 아연과 결합하며, 장 내 염증 정도를 보여주는 지표다.[14] 이 수치가 높다면, 전문적인 정밀 검사를 통해 염증성 대장 질환의 여부를 확인해봐야 한다. 또한, 밀과 유제품, 곡물, 레귬/렉틴을 식단에서 제거하는 자가면역 팔레오 식단을 시작해보길 권한다. (이와 관련해서《월 프로토콜The Wahls Protocol》이라는 책을 추천한다.) 보스웰리아나 커큐민과 같은 항염 보충제도 도움이 된다.

- 잠재 혈액 육안으로 확인할 수 없는 대변 내 혈액을 말한다. 채변 검사를 통해서만 확인이 가능하다. 잠재 혈액이 있다는 말은 소화관 내 출혈이 발생했다는 뜻이며, 치질이나 대장 용종, 출혈성 뇌혈관 질환이 원인일 수 있다. 치질 검사와 추후 확인을 위한 재검을 고려해보자. 그리고 결장경 검사를 통해 용종이나 암의 여부도 확인하자.

지금까지 여러 검사 결과에 따른 다양한 치료법을 소개했다. 장 기능을 회복하고 최적화하기 위해서는 5단계 프로그램을 시행하는 기능의학 의사를 만나보는 것이 좋다. 이 프로그램은 (1) 문제 (가령, 알레르기를 유발하는 식품, 병원성 박테리아, 효모, 기생충)를 일으키는 요인을 제거하기, (2) 부족한 요소를 보충하기(HCL, 효소, 담즙산), (3) 장벽을 복원하고(액상 풀빅liquid fulvic, 휴민산humic acid, L-글루타민, 감초, 알로에 베라, 느릅나무, 마시멜로, 캣츠 클로cat's claw를 사용-), 장과심리증후군gut and psychology syndrome, GAPS 식이 요법이나 장 회복을 위해 설계된 특정한 탄수화물 식단을 실천하기, (4) 프리바이오틱스, 폴리페놀, 프로바이오틱 식품 및 보충제를 통한 예방, (5) 소화기를 손상시키는 스트레스 완화를 통한 이완 과정으로 구성되어 있다.

이처럼 많은 기술 정보를 소개하고 있지만, 기분, 혈당 및 인슐린 수치, 장내 미생물군의 건강에 가장 많은 영향을 미치는 요소는 우리가 섭취하는 음식이다. 나는 건강을 유지해주는 식품을 중심으로 기본적인 규칙과 금지 사항을 정하는 노력이 중요하다고 생각한다. 나 역시 긍정적인 감정 상태를 유지하고, 혈당 균형을 유지하고, 장내 미생물군 중 유익균에 영양분을 공급하는 방식으로 음식을 섭취하고자 한다. 모든 사람에게는 먹고 살아가는 방식과 관련해서 자기만의 규칙이 있을 것이다. 이러한 규칙이 내 규칙과 다를 수 있겠지만, 나는 모두에게 자신의 상황에 맞게 목록을 작성해보길 권한다. 다음은 내가 작성한 간략한 목록이다. 각자 자신에게 맞는 목록을 작성하는 과정에 참조가 됐으면 한다.

- 신중한 식사: 나는 식사 계획을 신중하게 세우고 섭취하는 음식에 주의를 기울인다.
- 신중한 간식: 간식은 가급적 줄이려고 하지만, 정말로 필요한 경

우에는 식사와 마찬가지로 신중하게 계획을 세우고 성분에 주의를 기울인다.

◦ **앉아서 먹기**: 식사는 반드시 앉아서 한다.

◦ **고품질 식품 섭취하기**: 음식의 양보다 영양소 밀도에 주목한다. 가능한 최고 품질의 식품을 먹자. 디저트를 먹게 된다면 정말로 먹을 만한 가치가 있는지 따져보거나 애초에 직접 만들어보자.

◦ **요리사처럼 선택하고 재료를 확인하기**: 나는 식료품을 구매할 때 요리사처럼 생각하려고 한다. 그리고 지역 식료품 매장에서 구매하거나 가능하다면 농산물을 재배한 농부에게 직접 구매한다.

◦ **기내식 먹지 않기**: 형편없는 기내식은 시차 적응을 더 힘들게 한다. 비행기를 탈 때 먹을거리를 챙겨서 떠나자. 견과류와 씨앗, 다크 초콜릿, 삶은 계란, 아마 크래커, 후무스, 케일칩은 내가 기내식 대용으로 좋아하는 것들이다.

◦ **패스트푸드 먹지 않기**: 패스트푸드는 사실 푸드가 아니다! 과감하게 포기하면 미련도 없다.

내가 소개한 원칙이 각자의 기호와 민감성, 혈당 변동성, 장내 미생물군에 맞춤화된 식단을 짜는 데 도움이 되길 바란다. 이는 대사 건강과 전반적인 기분 개선을 위한 최고의 비법이다.

## ♦ 장내 미생물군을 통한 바이오해킹

- 기능의학 의사를 찾아가서 장 건강 검사를 받아보고 자신의 장 내 미생물군 건강 상태를 확인하자. 그리고 발견된 문제를 해결하자.

- 심각한 장 문제가 있다면, 5단계 프로그램을 수행하는 데 도움을 줄 의사를 찾아보자.

- 음식물 섭취에 주의를 기울이고, 고품질 식품을 선택하고, 불량 식품을 피하고, 지역에서 재배한 천연 식품을 사거나 농산물 직거래장에서 구입해서 장이 건강한 생활 습관을 만들어보자.

- 다양한 식품을 섭취해서 장내 미생물군 밀도를 개선하자.

- 자기 몸을 주의 깊게 살펴서 장 투과성, 즉 장누수증후군 신호를 포착하자.

## 9장

# 에너지 대사

---

## 바이오해킹

---

생각하고 기다리며 굶을 수 있다면 누구든지 마술을 부리고 목표를 이룰 수 있다.

— 헤르만 헤세

대사 유연성이란 여러 가지 연료 원천에 따라 효과적으로 대사 활동을 수행하는 능력을 말한다. 다시 말해, (탄수화물과 단백질에서 얻은) 포도당을 연소하는 방식에서 (지방에서 얻은) 케톤을 연소하는 방식으로 전환하는 능력이다. 대사적으로 유연할 때, 우리는 이러한 연료의 원천 사이를 쉽게 왔다 갔다 할 수 있으며, 그 과정에서 혈당 스파이크를 줄이고 체내 인슐린 수치를 낮게 유지할 수 있다. 대사 유연성은 식량이 귀했던 시대에 대단히 중요한 능력이었다. 여름처럼 탄수화물을 쉽게 구할 수 있는 때는 탄수화물을 실컷 먹었지만, 겨울처럼 탄수화물을 구하기 어려워서 동물을 잡아먹어야 하거나 먹을 게 하나도 없을 때, 우리 몸은 식이 지방이나 체내에 저장된 지방을 연료로 사용해야 했다.

인류는 그렇게 진화해왔기 때문에 대사 유연성은 우리의 자연스러운 능력이어야 한다. 가령, 식사를 하고 4시간 후에 1시간 동안 달리면서 약 700칼로리를 소모하는 상황을 가정해보자. 먼저 우리 몸은 마지막 식사에서 얻은 혈당을 소진한다. 다음으로 글리코겐(간과 근육에 저장된 연료)을 사용한다. 그리고 나서도 계속해서 달리기 위해 우리 몸은 지방을 태워 연료를 얻는 방식으로 넘어간다. 결국 지방이 우리 몸에 마지막으로 남은 연료이기 때문이다. 그런데 우리 몸이 그렇게 전환하는 방법을 알지 못하면, 운동선수들이 말하는 "봉크bonk"에 맞닥뜨리게 된다. 봉크란 갑작스러운 피로와 무기력감으로 몸이 뻗어버리는 현상을 말한다.

나는 가벼운 단식과 간헐적 케토 식단으로 대사 유연성을 키우고자 했던 한 동료에게 도움을 줬던 때를 잊지 못한다. 당시 나는 포도당 측정기과 케톤 측정기를 사용해서 동료의 식단을 도왔다. 그렇게 함께 노력한 지 몇 주가 지나고 동료는 충분한 훈련을 하지 못한 상태로 철인 3종 경기에 참가 신청을 했다. 한편, 마찬가지로 참가 신청을 한 동료의 또 다른 친구는 체력을 강화하기 위해 당이 주성분인 모든 유형의 젤을 사용하는 고탄수화물 식단으로 몇 주간 훈련을 하고 있었다. 이윽고 시합 당일, 동료는 친구보다 먼저 결승점에 도착했다. 내 동료의 친구는 체내 탄수화물이 다 떨어지면서 "봉크"에 부딪혔고 결국 완주하지 못했다. 반면에

(훈련을 충분히 하지 못했던) 내 동료는 글리코겐이 다 떨어지자 지방을 연료로 사용할 만큼 대사 유연성이 충분히 높았기 때문에 완주할 수 있었다.

대사 유연성을 바이오해킹 하기 위한 좋은 방법은 탄수화물 섭취를 의도적으로 줄이는 것이다. 우리는 케토제닉 식단처럼 탄수화물이 아주 낮은 음식을 섭취하거나 혹은 장시간 아무것도 먹지 않는 방식, 즉 단식을 통해 탄수화물 섭취를 크게 줄일 수 있다. 그 과정에서 우리 몸은 전환법을 익히게 된다. 포도당이나 글리코겐이 다 떨어졌을 때(탄수화물을 섭취하지 않으면 즉각 나타나는 현상) 우리 몸은 대체 연료를 찾는다. 다시 말해 우리는 자신의 몸이 연료를 전환하도록 "훈련"을 시키는 셈이다. 그러나 일반적으로 우리는 탄수화물을 너무 자주, 너무 많이 섭취하기 때문에 우리 몸은 좀처럼 그런 훈련의 기회를 얻지 못한다.

한편, 저탄수화물 식단을 오랫동안 실행하면서 당을 연소하는 대사로 넘어가기 위한 대사 유연성이 떨어졌다면, 우리는 탄수화물을 많이 섭취하는 식단을 주기적으로 실행함으로써 우리 몸이 연료 전환 훈련을 하도록 만들 수 있다. 우리 몸은 연료 전환 훈련을 더 많이 할수록 더 잘하게 된다.

## 내키는 대로 먹는 식습관은 대사 유연성을 망친다

대사 유연성을 떨어뜨리는 공통적인 요인은 너무 자주 먹는 습관이다. 미국 질병통제예방센터의 국민 건강 및 영양 조사 자료에 따르면, 2009~2014년 미국인이 하루 사이에 먹는 횟수는 다섯 번인 것으로 나타났다. 저녁 식사와 이후에 먹는 간식이 가장 공통으로 보고된 식사였고, 이는 일일 에너지 섭취량의 45퍼센트를 차지했다. 저녁 식사는 평균적으로 오후 6시 24분에 시작해서 8시 18분에 끝나는 것으로 나타났다.[1]

이러한 식습관은 10~14시간 동안 우리 몸에 연료를 공급해서 충분한 양의 글리코겐을 저장하도록 한다(운동을 하지 않는 경우). 이렇게 자주, 늦게 음식을 먹으면, 우리 몸은 글리코겐을 충분히 소진하지 못한다. 나는 이러한 현상을 글리코겐 싱크대를 막는 것이라고 설명한다. 가끔 오랜 시간 동안 아무것도 먹지 않는 방식으로 글리코겐 싱크대를 비우는 시도는 건강에 큰 도움이 된다.

이를 통해 지방을 연소해서 연료를 얻는 방식으로 대사 스위치를 전환하고 우리 몸의 대사 유연성을 강화할 수 있다. 밤새 글리코겐 싱크대를 비우지 못하면, 잠을 자는 동안에 지방을 연소하지 못한다. 글리코겐이 이미 많이 저장된 경우, 저녁 식사와 이

> 후에 먹은 간식으로부터 얻는 모든 연료는 추가적인 지방으로 축적된다.[2]

## 대사 유연성을 강화하는 법

우리는 다양한 방법으로 대사 유연성을 바이오해킹 할 수 있다. 그러한 방법의 대부분은 우리가 언제 먹는지, 언제 움직이는지, 무엇을 하는지에 변화를 주는 시도와 관련이 있다. 호르메시스를 통해 스트레스와 회복 사이를 왔다 갔다 하면서 회복탄력성을 높이는 것처럼, 이와 같은 변화를 통해 대사적 회복탄력성을 높일 수 있다.

- 다양한 운동 우리 몸은 다양한 근섬유 조직을 단련하는 과정에서 여러 가지 요구에 대처하는 법을 배운다. 운동은 우리 몸이 혈당을 다루는 방식에 중대한 영향을 미친다. 예를 들어 중강도 유산소 운동은 인슐린 민감성을 개선하고 혈당을 효율적으로 사용하도록 만든다. 고강도 인터벌 훈련은 탄수화물을 소모하는 미토콘드리아의 수와 기능을 개선하고 저장된 글리코겐을 효과적으로 소진한다. 중량 운동은 근육을 증가시킴으로써

글리코겐이 빠져나가는 싱크대 크기를 확장한다(그래서 글리코
겐을 더 많이 사용한다).[3]

- 자연의 흐름에 따라 살기 계절에 따라 살아가면서 대사 유연성
  을 높이는 자연적인 접근 방식은 인류가 살아왔던 방식을 그
  대로 모방하는 것이기도 하다. 인간은 원래 겨울에 더 많이 잤
  다. 겨울에는 어둠이 더 오래 지속되기 때문이었다. 탄수화물
  을 적게 먹기도 했는데, 겨울에는 식량이 부족해서였다. 또한,
  추운 날씨 때문에 더 적게 움직였다. 반면에 여름에는 더 많이
  움직였다. 외부에서 활동하기가 더 쉬웠고, 식량도 더 쉽게 구
  할 수 있었기에 여름에는 탄수화물을 더 많이 먹었다. 현대인
  도 겨울에는 더 많이 자고 저탄수화물 식단을 하고 중량 운동
  에 집중함으로써, 여름에는 더 많이 활동하고 더 적게 자고 고
  탄수화물 식단을 하고 야외 활동 시간을 늘림으로써 계절에
  따라 살아가던 과거의 방식을 따라 할 수 있다.

- 영양 주기화, 혹은 탄수화물 사이클링 대사적 요구와 현재 생활
  방식, 스트레스 수준에 따라 다량 영양소 구성을 조절하자. 가
  령, 스트레스가 높을 때는 탄수화물이 적당하게 포함된 식단을
  통해 우리 몸에 안전하다는 신호를 보내자. 그리고 건강하고
  편안한 느낌이 들 때는 고지방 저탄수화물 식단을 통해 대사

유연성을 강화하자. 우리 몸은 그 과정에서 다양한 상황에 대처하는 유연성을 높이고 유지할 수 있다. 또한, 다량 영양소(단백질, 탄수화물, 지방) 사이클링을 위한 규칙적인 계획과 칼로리 목표를 세워서 우리 몸이 대사적으로 더 유연해지도록 단련할 수 있다.

• 단식 간헐적 단식을 통해 저장된 글리코겐을 소진하고 우리 몸이 케토시스 상태로 진입하게 만들어서 저장된 지방을 소진하도록 할 수 있다. 이를 통해 대사 스위치를 전환하고 오토파지(죽거나 고장 난 세포를 처리하는 기능)와 미토파지(고장 난 미토콘드리아를 처리하는 기능)를 활성화할 수 있다. 어떤 이들은 지속적인 칼로리 제한보다 일주일에 한두 번 500칼로리 미만(혹은 0칼로리)을 섭취하는 방식으로 살을 더 쉽게 뺄 수 있다. 우리는 두 가지 방식으로 목표를 달성할 수 있다. 단식이 칼로리 제한과 가장 다른 점은 오랫동안 음식물을 섭취하지 않음으로써 우리 몸의 대사 스위치를 전환하여 케톤체를 생성할 가능성을 더 크게 만든다는 점이다. 케톤체는 미토콘드리아와 근육, 두뇌 건강에 고유하면서 긍정적인 영향을 미친다.

• 주기적인 칼로리 제한 많은 여성이 체중 감량과 섭식 장애, 만성 스트레스로 어려움을 겪고 있다는 사실을 잘 알기에, 나는 여

기서 다이어트를 강력히 권하지는 않을 것이다. 내 생각에 지속적인 칼로리 제한(다이어트)은 삶의 질을 높여주지 못한다. 다이어트는 만성 스트레스나 마찬가지다. 즉, 회복 기간이 없다. 우리 몸은 주기적으로 칼로리를 제한하도록 만들어졌다. 똑같은 식단을 지속하는 것은 인간이 음식물을 섭취하는 자연적인 방식과 맞지 않는다. 인류는 최근까지도 계절이 허락하는 음식을 먹어야 했고, 음식의 종류는 주기적으로 바뀌었다. 오늘날 우리는 일주일에 며칠간은 칼로리가 낮은 식단을 하고 다른 며칠간은 고칼로리 식단을 하는 방식으로 대사 유연성을 높일 수 있다. 지속적인 칼로리 제한은 기초대사율을 떨어뜨리는 경향이 있다. 하지만 매일 칼로리 수준을 변경하는 방식의 식단은 우리 몸이 더 많은 섭취와 더 적은 섭취에 적응하게 만들고 이를 통해 세포의 유연성을 높인다.

## 단식: 대사 유연성을 높이는 강력한 방법

'단식'이라는 용어는 뜨거운 논란을 가져온다. 어떤 사람은 단식을 사랑하지만 또 어떤 사람은 혐오한다. 그리고 또 다른 사람은 단식에 대해 궁금해하면서도 막상 도전은 겁낸다. 오늘날 단식은 최신 유행인 듯 보이지만, 사실 간헐적 단식은 고대에 뿌리를 두고 있다. 단식은 인류가 식량과 상호작용하는 과정에서 나타난 결과물이다. 그런데도 단식이 최근에 시작된 유행처럼 '느껴지는' 이유는 우리가 너무 자주, 너무 많이 먹는 식습관에 익숙해져 있기 때문이다.

인류 역사 대부분에 걸쳐 인간은 지구력 운동과 단식을 통해서 파괴된 단백질과 미토콘드리아를 처리하는 세포 청소 기능을 수행하고, 신경 발생을 유도해서 두뇌 세포의 퇴행에 저항했다. 또한, 문제 해결(식량을 더 많이 발견하고 위험에서 벗어나는) 능력을 강화함으로써 세포 회복력을 높이도록 우리 몸에 신호를 보냈다. 선조들은 탄수화물을 연소하는 방식에서 지방 가동화fat mobilization와 케토시스 단계로 넘어가는 능력을 단련함으로써 식량이 부족한 상황을 견뎌냈고, 이러한 능력으로 생존 가능성을 크게 높였다.

우리 몸은 지금도 이러한 신호를 받아들이도록 만들어졌다. 그러나 현대인들 대부분은 더 이상 지구력 운동을 하거나 오랫동안 굶지 않는다. 우리는 좀처럼 움직이지 않으면서도 계속 음식을 섭취함으로써 건강을 강화하고 건강 수명을 늘릴 좋은 기회를 잃어버리고 있다.[4] 자연적인 삶의 리듬은 포식과 단식으로 이루어져 있었다. 특별한 경우에 아주 많이 먹었고, 다른 경우에는 아예 먹지 않았다.

많은 이들은 단식을 불편하게 느낀다. 대부분 단식에 익숙하지 않거나, 대사적으로 유연하지 않아서 당 연소에서 지방 연소로 스위치를 전환하는 과정에 어려움을 겪기 때문이다. 나는 제이슨 펑 Jason Fung 박사가 쓴 《독소를 비우는 몸 The Complete Guide to Fasting》을 읽고 나서부터 인슐린 저항성을 개선할 목적으로 종종 단식을 한다. 단식이 모두에게 도움이 되는 것은 아니지만(마른 체질을 타고난 사람은 단식에 잘 맞지 않는 것으로 보인다), 대사성 장애가 있는 사람은 단식을 통해 놀라운 건강 효과를 볼 수 있다. 그렇다면 대사 문제를 해결하려면 꼭 단식을 해야 할까? 아니다! 어떤 이들은 칼로리 제한과 유산소 운동 및 중량 운동을 중심으로 뚜렷한 발전을 보이면서 건강 목표를 달성한다. 그러나 이러한 일반적인 방식으로 성공을 거두지 못한 많은 이들은 건강한 식단과 운동 요법을 함께 수행할 때 단식이 효과가 있다는 사실을 비로소 깨닫게 된다.

건강한 체지방과 근육량 수치를 지녔으며 음식과 건강한 관계를 유지하고 있다면 단식은 안전한 방법이다. 단식은 두뇌 기능에 도움을 주면서, 뇌유래신경성장인자를 촉진하고 정신의 명료함과 집중력을 높인다. 단식은 상처를 치유하는 기능도 강화한다. 비만 여성의 임신 가능성을 높이기도 한다. 또한, 콜레스테롤 수치와 혈압, 트라이글리세라이드, 염증, 산화 스트레스를 낮춘다.[5] 이 모든 일이 가능한 것은 미토콘드리아와 장내 미생물군의 부담을 덜어서 우리 몸이 힘들게 일하지 않도록 만들어주기 때문이다. 이러한 이유 등으로, 우리는 이제 단식에 대한 비난을 멈춰야 한다. 그리고 (모두에게 해당되지는 않는다고 해도) 일부 사람들에게 단식이 대사 활동을 강화하는 데 도움을 주는 적절한 방법임을 인정해야 할 것이다.

나는 단식으로 공복 혈당을 낮췄다. 나의 환자 중 많은 이들도 비슷한 성과를 경험했다. 나는 단식을 통해 소장세균과다증식증을 해결한 사례를 목격했다. 나는 염증성 장 질환이 있는 친구들에게 간헐적 단식을 주기적으로 시도하도록 권했다. 또한, 단식은 간에 있는 내생적 산화 방지 시스템을 활성화함으로써 해독 작용을 강화한다. (이 말은 단식을 통해 간 스스로 항산화제를 생산하게 함으로써 유리기에 맞서 싸우고 염증을 줄인다는 뜻이다.) 단식은 칼로리 부족 상태를 의도적으로 만들어냄으로써 체중을 줄인다. 또한, 케톤체를 증가시켜 집중력을 높이고 두뇌 건강을 향상시킨다. 동물 연구에서는 단식이 수명을 늘린 것으로 나타났다. 인간도 마찬가지 이익을 얻을 수 있을 것으로 보인다.[6]

체지방은 결국 식량이 다 떨어져서 먹을 게 없을 때, 우리가 "먹을 수 있도록" 체내에 저장된 에너지다. 우리는 말 그대로 자신의 지방을 "먹는다"(이것이 바로 케토시스다). 몸은 식량으로부터 에너지를 만들지만, 저장된 연료로부터도 에너지를 만들 수 있다. 체중이 63.5킬로그램이고 체지방이 23퍼센트인 여성은 14.6킬로그램의 저장 연료를 지방 형태로 보유하고 있다. 그리고 이는 11만 2000칼로리의 연료에 해당한다. 이 정도면 아무것도 먹지 않고 한 달 이상 생존하기에 충분하다. 그렇다고 몸소 시도하지는 말자(몇 주씩

굶으면 여러 문제가 나타날 수 있기에 전문가의 지도가 없는 상태에서 이런 무리한 단식은 권하지 않는다). 그래도 우리가 얼마만큼의 연료를 몸에 저장해놓고 있는지 헤아려보는 것은 흥미롭다.

단식은 특히 인슐린 저항성이 있거나 당뇨병 전증, 혹은 당뇨병인 사람들, 그리고 주로 앉아서 생활하는 이들에게 도움이 된다. 과체중이나 비만에 해당하는 사람들에게도 좋다. 또한, 몸과 마음을 단련해서 음식을 장기간 먹지 않은 상태에 대처하려는 건강한 이들에게도 유용한 도구다. 어떤 이들은 오토파지와 두뇌 건강을 강화해서 수명을 늘리기 위해 단식을 한다. 단식은 정신 건강에도 도움을 준다. 개인적으로 내게 장기 단식은 영적 성장을 위한 소중한 촉매제였다. 그러나 요즘 나는 주로 12~14시간 동안 굶거나 간헐적으로 24시간 동안 굶는 방식으로 단식을 실천 중이다.

## 단식을 하면 안 되는 경우

단식 방법에 관해 자세히 설명하기에 앞서 당부의 말을 하고 싶다. 지금 젊고(20대) 건강하다면 단식을 한다고 해도 오랫동안 할 필요는 없다. 물론 젊다고 해서 단식을 해서는 안 된다는 말은 아니다. 나는 많은 젊은이가 단식을 즐겨 한다는 사실을 알고 있다. 그러나 가임기인 건강한 젊은 여성(다낭성난소증후군과 같은 문제가 없는)이라면 12시간 이상 굶을 필요는 없다. 대신에 운동과 탄수화물 사이클링을 통해 케토시스 단계에 이를 수 있다. 대사 유연성이 이미 높은 상태라면, 단식은 오히려 과도한 스트레스 요인으로 작용할 수 있다. 그러므로 젊은 시절에는 단식에 집중하는 것보다 건강한 식습관을 형성하는 노력이 더 중요하다.

운동선수도 주의를 기울여야 한다. 특히 여성 운동선수가 힘든 훈련을 하면서 굶거나 적게 먹는다면 호르몬 문제가 나타날 가능성이 크다. 젊은 여성 운동선수를 비롯하여 운동선수 대부분은 칼로리 제한이 아니라 올바른 음식물 섭취에 주력해야 한다. 12장에서는 스포츠 분야에서 발견되는 상대적 에너지 부족 문제를 자세히 들여다보고자 한다. 이는 가볍게 여겨서는 안 될 건강 문제다.

운동의 장점은 단식과 마찬가지로 세포 청소 기능을 활성화한다는 것이다. 이러한 점에서 단식은 운동선수보다는 앉아서 생활하는 일반인에게 더 많은 도움을 준다. 나이가 들면서, 그리고 대사 유연성이 떨어지면서 단식의 중요성은 더 높아진다. 생명 유지를 위한 필수 요소는 남녀노소에 따라 뚜렷한 차이가 있다는 사실을 명심하자. 가령, 젊은 사람들은 성장 단계에 있다. 연구 결과에 따르면, 칼로리 제한과 간헐적 단식은 성인에게는 도움이 되지만 청소년에게는 특정한 면역 반응에 부정적인 영향을 미칠 수 있다고 한다. 단식은 30대, 40대, 50대를 지나 나이 들수록 더 많은 도움을 준다. 그래도 우리 몸이 단식에 어떻게 반응하는지 주의를 기울여야 한다는 사실을 잊지 말자. 그래야만 단식이 내게 효과가 있는지, 아니면 중단해야 할지 판단할 수 있다.

단식을 해서는 안 되는 또 다른 상황이 있다. 체지방이 지나치게 낮거나, 임신 혹은 수유 중이거나, 건강과 행복에 대해 잘 알지 못하거나, 수면 장애가 있는 경우다. 우리는 단식이 현재나 과거에 있었던 섭식 장애를 악화할 수 있다는 점을 알아야 한다. 섭식 장애를 겪은 적이 있다면, 단식에 관한 부분은 건너뛰길 권한다. 이런 사람들에게는 단식의 이익보다 위험이 더 클 것으로 보인다.

당뇨병에 걸렸다면, 단식 요법을 시작하기 전에 의사와 상담할 것을 권한다. 단식이 인슐린과 다른 약물에 대한 필요성에 영향을 미쳐서 복용량을 낮추어야 할 수도 있기 때문이다.

마지막으로 스트레스가 높거나, 혹은 갑상샘에 문제가 있거나 코르티솔 수치가 낮은 것처럼 호르몬 기능 장애를 말해주는 신호를 감지했다면, 단식에 집중하지 말자. 대신에 스트레스 회복에 주목하자. 아마도 회복에는 6~9개월의 기간이 걸릴 것이다. 나는 코로나 기간에 극도의 스트레스를 받고 난 뒤 단식을 시작하면서 많은 어려움을 겪었고, 결국 단식을 더 이상 진행할 수 없다는 결론에 이르렀다. 내 몸은 내게 스트레스 위에 또 다른 스트레스를 쌓을 여유가 없다는 이야기를 들려줬다. 만성 스트레스 상태에 있을 때는 규칙적인 식사가 중요하다. 여기에는 아침에 가장 먼저 섭취하는 단백질과 매끼 충분히 섭취하는 탄수화물(하루 100그램 이상을 목표로), 잠자기 전 가벼운 간식이 포함된다. 만성 스트레스에서 회복되는 동안에는 단식이나 케토시스처럼 대사 스트레스 요인을 스스로에게 주지 말고, 명상과 요가, 충분한 수면, 자연 및 공동체와 함께 보내는 시간처럼 회복 활동에 집중하자. 당부의 말씀은 여기까지다.

## 단식을 시작하는 방법

나는 처음 단식을 시도했을 때, 많은 어려움을 겪었다. 대사 유연성이 너무 낮아서 단식을 계속 이어 나갈 수 없었다. 단식을 시작했는데 아프고, 어지럽고, 메스꺼움을 느낀다면, 이는 우리 몸이 단식을 하기에 대사적으로 충분히 유연하지 않다는 말이다. 단식에 "실패"하고 포기하는 이유는 일반적으로 대사적으로 유연하지 않기 때문이다.[7] 그럴 경우, 단식을 시작하기에 앞서 먼저 케토제닉 식단(285~286쪽)을 통해 지방에 적응함으로써 우리 몸이 케토시스 상태로 진입하도록 만드는 과제에 집중해야 한다.

영양적 케토시스 상태로 진입해서 대사 유연성을 높이고자 한다면, 탄수화물을 얼마나 많이 섭취하는지 추적해보자. 영양적 케토시스는 순수 탄수화물을 하루 50그램 미만으로 먹을 때 일어난다. 혈액 속 케톤을 증가시키는 데는 일반적으로 2~4일이 걸린다.

## 단식은 그냥 굶는 게 아니었다?

많은 사람이 단식이 곧 굶은 것이라는 생각에 단식을 싫어한다. 그러나 단식은 선택권이 있다는 한 가지 중요한 측면에서 굶는 것과 확연히 다르다. 단식할 때, 우리는 언제든 정상적인 식단을 다시 시작할 수 있다. 반면에 기근을 겪거나 섭식 장애가 있는 사람은 건강한 칼로리 균형을 유지할 수 없다. 그것은 그들의 통제 범위 밖에서 벌어지는 일이다. 신경성 식욕부진증이나 운동성 식욕부진증으로 어려움을 겪는 사람들은 아주 낮은 체중과 체지방에 이를 때까지 굶거나 운동한다. 그러나 그들이 처한 상황으로 인해 건강한 신체 구성을 제대로 유지하지 못한다. 건강한 단식으로는 그러한 단계까지 이를 수 없다. 단식은 효과를 확인할 수 있을 정도로 충분히 오래 해야 하지만, 그렇다고 해서 몸에 무리가 갈 정도로 지속해서는 안 된다.

여기서 우리의 목표는 "지방에 적응fat adapted"하는 것이다. 이 말은 지방을 연료로서 효율적으로 사용하는 대사 시스템을 갖춘다는 말이다. 이를 위해서는 1~3개월이 걸린다(때로 더 길 수도 있다). 영양적 케토시스는 식욕 감소와 탄수화물 갈망 감소, 체중 감소, 내장 지방 감소, 트라이글리세라이드 감소, HDL(좋은 콜레스테롤) 증

가, 혈당 및 혈압 감소 등 단식만큼이나 많은 이득을 준다.[8]

이러한 케토시스 기간을 거쳐 단식으로 서서히 넘어가면 훨씬 더 편안한 느낌이 들 것이다. 그래도 우리 몸이 단식에 어느 정도 익숙해지기까지는 시간이 걸린다. 따라서 처음 몇 번의 시도는 쉽지 않을 것이다. 그래도 좌절하지 말고 이어 나가자. 틀림없이 더 편해질 것이다. 단식은 삶의 여러 기술과 다르지 않다. 노력과 연습만이 성공을 위한 지름길이다. 모든 변화가 그렇듯 우리 몸은 점진적인 적응을 선호한다.

단식에 쉽게 적응하기 위해, 다음에 이어지는 단계를 순서대로 따르자. 다음 단계로 넘어가기 전에 지금 단계가 편안하게 느껴질 만큼 오래 머물자(그리고 언제든 뒤로 돌아가거나 중단할 수 있다는 사실을 명심하자). 다음은 단식을 실행하는 과정이다.

### 1단계: 먼저 규칙적으로 식사하고 간식을 줄이자

식사 시간을 일정하게 지키자. 규칙적인 식사는 배고픔의 신호를 보내는 호르몬인 렙틴을 줄이고 인슐린 저항성을 완화한다. 또한, 스트레스 호르몬을 정상으로 되돌린다. 단백질이 풍부한 아침 식사로 하루를 시작하는 것도 렙틴 민감성에 도움을 준다. 규칙적으로 식사하고 간식을 먹기 위해서는 훈련이 필요하지만, 사실 간식은 습관일 뿐이다. 그래서 많은 이들이 종일 간식을 먹고, 이러한 습관으로 단식이 힘들어진다. 물론 간식을 먹어서는 안 된다는 말이 아니다. 다만, 대부분의 사람들이 기준 이상으로 많은 간식을 먹고 있으며, 이는 과도한 인슐린 분비로 이어진다는 사실을 명심하자. 컴퓨터 작업을 할 때나 차 안에서, TV 앞에서, 혹은 영화를 보거나 수업 중일 때는 간식을 먹지 말자.

### 2단계: 자연식으로 넘어가자

패스트푸드와 포장 음식, 가공 음식을 끊으면 단식으로 넘어가는 과정이 훨씬 더 자연스러울 것이다. 가공식품 섭취를 중단하고 자연식품을 챙겨 먹으면 대사 유연성이 개선된다. 우리 몸은 더 이상 가공식품을 갈망하는 중독적인 허기를 느끼지 않을 것이다. 가공식품에서 벗어났다면 단기간의 단식은 훨씬 더 편안하게 느껴질 것이다. 한 달 동안 당 섭취를 중단하면 단 음식에 대한 갈망을 없앨 수 있다.

### 3단계: 한 달간 탄수화물을 줄이면서 케토제닉 식단을 하자

우리 몸을 당에서 해방시키고 지방 연소 쪽으로 전환하게 만들 때, 단식은 훨씬 수월해진다. 탄수화물을 조금씩 줄여나가자. 진정한 비밀은 여기에 있다. 지방 적응성을 높이는 가장 쉬운 방법은 지방이 풍부하며 탄수화물 섭취량을 일일 50그램 미만으로 낮춘 케토제닉 식단을 실행하는 것이다.[9] 케토시스 상태로 진입하기 위해 제한해야 할 탄수화물의 기준은 개인마다 다르다. 그래서 케톤 검사가 필요하다. 케토시스 상태에 진입할 때, 우리 몸은 인슐린 신호를 줄이면서 포도당 없이 살아가는 방식에 적응한다. 이윽고 대사 유연성이 높아지면서 단식이 극한의 노력으로 느껴지지 않게 된다. 동시에 식욕이 줄어들고 적은 양의 식사에도 포만감이 느껴진다. 게다가 대사율을 그대로 유지하면서 체중 감량을 할 수 있다.[10] 하루 일과 내내 배고픔이 느껴지지 않거나, 탄수화물에 대한 갈망이 거의 없거나, 계속해서 간식을 먹을 필요가 없거나, 식사를 때로 건너뛰어도 행그리 상태가 되지 않거나, 식후에 감정 기복이나 에너지 기복이 적다면, 이는 우리 몸이 지방에 적응했다는 증거다.

### 4단계: 저녁 6~8시 이후에는 아무것도 먹지 말자

이를 통해 우리는 자연적인 24시간 리듬에 따라 살아갈 수 있다. 야식을 먹지 말자. 이러한 습관으로 낮과 밤의 주기와 조화를 이루면서 다음 날 혈당 수치를 낮출 수 있다. 또한, 야간 단식이 더 편안해진다.

### 5단계: 12시간 단식으로 시작하자

12시간 단식은 고통을 최소화하면서 간헐적 단식을 시작할 수 있는 가장 점진적인 접근 방식이다. 12시간은 여성 운동선수가 할 수 있는 최대 단식 기간이기도 하다. 가령, 저녁 8시에 저녁 식사를 마쳤다면, 아침 8시까지는 아무것도 먹지 말자. 많은 이들이 아마도 이러한 단식을 실천하고 있을 것이다. 그렇지 않다면, 습관을 바꿔볼 필요가 있다. 나는 개인적으로 이 방식을 종종 실천하며 때로는 단식 시간을 14시간으로 늘리기도 한다. 12시간 단식은 젊고 건강한 사람이라면 따라야 할 좋은 습관이다.

### 6단계: 단식 시간과 식사 시간의 비율을 14 대 10으로 늘려보자

다음 단계는 10시간 동안 먹고 14시간 굶는 것이다. 이 방법은 젊고 건강하지만 덜 활동적인, 그리고 운동선수가 아닌 여성에게 효과적이다. 가령, 저녁 8시에 식사를 마쳤다면 오전 10시까지 먹지 않는다. 굶는 시간을 14시간으로 조금씩 늘려가는 방식은 대부분 문제가 되지 않는다. 여기서 우리는 체지방에 주목해야 한다. 한 연구에 따르면, 과체중인 사람이 12~14시간 단식을 16주 동안 실행했을 때, 체지방이 감소하고 수면이 개선됐으며, 그 효과가 1년간 지속됐다고 한다.[11] 모두가 14시간 이상 단식을 원하는 것도 아니고, 그럴 필요가 있는 것은 아니다. 그러나 주로 앉아서 생활한다면, 저녁 식사 후에 아무것도 먹지 않는 습관이 중요하다.

## 케토제닉 식단

케토제닉 식단에는 아주 다양한 방식이 있다. 이와 관련해서는 이미 많은 책이 나와 있으므로 이들을 참고해도 좋다. 우리는 다량 영양소를 추적하고 몸에 좋은 지방과 적절한 단백질, 낮은 탄수화물로 이루어진 식단을 통해 케토 패턴으로 들어갈 수 있다. 케토제닉 식단이 자신에게 효과가 있을지 알아보려면 케톤 검사가 필요하다. 다량 영양소에 주목하거나 다양한 방식 중 하나를 선택하고자 한다면, 다음에서 제시하는 케토제닉 식단의 기본적인 유형을 참조해보자. 그러나 여기서도 마찬가지로 실행하기에 편안한 느낌이 들지 않는다면 더 연구해서 자신에게 맞는 케토제닉 식단 계획을 세워보자.

- **표준 케노제닉 식단**: 일반적으로 70퍼센트의 지방과 20퍼센트의 단백질, 10퍼센트의 탄수화물로 구성된다.
- **주기적 케노제닉 식단**: 고탄수화물 식단과 표준 케노제닉 식단의 기간을 번갈아 가면서 실행하는 방식이다. 가령, 케토제닉 식단을 5일 동안 하고 정상적인 탄수화물 식단을 2일 동안 한다. 그렇다고 정제된 탄수화물을 섭취해도 괜찮다는 말은 아니다. 뿌리채소나 과일 같은 천연 탄수화물 섭취에 주목하자.

- **목표형 케토제닉 식단**: 운동을 하는 날 탄수화물을 더 추가하는 방식이다.
- **고단백질 케토제닉 식단**: 표준적인 케토제닉 식단과 비슷하지만, 추가적으로 단백질 섭취량을 늘리는 방식이다. 예를 들어 60퍼센트의 지방과 35퍼센트의 단백질, 5퍼센트의 탄수화물과 같은 식으로 다량 영양소를 구성해볼 수 있다.

## 케토제닉 식단을 위한 준비

- **마그네슘과 전해질**: 우리 몸은 마그네슘과 전해질을 더 많이 요구한다. 우리가 수분을 자주 배출하기 때문이다. 과도한 수분 배출은 탈수 증상이나 근육 경련을 유발하기도 한다.
- **소화 효소와 베타인 HCL, 담즙산**: 이들 물질은 추가적인 지방의 소화를 돕는다. 내 웹사이트에 소화 효소와 베타인 HCL, 담즙산을 섭취하는 데 적합한 프로그램을 올려놨다. 생강이나 강황, 신선한 후추, 고춧가루와 같은 향신료는 담즙 분비를 자극한다.
- **채소 분말**: 가장 좋은 것은 식단으로 채소를 섭취하는 방식이다. 그러나 채소를 많이 먹는 데 익숙하지 않은 사람이라면 채

소 분말을 권한다. 이는 신선한 채소를 섭취하는 손쉬운 방법이다.

- **케톤 측정기**: 케톤 측정기는 쉽게 구할 수 있다. 소변이 아니라 혈액을 사용하는 제품이 훨씬 더 정확하니 그것을 선택해 사용하자. 케톤 측정을 하려면 주기적으로 손가락을 찔러야 하지만, 내 생각에 케톤 수치 파악은 그럴 만한 가치가 있다. 대사 작용을 할 때, 당을 연소하는지 케톤을 연소하는지 확인해주는 호흡 검사 도구도 나와 있지만, 개인적으로 데이터의 정확성이 다소 의심스럽다. 혈중 케톤 측정은 아침 공복 상태로 측정할 때 가장 정확하다.

  * 리터당 0.5밀리몰 미만은 케토시스에 해당하지 않는다. 0.5~1.5밀리몰은 가벼운 영양적 케토시스에 해당하며, 이 상태는 체중에 긍정적인 영향을 미친다. 1.5~3.0밀리몰은 최적의 케토시스에 해당하며, 체중 감량을 위한 최고의 상태다. 특히 비만인 경우, 단식과 케토제닉 식단을 병행한다면 이 상태에 더 쉽게 이를 수 있다. 3.0밀리몰퍼리터 이상은 사실 케토제닉 식단이 불필요하다. 게다가 더 나은 결과를 얻는 데도 도움이 안 된다.

## 단식 중 운동

식전이나 식후에 운동을 해야 하는지를 놓고 의견이 분분하다. 공복 상태에서(가령, 아침을 먹기 전) 운동은 더 힘들다. 마치 중량 조끼를 입고 운동하는 느낌이 든다. 내가 아는 많은 남성은 공복 상태로 운동을 하면 긍정적인 느낌이 든다고 한다. 긍정적인 느낌은 자신이 그러한 운동을 충분히 수행할 수 있다는 신호다. 실제로 남성은 여성보다 운동과 단식의 고통을 더 잘 버티는 경향이 있다. 하지만 대사적으로나 정신적으로 건강하지 않은 사람에게는 단식과 운동을 병행하는 방식은 권하지 않는다.

특히 여성에게는 격렬한 운동과 단식의 조합을 권장하지 않는다. 특히 여성 운동선수의 경우, 오전 운동을 위해 혈당을 충분히 끌어올리자면 적어도 150칼로리의 식사가 필요하다! 단식은 운동과 유사한 효과를 준다. 그러므로 동시에 할 필요는 없다. 여성의 경우, 공복 시 유산소 운동이나 중량 운동은 코르티솔 수치를 높이고 체지방 저장을 높일 수 있다. 간헐적 단식을 하고 있다면 가벼운 요가나 산책은 좋지만, 격렬한 운동은 단식이 끝나고 정상적인 식사를 하는 한낮 시간대로 미뤄두자.

### 7단계: 단식 시간과 식사 시간의 비율을 16 대 8로 바꿔보자

오후 6시 이후에는 음식물 섭취를 중단하고 다음 날 오전 10시 이후부터 먹는 방식이다. 이 방식은 인슐린 저항성, 혈당이나 지방 대사에 문제가 있는 사람에게 가장 효과가 좋다.[12] 이 전략은 폐경기 여성이 지방 제외 체중을 유지하면서 지방을 줄여나가도록 도움을 준다.[13] 또한, 운동을 하지 않는 사람에게도 최고의 방식이다. 비만이거나 체중을 줄여야 한다면, 이 방식으로 목표 체중을 달성하고 혈당을 안정화할 수 있다. 많은 이들이 16 대 8 단식을 통해 아침에 식욕이 떨어지고 저녁에 포만감이 커지는 경험을 한다. 그래서 체중 감량에 도움이 된다. 하지만 너무 서두를 필요는 없다. 이 방식을 지금 당장 시작하지 않아도 된다. 지금의 단식 방법이 충분히 효과가 있고 긍정적인 느낌이 든다면, 아마도 자연스럽게 더 긴 단식으로 넘어가려는 마음이 들 테니 말이다.

단식에는 많은 보상이 따른다! 의지력과 인내심, 유연성, 회복 탄력성, 적응력이 높아지고 피부가 환해진다. 간단할 뿐만 아니라 음식을 덜 먹으니 돈도 아낄 수 있다. 하던 일을 중단해야 하는 불편함도 없다. 또한, 음식 맛이 더 좋아지고 감각을, 특히 미각을 되살려준다.[14]

일부는 단식을 통해 삶이나 믿음과 관련해서 자신의 목표와 연결되는 느낌을 받는다. 많은 사람에게 간헐적 단식은 규칙적인 운동보다 덜 힘들다. 그래서 단식은 심리적인 차원에서 접근하기가

## 처음 단식에서 예상할 수 있는 일

처음 본격적인 단식을 시작한다면, 즉 예전보다 더 오랫동안 굶기 시작한다면, 16 대 8 단식은 많은 이에게 버거울 수 있다. 가령, 공복통과 가벼운 체증, 혹은 무력감이 들 수 있다. 현기증이나 경련, 탈수 증세, 불면증, 체중 감소가 나타날 수도 있다. 이러한 증상 대부분은 전해질 보충, 지방 적응에 먼저 주목하는 방법(본격적인 단식 전에 케토제닉 식단 실행하기), 16 대 8 방식으로 조금씩 천천히 나아가기, 그리고 많은 경험을 통해 충분히 해결할 수 있다. 우리 몸이 단식에 익숙해짐에 따라 이러한 증상은 줄어든다. 조금의 스트레스를 감수하고서라도 단식에 도전해보고 싶다면, 최대한 점진적인 방식을 선택하자. 간헐적 단식을 2주간 실행해도 코르티솔 수치는 높아지지 않는 것으로 드러났다. 물론 스트레스 강도에 따라 다르기는 할 것이다.

더 쉽다. 운동 마니아이거나 운동선수라면 단식을 많이 할 필요는 없다. 그러나 활동량이 부족하고 대사 건강을 개선하려는 마음이 있다면(인슐린 저항성이 있고, 당뇨병 전증이며, 대사증후군이 있고, 과체중이나 비만이라면) 단식은 시도해볼 만한 가치가 있다. 단식은 바이오해킹 도구함에 들어 있는 유용한 도구임에 분명하다.

## 단식을 쉽게 할 수 있는 비결

먹지 않고 오랫동안 버티는 데 익숙하지 않은 이들에게 단식은 어느 정도 훈련이 필요한 일이다. 단식을 시작하는 과정에서 좀 더 편안함을 느끼기 위해서는 천천히 나아가야 한다. 아래와 같은 방법으로 도움을 얻어보자.

· **물 많이 마시기**: 이는 단식을 수월하게 하는 첫 번째 비법이다. 물을 충분히 마시지 않으면, 아프고, 피곤하고, 무기력감을 느끼게 된다. 물 이외에도 탄산수나 블랙커피, 차를 마시는 것도 좋지만, 설탕을 추가하지는 말자. 커피나 차를 즐겨 마신다면, 단식 중 카페인 섭취가 지방 연소에 도움이 되긴 하지만 몸에 스트레스를 줄 수 있다는 사실을 이해하자. 그러므로 카페인 음료와 함께 물을 꼭 두세 잔 마시자.

· **충분히 전해질 섭취하기**: 물과 더불어 단식을 할 때 필요한 것은 소금이다. 적절한 수분 상태를 유지하려면 무가당 전해질 보충제를 섭취하거나 물에 소금 몇 꼬집을 타서 마시자. 단식을 시작하는 과정에서 두통이 온다면 마그네슘이 도움이 된다. 나는 단식을 하는 동안에는 보충제 섭취를 대부분 건너뛰지만, 두통이 올 때는 마그네슘 글리시네이트 magnesium glycinate 나

트레온산 마그네슘 magnesium threonate을 섭취한다.

- **단식 애플리케이션과 스마트 체중계 사용하기**: 단식에 도움을 주는 좋은 애플리케이션이 시중에 많이 나와 있다. 체중 외에도 체지방률과 근육량 등의 데이터를 보여주는 체중계도 있다. 이와 관련해서 추천할 만한 제품은 내 웹사이트에 올려두었다.
- **언제 중단해야 하는지 알기**: 몽롱하거나 부정적인 느낌이 들어서 일상적인 활동에 어려움이 있다면 단식을 중단하고 케토시스나 주기적인 케토시스 식단을 통해 대사 유연성을 강화하는 데 집중하자.

## ◔ 대사 유연성을 통한 바이오해킹

- 습관과 식단, 운동, 식사 시간을 바꿈으로써 자연적인 주기를 따르고 대사 유연성을 개선하자.
- 자신의 스트레스 수준과 건강 상태를 평가해서 단식에 적합한지 판단하고, 케토시스 식단을 통해 단식을 위한 준비 작업을 하자.
- 서서히 단식에 돌입하자. 먼저 규칙적인 식사 습관을 들이고, 간식을 끊고, 자연식으로 전환하는 노력으로 시작하자.
- 한 달간 탄수화물을 줄이거나 케토제닉 식단을 하자.
- 점심에 가장 많이 먹는 방식으로 식습관을 바꾸고 오후 6시 이

후에는 아무것도 먹지 말자.

- 12~14시간 동안 단식을 시작하자.
- 단식 중에는 격렬한 운동을 하지 말자.
- 욕심이 생긴다면 단식 시간을 조금씩 늘려보자.
- 3일 이상 단식할 계획이라면 신중을 기하자. 건강 문제를 유발
  할 수 있다.
- 케톤 측정기로 자신이 케토시스 상태로 들어섰는지 확인해보자.
- 전해질과 마그네슘 보충제를 추가해서 단식을 뒷받침하자.
- 단식 애플리케이션을 사용해보자.
- 소화가 잘되는 소량의 식사로 편안하게 음식 섭취를 다시 시작
  하자.

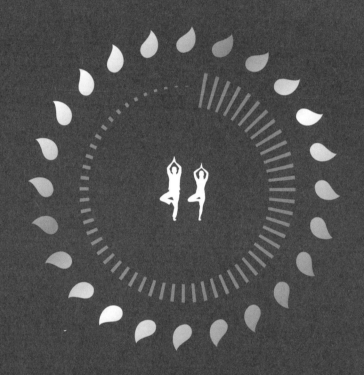

# 4부

# 배터리를
# 제대로 사용하자

# 10장 스트레스는
## 배터리를 갉아먹는다

건강의 관점에서 나는 스트레스 요인이 반드시 병을 유발한다는 암묵적인 가정을 단호히 거부한다. 우리는 스트레스에 대처하는 과정을 이해해야 스트레스가 건강에 미치는 영향도 이해할 수 있다.

—아론 안토노브스키(이스라엘 의료사회학자)

삶은 스트레스로 가득하다. 그게 정상이다. 삶은 우리에게 끊임없이 스트레스를 안겨다 준다. 스트레스 요인의 유형은 예전과 달라졌지만, 우리 몸은 여전히 힘든 상황과 회복이 끊임없이 반복되는 스트레스 흐름에 대처하도록 만들어졌다. 스트레스를 견뎌내는 힘이 없었다면, 인류는 지금껏 하나의 종으로 살아남지 못했을 것이다.

스트레스는 그 자체로 나쁜 게 아니다(호르메시스를 떠올려보자). 지능이 변화에 적응하는 능력이라면, 건강은 어려운 상황에 직면해서 적응하는 능력이다. 건강의 핵심은 회복탄력성이다. 우리 몸이 상황에 적응하고 유연하게 반응하기 위해서는 어려움을 겪고 이겨냄으로써 더 강해지는 일련의 과정을 경험해야 한다.

스트레스로부터 회복은 건강을 유지하고 건강 수명을 늘리는 핵심이다. 그러나 충분한 회복은 현대 사회에서 달성하기 너무나 힘든 과제가 되어버렸다. 문제는 끊임없이 이어지는 만성 스트레스다. 우리는 매일 끊임없이 누적되는 스트레스 상황에서 좀처럼 벗어나지 못한다.

의사들은 만성 스트레스가 만성질환의 주범이라고 말한다. 하지만 이러한 스트레스에 제대로 대처하도록 우리에게 현실적인 조언을 해주는 이는 거의 없다. 그러한 이유 중 하나는 사람들은 만성 스트레스 요인을 간과하거나 제대로 알지 못하기 때문이다. 심지어 스트레스 요인이 존재하는지조차 깨닫지 못하기도 한다. 이에 대해서는 먼저 스트레스가 어떻게 작동하는지 들여다본다면 쉽게 이해가 갈 것이다.

## 스트레스 반응의 미묘한 진실

질병이나 부상, 이사, 이혼은 물론이고 결혼이나 출산, 승진 등 긍정적인 일조차 급성 스트레스 요인으로 작용해서 우리의 교감 신경계를 자극한다. 그럴 때 우리는 흔히 말하는 "투쟁 혹은 도주" 모드로 진입한다. 급성 스트레스 반응은 원래 우리가 상황에 적응하고 생존하도록 도움을 주기 위해 설계됐다. 그 과정에서 우리 몸은 코르티솔과 같은 스트레스 호르몬을 분비해서 자신을 방어한다. 그리고 두뇌의 신경가소성을 강화해서 우리로 하여금 뭔가를 배우도록 만든다. 또한, 24시간 리듬에 영향을 미쳐 밤을 새우거나 일찍 일어나게 만든다. 염증을 일으켜 우리 몸을 세균으로부터 지킨다. 인슐린에 저항해서 더 많은 혈당이 두뇌로 흘러가도록 만든다. 행동의 동기를 강화해서 위험에 직면해서도 과감하게 움직이도록 만든다. 그리고 즉각적인 생존과 관련이 없는 소화나 생식과 같은 부차적인 기능을 중단함으로써 자원을 근육과 두뇌로 집중시킨다. 생존을 위해 싸우거나 달아날 때, 우리 몸은 식사나 섹스가 필요하지는 않을 것이라는 사실을 안다.

일반적으로 스트레스 이후의 회복과 관련된 부교감신경계 역시 스트레스 상황에서 생존을 도모한다. 위험 상황에 압도되어 달아날 수 없을 때, 등 쪽에 분포한 부교감신경계는 움직임을 멈추고 그 자리에 얼어붙게 만든다. 부교감신경계의 이러한 반응은 여성이 공격을 당할 때(혹은 성폭행을 당할 때) 맞서 싸우지 못하고 경직되어버리는 이유를 설명해준다. 그럴 때 여성의 신경계는 공격자를 피하는 선택지가 없는 상황에서 자신을 보호하는 것이다.

다른 한편으로, 우리가 안전하다고 느낄 때는 복부 쪽에 분포한 부교감신경계가 주도권을 잡는다. 그럴 때 부교감신경계는 사회적 교류 시스템으로 기능하면서 우리가 급성 스트레스로부터 회복하도록 만들어준다. 이러한 부교감신경계는 우리가 안전하다고 느끼고, 사랑하고 신뢰하는 사람들과 함께 있을 때 활성화된다. 그리고 소화나 생식과 같은 부차적인 기능을 재개하게 한다. 이러한 방식은 인류가 생존을 위해 진화해온 우아한 결과물이다. 여기서 중요한 사실은 스트레스 반응은 우리를 억제하는 것이 아니라 적응하도록 도와준다는 것이다. 다시 말해 목숨이 위협받는 위기의 순간에 생존을 도모하는 것은 물론, 스트레스에서 회복하도록 함으로써 우리가 정상적이고 건강한 상태로 돌아오게 만든다.

만성 스트레스는 일반적으로 급성 스트레스보다 그 영향력이 덜하지만, 회복 시간이 충분하지 않으면 심각한 부상을 당한 느낌을 준다. 또한, 두려워할 대상이 없는데도 두려움을 느끼는 상태에 처하게 만든다. 교감신경계가 과도하게 항진될 때, 우리 몸은 모든 가능한 위험에 지나치게 민감하게 반응한다.

만성 스트레스는 우리 몸과 두뇌에 악영향을 미친다. 장기의 에너지를 고갈시키고, 질병에 취약하게 만들고, 두뇌 구조를 바꾸고, 해마를 위축시키며, 시냅스 가소성synaptic plasticity, 신경 세포 네트워크의 구성을 바꾸는 능력을 떨어뜨린다.[1]

또한, 만성 스트레스는 24시간 리듬을 망가뜨려 염증과 인슐린 저항성을 높이고, 동기와 즐거움 및 보상에 대한 인식을 방해한다.[2] 이 모두는 회복탄력성을 약화하고 알로스타시스 과부하에 취약하게 만든다. 이렇게 되는 이유는 위험을 감지하는 두뇌 시스템

## 스트레스 관련 용어

**항상성** homeostasis: 우리 몸이 정상 체온과 전해질 균형, 혈당, 혈압, 심박수를 일정하게 유지하도록 함으로써 생존과 건강을 도모하는 기능이다.

**알로스타시스** allostasis: 우리 몸이 변화의 과정에서 안정성을 유지하도록 내적 한계를 조절함으로써 심리적, 환경적 스트레스에 적응하는 기능이다.

**알로스타시스 부하** allostatic load: 우리가 경험하는 스트레스 누적을 말한다. 컵을 스트레스로 채운다고 상상해보자. 여기서 컵 안에 들어 있는 스트레스 양이 곧 알로스타시스 부하다. 컵의 크기는 알로스타시스 용량인데, 이는 우리의 에너지 용량이 얼마나 큰지에 달렸다. 또한, 컵이 얼마나 가득 차 있는지는 스트레스 요인에서 얼마나 회복됐는지에 달렸다.

**알로스타시스 과부하** allostatic overload: 컵이 스트레스로 흘러넘치면서 체내 시스템이 무너지기 시작하는 현상에 비유할 수 있다. 그럴 때, 스트레스는 우리 건강에 실질적인 피해를 준다.

이 계속 활성화되면서 전반적인 기능이 떨어지기 때문이다.[3] 그럴 때, 우리는 쉽게 짜증이 나고, 반사적으로 행동하고, 우울하며, 사소한 위협에 민감하게 반응한다. 그리고 심박수와 혈압이 지나치게 자주 상승하며 공복 혈당이 높게 유지된다. 그리고 장기적으로 심장 질환과 고혈압, 당뇨병에 걸리게 된다. 바로 이러한 방식으로 만성 스트레스는 만성질환으로 이어진다.

## 숨어 있는 스트레스 원천

만성 스트레스 중에는 우리가 쉽게 인식할 수 없는 유형의 만성 스트레스도 존재한다. 이처럼 겉으로 드러나지 않는 스트레스 요인을 확인하고 해결함으로써 전반적인 스트레스 부담을 덜고 추가적인 에너지를 활용할 수 있다.

첫 번째 유형의 스트레스는 안전하지 않다는 느낌을 주는 환경 요인에서 비롯된다. 우리는 일반화된 스트레스 불안 이론generalized unsafety theory of stress, GUTS으로 이러한 요인을 이해할 수 있다.[4] GUTS는 내부, 외부 환경에서 비롯되는 안전하지 못하다는 느낌이 어떻게 만성 스트레스 수준을 높이는지 설명해준다.

다음으로 두 번째 유형의 스트레스는 어릴 적 트라우마에서 비롯된다. 여기에는 유해한 아동기 경험adverse childhood experiences, ACEs이라는 극단적인 사건도 포함된다. 이러한 사건은 개인의 건강에 중대한 영향을 미치며 성인기 만성질환의 발병과도 연관이 있다.

## 안전하지 않다는 느낌: GUTS

기존 스트레스 이론은 급성 스트레스 요인이 스트레스를 일으
킨다고 말한다. 즉, 이런 일이 일어나면 저런 일이 일어나고, 그래
서 또 다른 일이 일어나면 스트레스가 생긴다고 설명한다. 그러나
이러한 이론의 문제점은 신경계의 과도한 항진을 유발하는 낮은
수준의 환경 스트레스 요인을 고려하지 않는다는 것이다. 물론 삶
의 주요한 스트레스 요인은 분명하게도 전반적인 스트레스 반응
에 영향을 미친다. 가령, 실직을 당하거나 배우자나 연인이 자신을
떠날 때, 우리는 심각한 스트레스를 받게 된다. 여기서 알로스타시
스 부하는 컵과 같다는 사실을 떠올리자. 자신의 컵이 일상적으로
경험하는 주변의 낮은 스트레스 요인으로 이미 거의 가득 차 있는
상태라면, 급성 스트레스 요인이 알로스타시스 과부하를 일으키
기까지 오랜 시간이 걸리지 않을 것이다. 인디애나대학교 트라우
마성 스트레스 연구 컨소시엄의 설립 소장이자 노스캐롤라이나대
학교 정신의학과 교수인 스티븐 포게스Stephen Porges 박사에 따르
면, 우리는 일반적으로 사람들의 집단 속에서 안전하다는 느낌을
경험한다(군집 생활을 하는 동물로서 진화했기 때문이다).

그런데 GUTS에 따르면, 오늘날 고립된 환경은 안전하지 않다
는 느낌을 유발한다. GUTS 관점에서 볼 때, 우리 두뇌는 주변 환
경에 존재하는 위험 요인을 확인하고, 안전하다는 확신이 들 때만

쉴 수 있다. 손상된 사회적 네트워크와 그에 따른 고독감은 그 자체로 우리에게 분명한 경고를 보낸다. 우리는 외적 위협에 대한 반응으로 스트레스를 경험할 뿐 아니라, 공동체와의 단절에 따른 안전하지 않다는 전반적인 느낌만으로도 스트레스를 경험한다.

선조들이 살았던 세상과 비교했을 때 현대인들이 살아가는 세상은 훨씬 더 안전하지만, 그럼에도 우리는 여러 가지 방식으로 안전하지 않다는 느낌을 받는다. 두려움을 자극하는 언론 매체, 나빠진 건강 상태, 재정적 혹은 사회적 불안정성, 만연한 인종차별 및 편견, 스트레스가 높은 업무 및 가정환경, 고립과 외로움, 그리고 위험하고, 오염되고, 시끄러우며, 심각하지는 않지만 미묘하게 안전하지 않다는 느낌은 우리 두뇌가 안전 스위치를 켜지 못하게 막는다.

나는 샌프란시스코에 살고 있을 적에 GUTS를 처음 알게 됐다. 당시 나는 의식적인 차원에서 아주 안전한 삶을 살아간다고 느꼈다. 그런데 아침에 일어나면 늘 피곤했고, 그 이유를 알지 못했다. 또한, 충분히 이완됐다는 느낌을 받지 못했다. 도시 생활의 불편함, 가령 소음과 오염, 이웃을 알지 못하고, 여성 혼자 살아간다는 것이 일종의 환경 스트레스로 존재한다는 사실이 문제였다. 나는 이전까지 이러한 환경 요인을 인식하지 못했지만, GUTS를 접하면서 안전하지 못하다는 무의식적인 느낌이 어떻게 스트레스 컵을 채우는지 이해하게 됐다.

이후 공동체를 기반으로 내 생활환경을 바꾸면서 더 긍정적인 느낌을 받았다. 그리고 2020년 초에는 도시를 떠나 마우이섬에 몇 달간 머무르면서 샌프란시스코에서 내 삶(환경 소음과 오염, 산불로 인한 연기, 높은 범죄율)이 정신 건강에 얼마나 부정적인 영향을 미치고 있었는지 깨닫게 됐다. 안전하지 못하다는 만성적인 신호가 내 신경계에 심각한 부담으로 작용했던 것이다.

GUTS에 따르면, 전반적으로 안전하지 않다는 느낌에서 벗어나지 못하게 가로막는 세 가지 일반적인 요인이 존재한다.

## 1. '면역 체계가 망가진 몸'

신체 기능이 위축되면, 부상을 당하거나 질병에 걸리지 않았다고 해도 본능적인 차원에서 안전하지 않다고 느끼게 된다. 이러한 느낌은 건강하지 못한 상태, 비만, 가동성 제약, 쇠약, 노령, 혹은 이들 요인의 조합에서 비롯된다. 맞서 싸우거나 도망칠 신체적 역량이 부족할 때, 우리는 물리적인 위험에서 벗어나는 과정에서 어려움을 겪게 되리라고 예상하게 된다. 우리 몸은 그 사실을 알고 안전하지 않다고 느끼게 된다.

우리 몸에 안전하다는 신호를 보내고자 한다면, 근력과 심혈관계 건강을 개선하고, 가동성을 높이고, 건강한 체중에 도달하고, 심박수와 심박 변이도 관찰하는 데 주목할 필요가 있다(이와 관련해서 내가 사용하는 장비에 관한 정보는 내 웹사이트에 올려두었다). 우리는 이러한 방식으로 "안전" 스위치를 켤 수 있다. 이들 모두 응급 상황에서도 충분히 살아남을 수 있다는 사실을 우리 몸이 이해하도록 만들어주기 때문이다. 그것은 말 그대로 진실이다. 우리는 언제 위험한 대상으로부터 빨리 도망쳐야 할지 알 수 없다. 달리는 차에서 뛰어내리는 것이든, 자신을 쫓아오는 누군가로부터 달아나는 것이든, 불이 번지는 지역에서 빠져나오는 것이든, 홍수와 같은 자연재해로부터 탈출하는 것이든 간에 말이다. 물론 누구도 모든 기준에서 100퍼센트 건강할 수는 없다. 그리고 우리는 모두 세월을 거스를 수 없다. 시계를 되돌릴 수는 없는 법이다. 그러나 바로 그러한 이유로 우리는 건강을 더 나은 방향으로 개선하는 것을 우리 삶의 우선 과제로 생각해야 한다.

## 2. '파괴된 사회적 네트워크'

결속력이 강한 사회적 네트워크의 구성원이 됐다는 확신은 안전하다는 느낌을 전해주는 주요 원천이다. 우리는 자신을 지키기 위해 부족 안에서 살아왔다. 하지만 오늘날 그러한 사회적 연결은 약해지거나 사라졌다. 그리고 무엇보다 가족과 친구 관계가 약해졌다. 우리는 사회적 네트워크가 자신의 생존을 위해 필요하다고 의식적으로 생각하지 않지만, 본능적인 차원에서 여전히 필요하다고 느낀다. 그래서 우리 몸은 단절을 위험으로 해석한다.

고독이라는 감정은 공동체 속으로 들어가라고 개인을 부추기는 원초적인 고통이라고 이해할 수 있다. 부족을 떠나 고립된 상태로 있으면 동물이나 이웃 부족에게 공격당할 위험이 커지고, 그럴 때 우리는 일찍 죽을 확률이 높다. 배고픔이나 갈증과 마찬가지로 인류는 생존 가능성을 높이기 위해 고독이라는 고통을 느끼게 된 것이다.

주요한 관계적 불안정성(결혼 생활 문제나 별거, 혹은 이혼)도 불확실성과 안전에 대한 통제를 상실했다는 느낌을 자극한다.[5] 대부분의 사람들이 공유하는 의식儀式이나 사회적 역할의 안정성에 대한 확신을 잃어버렸고, 그래서 안전하지 않다는 느낌을 받는다. 사회적 불안을 느끼는 사람들은 심박 변이도가 낮은데, 이 말은 스트레스에 적응하는 신체적 역량이 떨어진다는 뜻이다.[6] 인종차별을 비롯한 사회적 차별, 경제적 불확실성(특히 빈곤)과 같은 사회적 요인 역시 관계 단절과 마찬가지로 안전하지 못하다는 확실한 느낌을 자극한다.

또한, 우리는 평생 차별과 인종적 분류의 대상이 됐던 흑인들의 경험이 고혈압 발병 위험과 관련이 있다는 사실을 알고 있다.[7] 나는 이러한 경험이 고혈압 외에도 (앞서 살펴봤듯이) 많은 만성질환의 원인이 되는 지속적인 만성 스트레스를 유발해서 다양한 장기 건강에도 심각한 영향을 미쳤을 것으로 추측한다,

두뇌에 안전하다는 신호를 보내기 위해서는 가족 및 사회적 관계를 회복하고, 공동체 행사에 참여하고, 개인적인 관계 형성을 위

해 노력하고, 스트레스를 받는 동안에 고립되지 않도록 신경 써야 한다. 특히 신체적 접촉은 두뇌에 안전하다는 신호를 보내는 데 도움을 준다. 반려동물을 키우는 것도 큰 도움이 된다.

### 3. '오염된 생활환경'

이는 위험한 도시 환경 및 녹지 부족, 지나치게 인공적인 환경 (자연으로부터 멀어지는 것은 그 자체로 스트레스다), 포식자의 접근과 같은 위험 신호를 감지하지 못하게 만드는 소음 공해 등 우리가 살아가는 환경에서 비롯되는 문제다.

환경 소음과 수면 장애, 심혈관계 질환 사이에 연결 고리가 존재한다는 사실을 보여주는 증거는 많다.[8] 소음 공해는 안전한 상황과 위험한 상황을 구분하기 위해 두뇌가 처리해야 하는 신호의 양을 증가시킨다. 지속적인 소음은 위험 신호를 구분하기 어렵게 만든다. 또한, 두뇌가 계속해서 각성 상태를 유지하도록 만든다. 인류가 숲이나 대초원에서 살았을 때, 근처에 다른 동물이 없을 경우 대부분의 시간은 고요했다. 어둡거나 안개나 먼지로 자욱하거나 오염된 환경 또한 위협이 된다. 무엇이 다가오는지 확인할 수 없기 때문이다.

스트레스가 높은 환경도 여기에 해당한다. 고압적인 상사는 회사 생활을 하는 데 있어 전반적인 불확실성을 높인다. 자신의 일자리와 소득을 계속해서 지킬 수 있을지 걱정되기 때문이다. 가족 구성원이 화를 쉽게 내거나 학대적인 성향이 있다면, 가정환경 역시 강한 스트레스 요인이 된다. 이러한 가정환경은 가족 구성원 모두의 스트레스 반응을 강화한다. 거주지 주변 치안이 나쁘거나 집이 안전하지 않은 경우에도 가정환경은 스트레스 요인이 된다.[9]

이러한 환경적 스트레스 요인은 해결이 쉽지 않다. 일반적으로 일자리나 주거 공간은 쉽게 바꿀 수 없기 때문이다. 그럴 때, 스트레스가 높은 환경에서 자주 벗어나려는 시도는 도움이 된다. 가령, 대도시에 살고 있다면 주말에 자연 속에서 시간을 보내는 것처럼 말이다. 우리는 수목이 우거진 숲을 산책하면서 체내 스트레스 호르몬 수치를 크게 낮추고 면역 기능을 강화할 수 있다.[10] 가능하다면 자주 산에 올라 자연과의 연결을 다시 회복하자. 상담사나 치료 전문가로부터 대응 기술을 배움으로써 바꿀 수 없거나 즉각 해결할 수 없는 높은 스트레스 상황을 관리할 수도 있다. 만약 주거 공간이나 직장을 선택할 수 있는 상황이라면, 이러한 환경적 스트레스 요인을 고려하자. 내가 선택하려는 환경이 얼마나 스트레스가 높을지, 얼마나 위험하게 느껴질지 정확히 예측할 수는 없겠지만, 그러한 환경에서 우리 몸이 어떻게 반응하는지 관찰한다면 문제 해결을 위한 유용한 정보를 얻을 수 있다.

## 소음 공해 추적

지구상 가장 조용한 지역을 찾아 여행하고 사진을 찍는 사진가 피터 맥브라이드 Peter McBride 는 이런 말을 했다. "고요함이란 소리가 없는 게 아니라 소음이 없는 상태다."[11] 새의 지저귐이나 바람 소리가 없는 한밤의 그랜드캐니언의 소음 수준은 약 10데시벨이다. 조용한 방은 28~33데시벨이다. 연구 결과에 따르면, 낮에는 60데시벨이 넘는 환경에, 그리고 밤에는 55데시벨이 넘는 환경에 노출되지 않도록 해야 한다고 한다.[12] 일상적인 대화나 전자레인지, 레이저 프린터 모두 55~65데시벨 소음을 낸다. 진공청소기는 62~85데시벨, 가스로 작동하는 잔디깎이는 87~92데시벨, 잔디를 손질하는 기계는 94~96데시벨이다. 그리고 낙엽 청소용 송풍기는 95~106데시벨, 전기톱은 110데시벨, 스노모빌 snowmobile, 눈이나 얼음 위를 달릴 수 있게 제작된 차량과 폭죽, 록 콘서트는 140데시벨 수준이다.

휴대전화에 데시벨 측정 애플리케이션을 다운로드받으면 자신의 주변이 얼마나 시끄러운지 확인할 수 있다. 일부 스마트 워치에는 소음 측정기가 내장되어 있어서 주변 소음이 피해를 주는 수준에 이르면 경고음을 울린다. 만약 새로운 주거 공간을 찾고 있다면, 주변 소음을 측정해서 어느 정도에 해당하는지 확인하

자. 이러한 노력으로 일상의 행복을 높일 수 있다.

우리는 GUTS를 기반으로 만성 스트레스를 해결하고 뚜렷한 스트레스 요인을 더 쉽고 관리 가능한 문제로 전환함으로써 근본적인 스트레스 수치를 크게 낮출 수 있다. 안전하지 않다는 전반적인 느낌이 만성 스트레스 상태를 높인다는 말은 결코 과장된 주장이 아니다. 실제로 나는 이러한 근본적인 스트레스 수치를 개선해서 회복에 성공한 환자들의 사례를 많이 봤다.

## 아동기 트라우마와 유해한 아동기 경험

아동기 트라우마는 복잡한 방식으로 성인기에 근본적인 고통 요인으로 작용한다. 그로 인해 다양한 스트레스를 유발함으로써 여러 건강 이상을 초래한다. 어릴 적 경험은 개인의 세계관을 형성하는데, 이러한 프로그래밍 과정을 되돌리기란 매우 어렵다.

그 과정은 생애 맨 처음부터, 심지어 출생 이전부터 시작된다. 임산부의 경험은 기질과 신경 행동적 발달에 영향을 미치는 방식으로 자녀에게 전달된다. 산모가 임신 중에 높은 스트레스를 받았을 경우, 아이는 우울과 인지 장애 및 짜증의 신호를 보인다. 또한,

출생 과정 역시 뚜렷한 흔적을 남긴다. 나는 제대탈출cord prolapse, 태아의 머리가 나오기 전에 탯줄이 먼저 자궁 입구로 밀려 나온 상태로 인해 탯줄이 내 목을 감는 바람에 힘든 출생 과정을 겪었다. 이러한 유형의 출생 스트레스는 두뇌 발달에 영향을 줄 수 있으며, 나 역시 그러한 경우에 해당한다고 생각한다. 출생 트라우마는 주의력결핍장애와 같은 인지 장애와도 관련이 있다. 나는 내 형제자매 중 주의력 문제가 있는 유일한 경우다. 일부 연구 결과에 따르면, 출생 트라우마가 특히 주의력결핍장애를 유발할 수 있는데,[13] 이 문제는 특히 신경이 비정형적으로 발달된 경우에 평생 스트레스 요인으로 작용할 수 있다고 한다.

대부분의 부모는 자녀를 안전하게 키우고 보호하기 위해 최선을 다하지만, 우리의 삶은 트라우마로 가득하다. 어쩌면 어릴 적 겪은 사건을 그리 심각하게 생각하지 않을 수 있다. 자신을 보호하기 위해 아동기 트라우마를 기억의 뒤편으로 종종 묻어두려 하기 때문이다. 우리는 트라우마를 제대로 이해하기 위해서 이를 두 가지 범주로 구분할 필요가 있다. 다시 말해 트라우마에는 "소문자 t" 트라우마와 "대문자 T" 트라우마가 있다고 생각해보자. T-트라우마는 부모나 형제자매를 잃거나 자신과 가족 구성원이 학대나 피해를 당한 것처럼 주로 자신과 가족 구성원에게 일어난 충격적인 사건에 기인한 경우가 많다. 나의 환자 중 한 사람은 자매가 함께 잠을 자던 도중에 감염으로 사망한 일을 겪었고 이후 성인이 되어서 외상 후 스트레스 장애<sub>post traumatic stress disorder, PTSD</sub>를 겪었다. 이는 T-트라우마에 해당하는 사례다.

반면에 t-트라우마는 정도가 덜 심각하지만, 그래도 우리를 변화시키거나 정체성에 영향을 미치는 사건에서 비롯된다. 예를 들어 나의 환자 중 한 사람은 어릴 적에 아무리 무서워도 부모님 방문을 절대 두드릴 수 없었다. 이러한 경험은 두려움에 기반을 둔 정체성을 형성했고 평생에 걸쳐 안전에 대한 인식에 영향을 미쳤다. 별일 아닌 것처럼 보이지만, 이와 같은 어릴 적 경험은 그녀에게 애착과 관련된 상처를 남겼다.

어떤 이들은 어릴 적 잠시 길을 잃은 경험이나 가정 문제(부모의 결혼 생활 문제나 경제적 문제 등), 크게 야단을 맞았던 일, 학교에서 겪은 사소한 괴롭힘(심각한 괴롭힘은 T-트라우마에 해당한다), 혹은 어떠한 이유로든 두려움이나 안전하지 않다는 느낌을 자극한 사건(성인이 보기에는 아이가 겪은 사건이 그러한 느낌을 자극할 것이라고 생각하지 않는다 해도)으로부터 t-트라우마를 겪는다.

트라우마는 벌어진 사건과 그 사건을 경험한 이후로 받았던 도움을 둘러싼 인식의 결과물이다. 아이는 스스로 감정을 느끼며, 이는 성인이 상황을 인식하는 방식과 항상 일치하지는 않는다. 아동기는 불확실하고, 위협적이고, 스트레스가 높은 시기다. 아이들은 자신에게 벌어진 일에 대한 실질적인 통제력이 없는 상태에서 살아가야 하기 때문이다.

내가 환자들이 자신의 심리를 깊이 들여다보도록 도움을 줄 때, 그들은 대부분 근본적인 차원에서 자기 삶에 영향을 미친 T-트라우마와 t-트라우마를 발견하게 된다. 이러한 트라우마는 때로 정신 질환을 앓거나 약물을 남용한 부모와 관련이 있다. 혹은 특별한 사건은 없었지만 어릴 적 안전하다는 느낌을 얻지 못하면서 불안정하고 두려운 느낌이 지속된 기간과도 관련이 있다. 그들은 아마도 사랑받지 못한다고 느꼈거나, 오랜 시간 방치됐거나, 멍청하다거나 못생겼다는 말을 들었을지 모른다. 그런 말을 한 번 들었다고 해도 아이에게는 평생 상처로 남는다.

## 유해한 아동기 경험 들여다보기

유해한 아동기 경험은 심각한 T-트라우마의 한 가지 유형으로, ACE 설문지를 통해 확인하고 분석할 수 있다. 유해한 아동기 경험에는 성적 학대와 신체 학대, 정서 학대, 신체적·정서적 방치, 술이나 약물 남용에 대한 목격, 부모의 질병, 부모의 이혼, 폭력에 대한 목격 등이 포함된다. 유해한 아동기 경험은 사실 우리가 생각하는 것보다 훨씬 더 만연하다. 놀랍게도 소녀들 네 명 중 한 명, 소년들 열세 명 중 한 명이 어릴 적 성적 학대를 받았다. 91퍼센트의 높은 확률로 가해자는 아이나 아이의 가족이 잘 아는 인물이었다.[14] 이는 평생 영향을 미치는 유해한 아동기 경험 사례다.

유해한 아동기 경험은 심장 질환과 비만, 암, 자가면역 등 만성 건강 문제의 위험을 높인다.[15] 그리고 우울증과 외상 후 스트레스 장애, 약물 남용(술과 마약 오용 등), 자살 등 정신 질환의 위험도 높인다. 또한, 위험한 성적 행동 및 성병 감염의 발생도 높인다. 성적 학대를 당한 소녀들은 성인이 되어서도 성적 피해를 입을 가능성이 2~13배나 더 높다. 또한, 아동기에 성적 학대를 경험한 이들은 성인이 되어서도 가까운 사람에게 비非성적인 폭력을 당할 가능성이 두 배 더 높다.[16] 유해한 아동기 경험을 겪은 이들은 행동 관련 문제, 학업 성적 부진, 불완전취업 등 다양한 어려움을 겪을 수 있다. 어릴 적 겪은 스트레스는 만성적으로 낮은 심박 변이도와 관련이 있으며, 이 문제는 성인기까지 이어진다. 트라우마의 심각성에 따라 미래에 질병이 발생할 위험도도 달라진다. 즉, 트라우마가 클수록 발병 위험도 크다.[17]

다른 한편으로 긍정적 아동기 경험protective childhood experiences, PCEs도 존재한다는 사실을 이해할 필요가 있다. 긍정적 아동기 경험은 일종의 회복탄력성 요소로, 유해한 아동기 경험의 파괴적인 영향으로부터 우리를 보호해주는 기능을 한다. 여기에는 자신이 느끼는 감정에 대해 가족과 이야기를 나누고, 어려운 시기에 가족의 관심을 받고, 공동체 활동에 참여하고, 학교에 소속되어 있다는 느낌을 얻고, 친구들로부터 인정받고, 부모 외에도 자신에게 진정한 관심을 보이는 성인이 두 명 이상 있고, 집 안에서 성인으로부터 안전하게 보호받는다는 느낌을 받는 것이 포함된다.[18] 자신이 유해한 아동기 경험을 겪었다고 생각된다면, 온라인에서 무료로 할 수 있는 유해한 아동기 경험 및 긍정적 아동기 경험 설문조사를 통해 어릴 적 경험을 들여다보길 권한다. 설문 과정에서 힘들었던 기억이 떠오르겠지만, 그래도 유해한 아동기 경험을 이해하려는 시도는 그것이 유발하는 만성 스트레스를 해결하기 위한 첫걸음이 될 수 있다.

삶의 어느 시기에 트라우마를 겪었는지 일찍 확인할 수 있다면, 치료도 일찍 시작할 수 있다. 트라우마 치료는 하루아침에 이루어지지 않는다. 시간이 걸리고 노력도 필요하다. 그래도 치료사의 도움을 받는다면 삶을 더 나은 방향으로 바꿀 수 있다. 트라우마는 두뇌 속에서 악성 프로그램을 가동시키는 바이러스처럼 작동한다. 두뇌를 다시 프로그래밍 하고 싶다면, 배경 소음을 차단하고, 자신을 계속 괴롭히는 악성 프로그램을 제거하거나 적어도 감염을 막아야 한다.

## 핵심 상처 발견하기

T-트라우마든 t-트라우마든 모든 트라우마는 성인이 되어서도

마음속에 그대로 남는다. 우리는 그 기원을 아동기로부터 추적할 수 있다. 트라우마는 아주 강렬한 경험에 따른 것일 수도, 표면적으로 중요하게 보이지 않지만 자신에게 상당한 영향을 미친 경험에 따른 것일 수도 있다. 이러한 사건은 성인이 되어서도 우리를 자극하고 인격의 핵심 요소로 자리 잡는다. 나의 경우, 어릴 적 겪었던 가족의 트라우마가 핵심 상처로 남았다. 그때 나는 아무도 나를 돌봐주지 않을 테니 스스로 나를 챙겨야 한다는 느낌을 받았다. 어떤 점에서 지금도 그렇게 느끼고 있다. 이러한 느낌은 내가 그 상처에서 벗어나 독립적으로 살아가도록 힘을 불어넣어주기도 했다. 그렇게 나는 완벽주의를 추구하는 과잉 성취자가 됐고, 그 과정에서 탈진을 여러 번 경험했다. 어떻게 남에게 도움을 청해야 하는지 몰랐기 때문이다. 혹은 어쩌면 도움이라는 걸 받을 수 있다고 애초에 기대하지 못했기 때문일 수도 있다.

우리는 이러한 핵심 상처에 다양한 방식으로 반응할 수 있다는 사실을 이해해야 한다. 그리고 어떤 방식은 다른 방식보다 더 쉬울 것이다. 우리는 중독적이거나 자신을 망가뜨리는 방식으로 반응할 수도 있다. 동시에 겉으로 보기에 생산적인 행동에 집중할 수도 있다. 핵심 상처는 때로 이 두 가지 유형의 행동 모두를 자극한다. 예를 들어, 나는 나의 핵심 상처가 야심을 높여줬다고 생각한다. 자신의 반응 방식이 삶에 도움을 주는 것으로 보일 때, 우리는 그 방식을 좀처럼 포기하지 못한다. 우리는 이러한 사실을 이해해야 하며, 자신의 강점과 치유받지 못한 핵심 상처 사이의 차이를 인식해야 한다. 우리는 자신의 트라우마에 주목하고 트라우마에 반응하는 방식을 바꾸려는 시도를 해야 한다. 만약 우리가 트라우마를 원동력으로 삼을 수 있다면, 예전보다 더 강해질 것이다.

하지만 나는 환자들이 트라우마를 치유한 이후에 다시 원래 모습으로 돌아가는 과정을 지켜봤다. 만성질환으로부터 어려움을 겪던 한 환자는 에너지를 생산적으로 끌어올리는 엄청난 변화를 보였다. 하지만 이후에 내 조언을 외면하면서 자신을 지나치게 몰아붙였고, 결국 과도한 운동으로 부상을 당해 수술대에 올라야 했다. 심리학자이자 개인 성장 코치인 게이 헨드릭스Gay Hendricks 박사는 이를 "상한선 문제"로 설명한다. 상한선 문제란 새로운 단계에 올라섰을 때, 과거의 안전 지대로 되돌아가려는 사람들의 성향을 말한다.[19] 변화를 만들어내는 것도 힘들지만, 그 변화를 유지하는 것은 이러한 심리적 문제로 인해 더 힘들다.

고통을 내면화함으로써 그것을 성공의 경험으로 전환했을 때, 우리는 그 고통이 사라지면 앞으로 성공을 거둘 수 없을지 모른다고 우려하게 된다. 물론 트라우마에 대한 대응 방식이 삶의 특정 기간에 중요한 목표로 기능할 수 있다는 사실을 이해해야 한다. 하지만 그렇다고 해도 성장과 치유를 통해 고통에서 해방되는 것이 더 중요하다. 삶의 경험에서 비롯된 고통과 자아를 넘어설 수 있다면, 우리는 지혜롭고, 사랑이 넘치고, 즐거운 삶을 살아갈 수 있다. 물론 우리는 자신의 강점을 간직해야 한다. 그것은 트라우마로부터 얻어낸 선물이다. 그럼에도 자신을 계속 괴롭히는 핵심 상처를 먼저 치유하는 것이 마땅하다.

## 복합성 외상 후 스트레스 장애

외상 후 스트레스 장애에 대해서는 익히 들어봤을 것이다. 어떤 이들은 삶의 트라우마에서 비롯된 주요하고 끔찍한 외상 후 스트레스 장애를 겪고 있지만, 그 외에도 복합성 외상 후 스트레스 장애라고 하는 또 다른 유형의 장애도 있다. 이는 경계성 인격 장애나 중독 문제가 있는 부모 밑에서 어린 시절을 보낸 경험처럼 장기적으로 지속된 트라우마에서 비롯된다. 여기에는 하나의 사건이 아니라 개인이 성장한 환경이 중요한 역할을 한다. 아동기 학대나 트라우마, 혹은 방치의 경험으로 어려움을 겪고 있다면, 작가 피트 워커 Pete Walker가 복합성 외상 후 스트레스 장애를 주제로 쓴 책을 읽어보길 권한다.[20]

## 치료법 소개

나는 트라우마와 안전하지 않다는 느낌에 대처하기 위해 정신 건강 전문가의 도움을 받는 것이 무엇보다 중요하다고 생각한다. 트라우마를 겪지 않았다고 해도 기본적인 수준의 스트레스로 어려움을 겪고 있다면, 전문 치료사의 도움으로 새 삶을 찾을 수 있다. 정신 건강 분야에는 다양한 접근 방식이 있으므로 자신의 상황에 맞는 방법과 전문가를 찾아야 한다. 다음의 내용은 고려해봄직한 몇 가지 유형의 치료법이다.

- 인지 행동 치료 이는 심리적인 문제가 적어도 부분적으로는 잘못된 사고 패턴에서 비롯된다는 생각에 기반을 둔 치료법이다. 인지 행동 치료는 사람들이 생각을 전환하도록 함으로써 문제를 일으키는 왜곡된 사고를 인식하고 그들의 근본적인 가정을 다시 평가(인지 재해석)하도록 도움을 준다. 또한, 인지 행동 치료 전문가는 상당 부분 자동으로 이루어지는 사고 패턴과 행동을 인식하도록 도움을 준다. 그리고 패턴을 이해하고 패턴에 개입하기 위한 전략을 제시함으로써 사람들이 반사적이 아니라 의식적으로 행동하도록 유도한다. 특히 우울증, 불안, 약물 남용, 섭식 장애, 성기능 장애, 대인 관계 문제로 어려움을 겪는 이들에게 도움이 된다.

- 변증법적 행동 치료 이는 마음챙김과 감정 조절 학습에 주목함으로써 스트레스 상황에 잘 대처하고, 변화 중심적인 전략을 실행하고, 대인 관계 형성에 도움을 주는 새로운 유형의 치료법이다. 특히 감정 조절, 중독, 외상 후 스트레스 장애, 혹은 경계성 인격 장애나 강박적 인격 장애와 같은 성격 장애로 어려움을 겪는 이들에게 유용하다. 변증법적 행동 치료는 감정 조절에 주목한다.

- 안구운동 민감소실 및 재처리 요법eye movement desensitization & reprocessing, EMDR 이는 외상 후 스트레스 장애가 있는 사람에게 전통적으로 사용해온 형태의 심리 치료법이지만, t-트라우마에서부터 불안에 이르는 다양한 문제 해결을 위해서도 점차 사용되고 있다. 이 치료법은 사람들이 양측 안구운동과 두드림, 혹은 음을 경험하는 과정에서 기억과 연결된 감정 및 감각에 집중하도록 함으로써 괴로운 기억에서 벗어나도록 도움을 준다. 복합성 외상 후 스트레스 장애를 전문으로 하는 EMDR 치료사도 있다.

- 내면 가족 체계internal family systems, IFS IFS 치료법은 내면의 다양한 부분이 서로 다른 역할을 하고 다른 방식으로 상황을 인지한다는 생각을 기반으로 한다. 이 치료법은 사람들이 내면의 다

양한 부분과 잠재적 인격subpersonality(가령, 관리자나 망명자, 소방관 등)을 인식함으로써 감정적 반응을 이해하고 극복하도록 도움을 준다. 특히 불안 장애와 우울증, 트라우마에 효과적이다.

- **뉴로 피드백과 최면, 소리 치료, 소매틱 테라피**somatic therapy 이들은 사람들의 호기심을 자극하는 또 다른 유형의 치료법이다. 나는 한 환자로부터 뉴로 피드백 치료법을 소개받았는데, 이를 통해 뇌진탕을 겪은 후 인지 기능을 회복하는 과정에서 많은 도움을 받았다. 뉴로 피드백은 두뇌를 바이오해킹 하는 기술을 활용하는 놀라운 치료법이다. 뉴로 피드백을 받으면서 사람들은 몸에 센서를 부착하고 뇌파와 신경계 전기 신호가 어떻게 움직이는지 볼 수 있는데, 이를 통해 뇌파와 전기 신호를 감지하고 이용하는 방법을 이해한다. 또한, 나는 움직임과 접촉을 통해 몸과 마음을 통합하는 소매틱 테라피를 비롯해 최면 요법과 소리 치료 및 다양한 분야의 전문 치료사와 함께 하는 고급 명상과 에너지 운동으로도 많은 도움을 얻었다. 전문가의 지도가 필요한 통합적 치료법은 시중에 많이 나와 있다. 직접 알아보거나 여러 치료법을 경험한 이들과 이야기를 나눠봄으로써 자신에게 맞는 치료법을 찾아보자.

- **또 다른 첨단 트라우마 치료법** 트라우마를 해결하지 않으면 에너

지가 고갈된다. 그것은 우리의 신경계가 지나친 각성 상태, 과거 사건에서 비롯된 위협 모드에 머물러 있기 때문이다. 트라우마 치료를 모색하는 몇 가지 첨단 치료법으로는 가속경험적 역동 심리치료법, 애착 기반 치료법, 감각운동 심리치료, 소매틱 경험, 환각제 보조 심리치료(가령, 케타민 보조 치료법), 트라우마에 집중한 뉴로 피드백이 있다.

자신에게 맞는 치료사를 찾기란 쉽지 않다. 신뢰가 가고, 자신의 정체성과 경험을 이해하고 존중해주는 전문가와 만나는 것이 무엇보다 중요하다. 그러한 전문가는 객관적이고 선입견이 없어서 들여다보기 힘든 자신의 일부를 드러내 보이는 과정에서 불편한 느낌이 들지 않는 사람이어야 한다. 자신의 약점을 드러내 보이는 것이 꺼려지거나 안전하지 않다는 느낌이 든다면, 그 사람은 내게 맞는 치료사가 아니다.

## 케타민 보조 치료법

케타민은 의학적으로 처음 사용된 환각제의 일종으로, 두뇌의 신경가소성을 강화해주는 유용한 물질로 밝혀지고 있다. 만성 스트레스는 신경가소성을 위축시키며, 생각과 습관을 바꾸기 더 힘들게 만든다. 케타민은 우리 두뇌가 새로운 신경 연결을 만들고 문제를 효과적으로 사고하는 새로운 경로를 구축하도록 도움을 준다. 그리고 우울과 불안 및 통증을 완화할 뿐 아니라 해리, 즉 몸과 마음의 분열을 특징으로 하는 변화된 의식 상태를 유도한다는 점에서 대단히 흥미로운 약물이다. 케타민 치료법에서 음악은 중요한 역할을 하는데, 사람들이 오랫동안 접근하지 못했던 마음의 영역으로 여행을 떠나도록 만들어준다.

케타민은 병원에서 사용되는 약물로 링거를 통해 투약하거나 근육 주사, 혹은 혀 밑 투하형 의료용 캔디나 입과 코의 점막을 통해 약물을 전달하는 비강 흡입기 형태로 처방을 받는다. 나는 생활 습관 변화와 함께 1주나 2주 단위의 훈련, 테라피가 포함된 광범위한 통합적 권고 방안을 조합하는 혀 밑 투하형 케타민 프로그램을 개발했다. 환각제를 복용하기에 앞서 주의를 집중할 수 있는 공간에서 전문가의 지도를 받아 안전하고 편안한 느낌을 갖는 것이 중요하다. 케타민 치료법에 관한 연구는 아직 진행 중이지만, 우울증으로 어려움을 겪는 사람들에게 쉽고 확실하게 치료받을 수 있는 놀라운 기회를 제공하고 있다.

지금까지 미묘한 스트레스 원인과 치유의 심리적 요인을 살펴봤다. 이제 바이오해킹을 통해 어떻게 스트레스에 대한 심리적 경험을 변화시킬 수 있는지, 특히 어떻게 만성 스트레스에 대처하고 다양한 회복 방법을 통합함으로써 우리가 겪는 스트레스로부터 더 많은 이익을 끌어낼 수 있는지 자세히 들여다보도록 하자.

## 🔥 스트레스 반응을 통한 바이오해킹

- 손상된 신체와 사회적 네트워크, 혹은 환경에서 비롯된 근본적인 스트레스를 받고 있는 것은 아닌지 확인해보자.
- 주변 환경의 소음 공해 정도를 측정해보자.
- 내 웹사이트에 올려놓은 ACE 설문지를 통해서 자신에게 아동기 트라우마나 유해한 아동기 경험이 있는지 점검해보자.
- 인지 행동 치료와 변증법적 행동 치료, EMDR, IFS를 비롯해서 트라우마에 주목하는 다양한 치료법처럼 근본적인 스트레스를 해결하는 데 도움을 주는 치료법을 시도해보자.

# 11장 재충전을 위한 바이오해킹

다이아몬드는 압력을 견뎌낸 석탄 덩어리다.　　　　　　　　—속담 많은 이들은 스트레스에 너무 익숙해져서 자신이 받는 느낌이 정상적인 인간의 몸이 받아야 할 느낌이 아니라는 사실을 깨닫지 못한다. 내가 처음으로 환자를 진료하기 시작했을 때, 대다수의 환자가 자신이 스트레스를 많이 받고 있지는 않다고 말했다. 몇 가지 검사를 하고 나서야 그들은 자신이 얼마나 스트레스를 받고 있는지 비로소 이해했다. 스트레스는 아마도 그들의 몸은 물론이고 직장과 학교, 혹은 스포츠에서 그들이 보여준 성과에도 이미 많은 영향을 미치고 있었을 것이다.

먼저 다음 목록을 통해 자신의 스트레스 정도를 평가해보자. 아래에 기술한 증상들을 읽어보고 지난 한 달간 느꼈거나 경험한 항목에 체크해보자. 점수표는 따로 없다.[1] 이 목록의 목적은 스트레스가 지금 자신에게 얼마나 영향을 미치고 있는지 이해하는 것이다. 많은 항목에 체크를 했다면, 지금 많은 스트레스를 받고 있는 셈이다. 그렇지 않다면, 아마도 건강한 상태일 것이다.

**신체적 증상**

- 두통
- 복통
- 수면 장애
- 등 통증
- 초조함
- 이명
- 소화불량
- 땀에 젖은 손바닥
- 현기증
- 목과 어깨 경직
- 피곤

**행동적 증상**

- 지나친 흡연
- 과음
- 수면 중 이 갈기
- 업무 능력 저하
- 다른 사람들을 통제하려는 태도
- 충동적으로 껌을 씹는 행동
- 타인에 대한 비판적인 태도
- 충동적으로 음식을 먹는 행동

**감정적 증상**

- 울기
- 변화에 대한 무력감

- 권태
- 분노
- 외로움
- 이유 없는 불행감

- 짜증과 날카로움
- 폭발할 것 같은 느낌
- 지나친 예민함과 불안 및 압박감

## 인지적 증상

- 기억 상실
- 건망증
- 끊임없는 걱정
- 유머 감각 저하

- 명료하게 생각하기 어려움
- 창조성이 떨어짐
- 결정을 잘 내리지 못함
- 생각을 통제하기 어려움

## 정신적 증상

- 공허함
- 의미의 상실
- 의심
- 관대함 부족
- 허황된 생각
- 무관심

- 고난을 겪고 있다는 느낌
- 방향 감각 상실
- 냉소적인 태도
- 자신의 존재를 입증하려는 욕구
- 친밀함 부족
- 타인을 이용하려는 태도

## 관계적 증상

- 고립

- 사람들의 질문에 대답하지 않음

- 과민증 　　　　　。 성욕 감퇴
- 증오 　　　　　　。 불만이 가득함
- 외로움 　　　　　。 다른 사람을 마구 다그치는 태도
- 은둔 　　　　　　。 가족과의 교류 부족
- 불신 　　　　　　。 친구와의 교류 부족

아침 코르티솔, 디하이드로에피안드로스테론 황산염 dehydroepi-androsterone sulfate, DHEA-S, 심박 변이도 수치 등에 대한 검사를 통해서도 스트레스 수준을 평가할 수 있다. 이러한 검사를 받으려면 기능의학 의사를 찾아가야 한다. 일반적으로 스트레스가 높을 때, 코르티솔 수치도 높게 상승한다. 코르티솔 수치가 높으면, 초조함을 느끼고, 혈압이 상승하고, 불면증을 겪고, 혈당이 상승한다. 이러한 스트레스가 회복 없이 지속될 때, 코르티솔이나 DHEA-S 수치가 떨어진다. 이는 아침 피로와 낮은 혈당, 낮은 혈압을 유발하는데 이들 모두 피곤함을 느끼게 만드는 요인이다. DHEA-S는 테스토스테론과 에스트로겐 생성에 관여해서 내분비계 건강에 중요한 역할을 한다. 당신은 어쩌면 심박 변이도를 이미 추적하고 있는지 모른다. 만약 그렇지 않다면, 손목이나 가슴, 손가락에 부착하는 장비로 심박 변이도 측정을 시작해보자.

무엇보다 스트레스 수준을 측정하는 가장 좋은 방법은 매일 아침 자기 몸과 기분에 주의를 기울여 어떤 느낌이 드는지 확인하는

것이다. 이를 통해 우리는 스트레스가 자신에게 어떤 영향을 미치는지, 그리고 그날 하루 어떻게 대처해야 할지 알 수 있다. 여러 가지 측정을 통해서 스트레스를 많이 받고 있다고 판단되면, 무엇보다 회복에 집중하자. 회복한다고 해서 그저 가만히 쉬라는 말은 아니다. 회복은 정신적, 심리적 에너지 자원을 다시 끌어올리기 위한 역동적인 과정을 뜻한다.

## 심박 변이도를 통한 회복 추적

스트레스를 측정하고 회복을 추적하기에 좋은 방법 중 하나는 심박 변이도를 확인하는 것이다. 이는 심장박동 사이의 시간, 박동 사이의 변이, 심박수가 높아졌다가 정상으로 돌아오는 시간을 측정하는 방법이다. 심박수가 상승했다가 정상으로 돌아오기까지 오랜 시간이 걸린다면, 심박 변이도가 낮은 것이다. 이는 만성 스트레스와 좋지 않은 건강 상태, 낮은 회복탄력성을 말해주는 신호다. 심박수가 정상으로 빨리 돌아온다면, 심박 변이도가 높은 것으로 건강 상태와 체력이 좋고 신체 및 스트레스 회복탄력성이 높다는 뜻이다.

심박 변이도는 사람마다 아주 다양하게 나타난다. 정확한 수치보다 더 중요한 것은 수치가 기본적인 상태에서 어떻게 변하는가이다. 그 변화의 양상은 스트레스가 높아지는지, 아니면 회복이 이루어지는지를 말해준다. 여기서 가장 중요한 것은 자신의 정상적인 심박 변이도 범위를 알고, 어떤 요인이 심박수를 낮춰주는지 아는 것이다.

수면 중이나 운동 중에 심박 변이도를 추적하는 다양한 장비가 시중에 나와 있다. 건강 상태와 수면 상태를 측정해주는 첨단 웨어러블 장비들(스마트 워치나 반지 형태로 된 장비들)은 일반적으로 심박 변이도를 측정하는 기능을 탑재하고 있다. 개인 맞춤형 데이터를 얻고 싶다면, 내 웹사이트에서 소개하는 폐쇄 루프 시스템을 추천한다. 이를 통해 심박수와 심박 변이도를 측정하고, 수치를 개선해서 회복과 회복탄력성을 높여주는 구체적인 처방(호흡법이나 숨 참기 훈련, 명상, 마음챙김 훈련 등)을 얻을 수 있다. 전문 바이오피드백 치료사를 찾아가는 방법도 있다. 치료사가 사용하는 전문 장비를 통해 다양한 호흡법을 실행할 때 심박수가 어떻게 달라지는지 확인할 수 있다.

## 미주신경을 자극해서 심박 변이도 개선하기

심박 변이도는 미주신경이 통제한다. 미주신경은 뇌간에서 복부로 이어지는 뇌신경으로, 그 경로를 따라 여러 장기와 이어져 있다. 미주신경은 심장과 폐, 안구, 분비샘, 내장과 정보를 주고받고, 이들 장기에서 두뇌로, 그리고 두뇌에서 장기로 신호를 전달하는 역할을 한다.[2] 그리고 장기 시스템에 관한 감각 신호를 중추신경계로 전달하며, 이는 안정기 심박수에 영향을 미친다. 그래서 미주신경을 자극하여 미주신경 긴장도를 높임으로써(미주신경이 기능하도록 준비시킴으로써) 심박 변이도를 높이고, 회복탄력성을 개선하고, 스트레스 회복을 강화할 수 있다. 미주신경은 심박수와 심박 변이도를 조율하기 때문에 미주신경 긴장도(건강하고 적응력이 높은 미주신경)가 높다는 말은 회복탄력성이 높다는 뜻이다. 이들 사이의 전반적인 관계는 다음과 같다.[3]

- 높은 미주신경 긴장도 = 높은 심박 변이도 = 낮은 심박수 = 강한 회복력, 혹은 높은 회복탄력성
- 낮은 미주신경 긴장도 = 낮은 심박 변이도 = 높은 심박수 = 약한 회복력, 혹은 낮은 회복탄력성

심박 변이도와 미주신경, 부교감신경계가 이런 식으로 연결되어 있으므로 우리는 미주신경을 규칙적으로 자극함으로써 심박수를 낮추고, 궁극적으로 심박 변이도를 장기적으로 높임으로써 회복 모드에 진입할 수 있다. 다음은 미주신경을 자극하는 획기적인 방법들이다. 이들 방법은 운동보다 훨씬 쉽다. 또한, 스트레스 관

리와 별로 관계가 없어 보이지만 효과가 좋다.

- **가글** 성대를 이용해 미주신경을 활성화할 수 있다. 매일 아침 저녁으로 약 30초간 힘차게 가글을 해보자.

- **혀 청소** 혀 클리너로 혀를 닦는 것도 미주신경 자극에 좋다.

- **노래 부르기** 노래 부르기는 유쾌한 미주신경 자극제다. 잘할 필요는 없다. 샤워하면서 노래를 불러보자.

- **챈팅** chanting 가령, 명상을 하면서 '옴'이라는 발성이 몸을 통해 울려 퍼지게 해보자. 챈팅 역시 미주신경을 자극하는 좋은 방법이다. 《국제요가저널International Journal of Yoga》에 실린 한 논문은 '옴'이라는 발음으로 챈팅을 할 때 스트레스 반응을 억제할 수 있다고 주장한다.[4]

- **웃기** 웃는 행동은 미주신경을 자극해 기분을 좋게 만든다. 친구나 가족과 함께 코미디 프로그램을 보자. 한 사람이 웃으면 다른 사람도 따라 웃게 된다. 웃음은 모두의 미주신경을 자극한다.

- 껌 씹기 연구에 따르면, 씹는 행동은 인간과 동물의 스트레스를 완화한다. 껌을 씹으면 미주신경을 자극해서 불쾌한 감정이 줄어들고 스트레스 반응이 완화된다.[5]

## 미주신경을 자극하는 또 다른 방법: 커피 관장

커피 관장을 비롯해서 일반적인 관장은 모두에게 도움이 되는 방법은 아니지만, 장을 팽창시켜 미주신경을 자극할 수 있다. 카페인은 위장 니코틴성 아세틸콜린 수용체를 자극해서 배변 충동을 유도한다. 이때 배변 충동을 참으면, 미주신경을 활성화하고 인내력을 강화함으로써 미주신경 긴장도를 장기적으로 개선할 수 있다. 하지만 정확한 방법을 아는 사람의 도움 없이 임의로 커피 관장을 시도하는 것은 추천하지 않는다. 커피 관장법은 이 책의 범위를 넘어서는 주제다. 여기서는 다만, 상온이나 상온 이하의 커피를 사용해야 한다는 말만 언급하고 넘어가도록 하겠다. 뜨거운 커피는 안 된다!

## 스트레스 회복탄력성 훈련

미토콘드리아 기능을 최적화하는 훈련은 치유와 복원을 위한 에너지를 높임으로써 회복에도 도움을 준다. 정신생리학 및 심박 변이도 전문가(하누헬스Hanu Health의 공동 설립자이며 최고전략책임자) 인 제이 윌레스Jay Wiles는 내게 심박수를 낮추고 미토콘드리아 기능을 개선하기 위한 최고의 방법은 규칙적인 운동이라고 말했다. 또한, 존zone 2(최대 심박수의 70퍼센트를 유지하는 가벼운 유산소 운동) 모드로 일주일에 30분씩 3회, 그리고 존 5(20초간 최대 심박수를 향해 밀어붙였다가 10초를 쉬는 고강도 인터벌 훈련, 타바타tabata라고도 한다) 모드로 일주일에 5~10분간 1~2회 운동을 하면 심박수를 낮추고 심박 변이도를 높이는 놀라운 효과를 확인할 수 있다고 했다. (운동 존을 계산하려면, 존 5의 경우에 222에서 자신의 나이를 빼 최대 심박수를 구하고, 존 2의 경우에는 그 값에 0.7을 곱하자.) 다음은 심박 변이도를 높이고 미토콘드리아 기능을 강화해서 회복을 유도하는 훈련 방법들이다.

- PEMF "펄스 전자기장pulsed electromagnetic field"의 약자로, 미토콘드리아가 산소를 활용하는 방식을 직접적으로 개선함으로써 미토콘드리아 기능을 최적화하는 치료법이다. 이를 위해 PEMF 매트 위에 눕거나 미세전류 자극 장비를 사용할 수도

있다. 나는 PEMF 매트와 장비를 인체 충전기에 비유한다. 이러한 장비는 운동 회복과 부상 치료에도 도움을 준다. 내가 좋아하는 브랜드는 웹사이트에 올려두었다.

- 사우나 적외선 사우나의 온도는 60도 정도이고 습식 사우나는 100도에 육박한다. 두 가지 방식의 사우나 모두 땀을 흘리게 해서 해독 작용에 도움을 주고, 심박수를 높여서 컨디션 조절에 도움을 준다. 또한, 혈관을 넓히고 미주신경 긴장도를 개선한다. 몸을 열기에 노출함으로써 세포 복구 기능을 하는 열충격 단백질을 활성화할 수 있다.

- 사회적 관계 사랑하고 신뢰하는 사람과의 관계는 체내 옥시토신 수치를 높이고 우리 몸에 안전하다는 느낌을 전한다. 신체를 접촉하고 사랑을 느낄 때 우리 몸이 분비하는 호르몬인 옥시토신은 천연 항산화제이자 항염제다. 이러한 점에서 인간관계와 신체 접촉(마사지, 포옹, 섹스)은 정신적으로는 물론이고 신체적으로도 회복에 도움을 준다.

## 호흡법

호흡은 심박수와 심박 변이도에 직접 영향을 미친다. 따라서 호흡 요법이야말로 스트레스 반응에 가장 신속하게 개입하는 방법이다. 전통적인 프라나야마 요가 수련에서부터 앤드루 웨일 박사가 개발한 4-7-8 호흡과 같은 현대적인 기법에 이르기까지 호흡법은 쉽게 접근할 수 있는 스트레스 요법이다.

횡격막 호흡이라고도 하는 복식호흡은 내가 좋아하는 호흡법이다. 복식호흡은 미주신경 긴장도를 높이고 부교감신경 반응을 자극해서 스트레스 신호를 차단하고 마음을 진정시킨다. 그리고 폐를 온전하게 비우게 만들고 근육 긴장을 완화하고 혈압을 낮추는 데도 도움을 준다. 반대로 얕고 빠른 흉식호흡은 교감신경계를 자극하고 코르티솔을 분비하고 심박수를 높이고 땀을 흘리게 함으로써 감정 조절을 어렵게 만든다. 우리 몸은 빠른 호흡을 두려움으로 인식한다.

복식호흡법은 다음과 같다. 먼저 편안한 자세로 눕는다. 한 손은 갈비뼈 바로 아래 복부에 얹고 다른 손은 가슴에 얹는다. 코로 숨을 깊게 들이마시면서 가슴이 아니라 배가 팽창하도록 한다. 가슴은 움직이지 않도록 한다. 다음으로 복근을 이용해서 공기를 내보낸다. 휘파람을 불 듯이 입술을 오므린 채 들숨과 날숨을 마시고 내쉬면 배의 움직임을 더 잘 느낄 수 있다(입술 호흡법이라고도

한다). 3~10회 시도하면 차분하고 이완된 느낌을 받을 수 있다.[6] 그 밖에 다양한 효과적인 호흡법들은 다음과 같다.

- **공명 주파수 호흡법** 여러 애플리케이션과 웨어러블 장비를 통해 공명 주파수 호흡률을 확인할 수 있다. 일상에서 공명 주파수 호흡법을 간단하게 할 수 있는 방법은 숨을 들이마시면서 넷까지 세고, 내쉬면서 여섯까지 세는 것이다. 하루 3~5분에서 시작해서 10~15분으로 시간을 점차 늘려가자.

- **콧구멍을 번갈아 숨 쉬는 호흡법** 이는 정통적인 요가 수련법으로 스트레스 회복에 효과적이다. 먼저 차분히 앉아서 숨을 몇 번 쉬고 몸을 이완한다. 오른손 엄지손가락으로 오른쪽 콧구멍을 막는다. 눈을 감고 왼쪽 콧구멍으로 천천히 숨을 내쉰다. 숨을 완전히 내쉰 후 오른손 엄지손가락을 떼고 왼손 넷째 손가락으로 왼쪽 콧구멍을 막는다. 오른쪽 콧구멍으로 천천히 깊게 숨을 들이쉰다. 호흡의 부드러운 흐름을 유지한다. 숨을 완전히 들이마신 후 오른쪽 콧구멍으로 내쉰다. 왼손 넷째 손가락을 떼고 다시 오른손 엄지손가락으로 오른쪽 콧구멍을 막는다. 왼쪽 콧구멍으로 숨을 들이쉬고 다시 완전히 내쉰다. 이 과정을 10분 이상 반복하면 최고의 효과를 얻을 수 있다.

- 4-7-8 호흡법 이 호흡 패턴을 통해 부교감신경계 모드로 진입
  해서 불안이나 공황 발작을 멈출 수 있다. 숨을 들이마시면서
  넷을 세고, 숨을 참으면서 일곱을 센다. 그리고 천천히 숨을 내
  쉬면서 여덟을 센다. 필요한 만큼 반복한다.

- 박스 호흡 마음을 가라앉히기 위해 어디서나 차분하게 할 수 있
  는 간단한 호흡법이다. 숨을 들이쉬면서 넷을 세고, 숨을 참으
  면서 넷을 센다. 그리고 숨을 내쉬면서 넷을 세고, 다시 숨을
  참으면서 넷을 센다. 필요한 만큼 반복한다.

## 수면과 24시간 리듬 바이오해킹

수면은 아마도 우리가 실천할 수 있는 가장 중요한 회복 전략일
것이다. 24시간 리듬은 내부와 외부의 자연적인 리듬 신호(일출과
일몰처럼)에 따라 우리로 하여금 잠자고 일어나고 먹고 굶고 움직
이고 쉬도록 신호를 보내는 체내 시계다. 건강한 24시간 리듬은
좋은 수면으로 이어지고, 좋은 수면은 치유력과 기억력을 강화하
고 두뇌를 깨끗하게 만든다. 두뇌는 글림프 시스템glymphatic system
이라고 하는 자체 노폐물 처리 장치를 갖추고 있다. 이 시스템은
깊은 수면 중에 집 안 청소를 시작한다.[7]

바닥에 등을 대고 잠을 자는 자세는 가벼운 수면 시간을 늘리고 렘수면과 깊은 수면 시간을 줄임으로써 옆으로 누워 자는 자세에 비해 수면의 질을 떨어뜨린다. 목의 각도도 중요하다. 수면 중에 바닥에 등을 대고 목이 수평 자세를 취하지 않은 상태(머리가 척추와 일직선을 이루지 못한 상태)로 두 시간 이상을 자면 글림프 시스템 기능을 위축시키게 된다.[8] 그러므로 수면 자세와 머리를 지지하는 방식에 주의를 기울이자.

24시간 리듬을 정상화하고 최적의 스트레스 회복을 위해 수면의 질을 최고로 높이는 몇 가지 방법들을 소개한다.

- 규칙적인 수면과 기상 주기를 유지하자 수면과 기상 주기를 빛과 어둠, 혹은 일출과 일몰 주기에 대략 일치시키자. 숙면은 최고의 회복제로 우리는 밤의 전반부에 수면으로 취할 수 있는 대부분의 효과를 얻는다. 밤 10시에 잠자리에 든다면 밤 11시경 이후로 몇 시간 동안 깨어 있게 만드는 코르티솔의 과잉 분비를 피할 수 있다.

- 아침 햇볕을 만끽하자 가능하다면 일몰도 보자. 이를 통해 24시간 리듬과 이와 관련된 호르몬 분비를 규칙적으로 만들 수 있다. 우리 몸은 이러한 자연광 신호에 반응한다.

- **야간 블루라이트 노출을 제한하자** 밤에 모니터나 화면을 보는 시간을 줄이자. 블루라이트는 태양광을 모방한 것이라 우리 몸을 속여 깨어 있게 만든다. 블루라이트는 멜라토닌 분비를 억제하고 두뇌의 시교차 상핵을 활성화해서 각성 신호를 전달한다. 이는 24시간 주기와 수면 생리 기능에 영향을 미쳐 밤에 과도한 각성 상태를 유지하게 만든다. 질이 낮은 수면은 각성도에 영향을 미치기 때문에 야간에 블루라이트에 더 많이 노출될수록 낮에 각성도가 떨어지게 된다. 일부 스마트폰에는 "야간 모드" 설정이 있어서 밤에 블루라이트를 차단할 수 있다. 아니면 블루라이트 차단 애플리케이션을 사용해도 좋다. 물리적으로 블루라이트를 차단하는 방법도 있다. 집에 있을 때 블루라이트 차단 안경을 쓰거나 일몰 후에 블루라이트 차단 스크린을 사용해보자.

- **수면 일정을 유지하자** 약 90분 범위 안에서 잠들고 깨는 시간을 유지함으로써 24시간 리듬을 규칙적으로 만들 수 있다.

- **일관된 잠자리 루틴을 만들자** 매일 밤 잠들기 전 같은 시간에 같은 순서로 같은 행동을 하자. 예를 들어 샤워나 세안을 한 뒤 양치질을 하고, 독서와 명상을 하고 나서 불을 끄는 루틴을 만들어볼 수 있겠다.

- 방을 안락하고 편안하게 만들자 깨끗한 공기와 편안한 침구를 갖춘 깨끗한 방에서 수면을 취하자.

- 빛과 소리를 모두 차단하자 암막 커튼이나 안대, 귀마개를 사용해보자.

- 에센셜 오일을 사용하자 잠들기 전에 캐모마일이나 라벤더와 같은 오일을 사용해보자. 오일을 손바닥으로 문질러 얼굴에 갖다 대보자. 방에 디퓨저를 두는 것도 좋다.

- 숙면을 유도하는 보충제를 섭취하자 멜라토닌, 마그네슘, 글리신, 발레리안valerian, 시계풀, 가바GABA와 같은 보충제를 섭취하자.

- 저녁에는 술이나 카페인을 섭취하지 말자 수면 문제가 있다면 오후 2시 이후에는 카페인 섭취를 중단하자. 정오 이전에 중단한다면 더 좋다.

- 수면을 추적하자 손목이나 손가락에 착용하는 웨어러블 장비로 수면을 추적하자. 수면을 추적해주는 매트리스나 매트리스 토퍼 제품도 시중에 나와 있다.

## 수면을 바이오해킹 하고 추적하기

수면 상태를 추적하고 수면 시간과 수면의 질에 관한 정보를 알려주는 다양한 장비와 애플리케이션이 시중에 나와 있다. 실제로 내 환자들은 이를 통해 많은 도움을 얻고 있다. 수면 추적 장비는 단지 우리가 침대에 얼마나 오래 누워 있는지 여부만이 아니라 실제로 얼마나 오랫동안 자는지 알려준다. 일부 장비는 우리가 다양한 수면 단계에 얼마나 오래 머물렀는지도 보여준다. 이를 통해 충분한 회복 숙면을 취했는지 판단할 수 있다. 또한, 백색소음 애플리케이션으로도 수면을 개선할 수도 있다. 특정한 스테레오 비트(델타 범위에 해당하는 1~4헤르츠)는 숙면을 유도하고 수면의 질을 높여주며 숙면 단계에 더 오랫동안 머무르도록 도움을 주는 것으로 널리 알려져 있다. 지압 매트나 적외선 온열 매트도 수면을 도와주는 또 다른 장비로 고된 하루를 마친 몸을 이완해준다. 소리를 인식해서 수면 무호흡증을 진단하는 장비도 있다(그래도 나는 코를 골거나 심각한 수면 문제가 있는 환자에게는 임상 수면 검사를 받아볼 것을 권한다).

## 마음챙김을 통한 회복

마음챙김 수련은 두뇌가 스트레스에 더 잘 대처하도록 재훈련시켜준다. 저명한 마음챙김 과학자 존 카밧진Jon Kabat-Zinn이 정의했듯이, 마음챙김이란 "매 순간 펼쳐지는 경험에 의식적으로 아무런 판단 없이 지금 이 순간 집중하는" 훈련이다.[9] 마음챙김 수련은 뭔가를 바꾸려는 게 아니라 지금 이 순간의 경험을 그대로 받아들임으로써 의식을 고양하는 과제에 초점을 맞춘다. 마음챙김 수련은 미주신경 긴장도를 높이고 우리 몸이 부교감신경계 모드로 진입하도록 유도한다. 우리가 어떻게 느끼는지 더 잘 인식하고 자신의 생각과 감각을 관찰한다는 점에서 마음챙김은 정신 건강 수련이다.

연구 결과에 따르면, 마음챙김 수련을 통한 스트레스 완화는 건강에 다양한 이득을 준다고 한다. 가령, 우리 몸의 자연적인 면역 반응을 개선하고 염증의 지표라 할 수 있는 C 반응성 단백질을 낮춘다.[10] 마음챙김 수련은 심리적, 정신의학적 치료만큼 효과적이며, 특히 우울증과 통증을 유발하는 상황에 도움이 된다. 또한, 금연에 도전하거나 여러 다양한 중독에서 벗어나려는 이들에게도 유용하다.[11]

마음챙김 수련을 하는 데는 특별한 훈련이 필요하지 않다. 다만, 하루 내내 의식적으로 살아가고자 하는 의도를 아침마다 확인하면 된다. 여기서 의도란 자신이 원하는 하루를 향해 쏘는 화살과 같다. 하루를 살아가는 동안 마음이 과거나 미래로 빠져나가고자 할 때마다 지금 이 순간에 머무르려는 노력을 하자.

양치질과 같은 다양한 활동을 하면서도 주의를 기울일 수 있다. 그 전체 과정에 집중하자. 가령, 물을 틀고 치약을 칫솔에 짜고 입속 여러 부위를 닦으면서 드는 느낌에 주목해보자. 강아지와 산책을 하거나 운동을 하거나 식사를 하면서도 마음챙김은 가능하다. 천천히 앉아 잠시 숨을 고르고 음식의 맛을 느껴보자. 혹은 빨래를 하거나 줄을 서서 기다리거나 교통 체증에 갇혀 있거나, 아니면 반복적이거나 지루하다고 느끼는 일을 하면서도 마음챙김을 실행할 수 있다. 지루하다는 느낌에서 벗어나 지금 이 순간에 주의를 기울이자. 물론 이러한 노력을 하루 종일 할 필요는 없다. 다만, 때로 잠시 멈추고 삶의 순간에 머무르자. 그것이 바로 마음챙김이다. 마음챙김은 결코 어렵지 않다.

나는 무엇을 하든 어디를 가든 외출을 할 때면 잠시 주위를 둘러보면서 나무와 색깔을 인식하고 바람과 햇볕이 피부에 닿는 느낌에 주목한다. 나는 이러한 훈련을 통해 내 삶의 더 많은 순간에 머무를 수 있게 됐다. 우리는 마음챙김 수련을 통해 자신의 생각과 느낌, 감정, 반응, 자극을 더 명료하게 인식할 수 있다. 이를 통해 우리는 상황에 대처하는 과정에서 의식적으로 선택할 수 있는 여유를 확보하게 되는데, 이는 대단히 놀라운 힘을 발휘한다. 우리는 반사적으로 행동할 필요가 없다. 삶의 매 순간 행복해야 할 필요도 없다. 그리고 기분을 좋게 만드는 행동을 계속해서 추구해야 할 필요도 없다. 솔직하게 말해서, 이러한 태도가 오히려 많은 이들을 불행으로 몰아넣고 있다. 그저 자신이 있는 곳에 존재할 수 있다면, 어떤 느낌이 드는지와 상관없이 부정적인 것을 포함해서 모든 형태의 감정과 생각, 경험에 더 유연하게 대처할 수 있다. 그럴 때, 그것들은 우리에게 큰 영향을 미치지 못한다.

## 명상: 회복을 위한 최고의 방법

스트레스 회복에 익숙해지고자 한다면 명상을 배우고 매일 실천하자. 명상이란 주의와 지각, 감정을 다스리도록 우리 마음을 훈련하고 심박수와 호흡 속도, 혈압 및 여러 다양한 기본적인 신체 기능을 조절함으로써 우리 몸을 항상성 상태로 되돌리는 기술, 혹은 일련의 기술 집합을 말한다.[12]

우리는 이러한 명상을 통해 회복에 큰 도움을 주는 평화와 균형, 명료함, 지각을 인식하게 된다. 명상의 목적은 "좋거나 나쁜" 상태가 아니다. 다만, 지금 여기에 존재하는 무반응적 상태인 평정심에 도달하는 것이다. 사람들은 모두 저마다 다른 방식으로 명상에서 도움을 얻지만, 나는 규칙적인 명상 훈련을 통해 주의력을 개선하고 업무에 더 집중할 수 있게 됐다. 명상은 스트레스에 맞서 싸우기 위한 내 최고의 무기다.

명상의 종류는 많다. 개인적으로 나는 자애 명상을 좋아한다. 자애 명상은 자신과 타인에 대한 동정심에 주목한다. 이는 내가 처음으로 시도했던 명상 중 하나이기도 하다. 자애 명상은 쉬워서 초심자가 시도하기에 좋다. 자애 명상을 하는 방법은 여러 명상 애플리케이션을 통해 쉽게 확인할 수 있다.

흥미로워 보이는 명상법을 시도해보자. 가령, 가만히 앉거나 주의를 집중하거나, 밖으로 나가 일출이나 일몰을 바라보며 일체감을 느껴보라. 혹은 맨발로 걸어보는 것도 좋다. 아침저녁으로 10~15분간 명상 수련을 하고, 혹은 요가 자세를 취하거나 호흡법을 하면서 주의를 기울여도 좋다.

회복 훈련에서 우리가 선택한 기술보다 더 중요한 것은 꾸준함이다. 무엇을 하든 일정을 정하고 실행에 옮기자. 가령, 일주일에 한 번 본격적으로 명상을 하거나 등산을 하거나 20시간 단식을 할 수 있다. 혹은 일주일 중 하루를 마치 축일(가령 안식일)처럼 침묵하고 주의를 집중하면서 시간을 보내자. 또한, 디지털 디톡스의 날을 정해서 그날은 모든 기기 사용을 중단해보자. 나는 2주에 한 번 보름달 목록이란 걸 적어본다. 보름달 목록이란 내가 삶으로 가져오고 싶은 것들의 목록이다. 혹은 내 삶에서 없애고 싶은 것들로 이루어진 초승달 목록을 적기도 한다. 이러한 목록을 작성하는 것도 내게는 일종의 마음챙김 수련이다. 한 달에 한 번 정도는 수련 강도를 높일 수도 있다. 예를 들어 자연 속에서 3일간 머물면서 디지털 해독을 하거나 24시간 단식을 시도해볼 수도 있겠다. 혹은 분기에 한 번씩 사운드 힐링 프로그램에 참여하거나 하지나 동지, 춘분과 추분 즈음에 열리는 단체 행사에 참석해서 개인적인 수련을 공동체 활동과 연결해볼 수도 있다.

나는 우리 모두가 공동체 속으로 최대한 깊이 들어가야 한다고 믿는다. 그래야 자신이 발을 디딘 세상에 안정적으로 머무를 수 있기 때문이다. 이러한 방법은 대단히 놀랍게도 회복에 도움을 준다. 하지나 동지, 춘분이나 추분은 종교와 아무런 상관이 없는 계절적 주기여서 단체 행사를 벌이기 좋은 때다. 만일 종교 단체에 속해 있다면, 해당 종교에서의 휴일을 기념하고 개인의 영성과 공동체를 통합하는 기회로 삼을 수 있다. 이러한 모든 행사는 스트레스를 날리고 삶에서 의미와 목적을 발견할 소중한 기회다.

## 또 다른 스트레스 회복 요법

우리는 다양한 방식으로 회복 모드에 진입할 수 있다. 나의 환자들과 학생들은 물론이고 나 자신도 직접 효과를 본 회복 방법들을 소개한다.

- **침술과 경혈 자극** 최근 한 연구에 따르면, 침술이 스트레스 반응을 낮추고 심박 변이도를 단기적으로 높여준다고 한다.[13] 나는 지압 매트를 즐겨 사용하는데, 가격도 저렴하고 등에 분포된 경혈을 효과적으로 자극해준다. 물론 전문 침술사의 치료를 받는 것이 침술을 통한 최고의 스트레스 완화 요법이지만, 내가 가장 좋아하는 스트레스 완화 도구는 지압 매트다.

- **EFT** 일반적으로 태핑tapping이라고 부르는 감정 자유 기법emotional freedom technique은 얼굴과 목, 팔 아래 부위에 특정한 패턴으로 분포한 경혈 자리를 손가락으로 두드리는 요법이다. 별것 아닌 것처럼 보이지만, 여러 연구 결과에 따르면, 태핑이 코르티솔 분비와 같은 스트레스 지표를 감소시켜준다고 한다.[14] 그렇다면 태핑의 원리는 무엇일까? 이에 대해 과학자들은 아직까지 명확한 대답을 내놓지 못하고 있다. 동양적인 관점에서 볼 때, 침술과 마찬가지로 혈 자리를 자극해서 에너지의 흐름을 바꾸는 방법이지 싶다. 어떤 이들은 태핑이 통증을 완화하고 마음을 차분하게 하는 물질을 분비하게 만들거나 스트레스를 유발하는 생각으로부터 주의를 돌리게 만들어준다고 말한다. 태핑 방법에 대해서는 유튜브에 많은 영상이 올라와 있다.

- **접촉** 신체 접촉은 촉감 수용체를 활성화해서 혈압과 심박수,

코르티솔 수치를 낮춘다. 또한, 엔도카나비노이드endocannabinoid 와 옥시토신을 분비하게 만드는데, 둘 다 이완을 유도하는 내인성(우리 몸 안에서 만들어지는) 진통제다. 사랑하는 사람과의 포옹이나 마사지 받기, 혹은 전문가의 바디 워크body work, 올바른 자세로 몸의 구조와 기능의 효율성을 높여 몸과 마음의 건강을 강화하는 치료법를 통해 그 효과를 얻을 수 있다.

• CBD 칸나비디올cannabidiol의 약자인 CBD는 불안과 우울 및 스트레스를 완화하고 통증을 덜어주며 수면을 개선해주는 물질이다. 또한, 우리 몸의 엔도카나비노이드 시스템에 작용하여 중독에서 벗어나게 도움을 주는 등 긍정적인 치료 효과도 있다. 하지만 이를 둘러싸고 많은 논란이 있다. 논란의 주요한 이유는 두 가지다. 하나는 CBD에는 "황홀감"을 느끼게 만드는 물질인 THC는 들어 있지 않지만 대마초로 만들어지기 때문이다. 또 다른 이유는 CBD가 최근 유행하면서 만병통치약이라고 과대 포장되어 판매되기 때문이다. CBD에 대한 연구는 아직 진행 중이다. 현재까지 나와 있는 데이터는 CBD가 적어도 쥐를 대상으로 한 실험에서는 두뇌의 신경 발생을 촉진하고 스트레스 증상을 완화해주는 것으로 밝혀졌다. CBD를 섭취하고자 한다면 무엇보다 품질이 중요하므로 신중히 선택하자.

만성 스트레스로부터의 회복은 너무나 힘든 과제처럼 보인다. 하지만 이를 통해 우리는 현재 삶의 질을 높이고 미래의 건강 수명을 늘리는 이익을 얻을 수 있다.

## 유연성을 강화하기

스트레스로부터의 회복은 자신의 신체적 생리를 바이오해킹 하는 일인 동시에 생각을 바꾸는 일이기도 하다. 어떤 이들은 스트레스에 쉽게 휘둘리지만, 다른 이들은 그렇지 않다. 무엇이 우리를 스트레스에 더 유연하게 대처하도록 만드는 걸까? 이에 대해 과학자들은 스트레스에 대한 회복탄력성을 높여주는 구체적인 자질과 특성이 있다고 지적한다. 우리는 이러한 특성을 타고날 수도, 그렇지 않을 수도 있다. 그렇지만 훈련을 통해 얼마든지 개발할 수 있다. 그러한 특성을 살펴보자.

- 용기 두려움과 불확실성을 극복하고 아픔과 좌절 속에서도 자신의 장점을 발견해내는 능력
- 성실함 신중하고 부지런하고 유능하고 체계적이며 자신의 책임을 진지하게 여기는 태도
- 장기적인 목표 자신의 미래를 그려보고 목표를 달성하기 위해

노력하는 태도

- 낙관주의 긍정적인 생각을 유지하고 무슨 일이 벌어져도 괜찮을 것이라는 믿음
- 창조성 기존과는 다른 방식으로 문제에 접근해서 해결책을 찾아내는 능력
- 확신 난관을 극복할 힘이 자신에게 있다는 믿음
- 탁월함 자신이 도전한 모든 분야에서 최고가 되려는 태도

이러한 자질을 갖췄을 때, 우리는 도전하고 역경을 이겨냄으로써 기쁨과 보상으로 가득한 삶을 살아가게 된다. 이제 이러한 자질을 단련하는 다양한 방법을 살펴보자.

- 건강한 관계 건강한 인간관계를 형성하고 자신을 지지해주는 사람들과 함께하자. 우리는 가족이나 사회 단체, 교회를 비롯한 다양한 종교 단체, 혹은 생각이 비슷하고 영감을 주는 모든 집단과 그러한 관계를 형성할 수 있다. 자신에게 맞는 대상을 찾아보자.

- 목표를 향한 노력 피아노를 배우든, 박사 학위를 따든, 아니면 살을 10킬로그램 빼든 우리는 목표를 향해 노력하는 과정에서 회복탄력성을 기를 수 있다. 목표를 향해 나아가는 여정은 절

대 평탄하지 않고 항상 장애물이나 난관에 맞서야 하기 때문이다. 목표를 성취할 때, 우리는 자기 삶에 대한 확신과 통제력을 갖게 된다. 설령 실패하더라도 성장하는 마음가짐이 있다면, 거기서도 배우고 개선할 수 있는 기회를 발견하게 된다.

- **자신을 돌보기** 자기 자신과 사랑하고 지지하는 관계를 형성할 때, 우리는 자신을 더 잘 이해하고 자신의 장점과 재능, 능력에 대한 확신을 갖게 된다. 자신의 역량에 대한 확신은 회복탄력성을 키우기 위한 핵심 요소다. 내가 좌절감에 빠져 있을 때, 누군가 이런 말을 건넸다. "자신을 믿지 않으면 누구도 당신을 믿지 않을 겁니다." 이 말은 내 마음속에 남아 두려움을 이겨내는 데 큰 힘이 됐다.

- **목적의식** 당신은 무엇을 위해 사는가? 자신에게 목적이 있다고 생각할 때, 우리는 더 건강하고 더 행복할 수 있다. 그리고 스트레스에 직면해서도 더 유연하게 대처할 수 있다. 즐겁고 오랜 삶을 누릴 수 있음은 물론이다.[15] 2019년《미국의학협회저널 Journal of the American Medical Association》에 실린 한 논문에 따르면, 50세 이상 미국인 6985명 중에서 삶에 목표가 있다고 느끼는 그룹이 가장 오래 살았으며, 심장과 혈관 및 소화계 질환에 따른 사망 위험도 낮은 것으로 나타났다. 반면에 우선순위

목록에서 목적을 낮은 순위로 꼽은 그룹은 그 연구가 끝난 시점을 기준으로 사망률이 2.43배나 더 높은 것으로 드러났다.[16] 삶의 목적을 발견하고자 한다면 내 웹사이트에 올려놓은 다르마 설문지dharma inquiry를 참조해보자. 이는 내 친구이자 사회철학자, 팟캐스트 진행자, 사업가인 대니얼 슈마흐텐버거Daniel Schmachtenberger에게서 영감을 얻어 만든 것이다.[17]

• 책임감 자기 인생에 온전한 책임감을 느끼는 이들은 더 유연하고 행복하게 살아가는 경향이 있다. 심리학에서 "내적 통제 지점"을 갖고 있다는 말은 우리가 자신에게 벌어지는 일에 통제력을 갖고 있다고 생각한다는 뜻이다. 연구 결과에 따르면, 내적 통제 지점을 가진 이들은 더 행복하고 정신적으로 더 건강한 삶을 살아가며 난관에 직면해서 더 유연하게 대처하는 경향이 있다고 한다.[18]

• 삶에 뛰어들기 호기심을 갖고 탐험하고 여행하자. 새로운 사람을 만나자. 새로운 일에 도전하자. 적극적으로 배우자. 우리는 삶에 뛰어드는 과정에서 기쁨과 슬픔을 맛보게 된다. 물론 어려운 일이지만, 쉬운 삶은 회복탄력성을 높여주지 못한다.

• 감사하기 자신이 누구인지, 무슨 일을 하는지, 누가 자신과 함

께 인생의 여정을 걷고 있는지에 대해 진심으로 감사하는 법을 배우자. 감사 일기를 쓰는 습관은 정신 건강에 놀라운 도움을 준다.

## 영웅의 여정

영웅의 여정hero's journey이란 조지프 캠벨Joseph Campbell이 이 주제에 관한 여러 권의 책에서 처음으로 정의하고 이름을 붙인 신화 속 개념이다. 여기서 영웅은 여러 단계에 걸친 모험 과정을 헤치고 나아가라는 부름을 받는다. 처음에 영웅은 부름을 거부한다. 하지만 스승을 만나 경계를 넘어서고, 시험에 직면하고, 친구를 만나고, 적과 맞서 싸우고, 말 그대로의, 혹은 은유적인 동굴에 들어가 어둠의 자아를 대면하고, 여정의 절정에 이르러 좋은 것을 얻고, 집으로 돌아올 기회를 외면하다가 결국에는 여정을 통해 변화된 더 높은 차원의 존재로서 집으로 돌아온다. 일반적으로 영웅은 "그he"로 묘사되지만, 분명하게도 여성들 역시 그와 똑같은 영웅의 여정을 거친다. 그래서 굳이 "여자 영웅의 여정heroine's journey"이라고 표현하는 것은 이 개념의 품격을 떨어뜨리는 것일지도 모른다. 우리는 성별에 관계없이 모두 영웅이다.

영웅의 여정은 우리 각자가 어떻게 삶의 무대에 뛰어들고, 고난에 직면해서 의미를 발견하고, 그로부터 배우고, 현명해지고, 궁극적으로 자신이 왜 여기 존재하는지 그 과정을 설명해주는 은유적 표현이다. 영웅의 여정은 원래 스트레스 요인으로 가득하지만, 영웅은 견뎌내고 결국 승리를 거머쥔다.

당신은 어쩌면 이 책을 읽어나가는 동안 스스로 영웅의 여정을 걷고 있다고 느꼈을지 모른다. 하지만 그런 생각을 해보지 않았다면, 지금부터라도 그렇게 생각해보자. 자신의 목표를 분명히 세우고 이를 달성하기 위해 노력함으로써 우리는 모험을 시작하게 된다. 우리가 삶에서 어디를 향하고 있는지 이해하기 위해 자신에게 몇 가지 질문을 던져보자. 질문에 대한 답을 적어본다면 생각을 정리하는 데 도움이 될 것이다. 다음 질문들은 정답은 없지만, 삶의 목표를 발견하고, 탐험하고, 추구하고, 달성하도록 도움을 줄 수 있는 의미 있는 질문이다. 지금 자신에게 이렇게 물어보자.

- 무엇을 원하는가?
- 언제 원하는가?
- 왜 원하는가?
- 그것을 얻으면 어떤 사람이 될 것인가?
- 그것을 얻기 위해 어떤 대가를 치러야 할 것인가?
- 얻지 못하면 어떤 대가를 치르게 될 것인가?
- 그것을 얻는다면 어떤 기분이 들 것인가?(머릿속으로 그려보자)

∘ 얻지 못한다면 어떤 느낌이 들 것인가?(머릿속으로 그려보자)

∘ 자신의 '진정한 목표'는 무엇인가? 그것은 사회나 다른 사람이 당신에 대한 선입견이나 당신의 성별, 혹은 직업을 기준으로 당신에게 부여한 목표가 아니다.

∘ 다른 모두의 생각과 기대를 무시한다면, 자신이 정말로 원하는 것은 무엇인가?

자신의 진정한 욕망이 무엇인지 알았다면, 우리는 이제 그 목적과 함께 시작할 수 있다. 우리의 목표는 원대할 수도 사소할 수도 있지만, 분명한 것은 '자신'과 어울리는 느낌이 들어야 한다는 사실이다. 목표를 달성하는 과정은 우리의 여정이고, 우리의 모험이며, 우리의 회복탄력성 훈련이다. 자신에게 주어진 모든 도구를 동원해서 집중하고 자신에게 회복할 시간을 주자. 그러고 나서 다시 돌아가자. 그러면 우리의 회복탄력성은 급속도로 높아질 것이며 삶의 질은 하늘 높이 치솟을 것이다. 자신만의 이야기 속에서 주인공이 되자.

## 🔥 스트레스 회복을 위한 바이오해킹

- 자신의 스트레스 수준 평가하기


### 미주신경 긴장도를 개선해서 심박 변이도를 높이는 전략

- 성대 진동
- 웃기
- 챈팅
- 껌 씹기


### 회복 전략

- 펄스 전자기장에 노출되기
- 사우나
- 트라우마 극복하기
- 사랑하는 사람과 신체적으로 연결되기
- 친절함과 동정심 베풀기
- 심박 변이도를 추적해서 스트레스로부터 얼마나 잘 회복하는지 확인하기
- 콧구멍 번갈아 숨쉬기, 4-7-8 호흡법, 박스 호흡법 등 새로운 호흡법을 시도하기
- 24시간 리듬을 바이오해킹 하기
- 일출과 일몰 보기
- 일몰 이후에 블루라이트에 노출되지 않기

- 규칙적인 수면 시간을 정하고 잠자리 루틴 만들기

- 침실을 청소하기

- 수면 시 암막 커튼 치기

- 캐모마일, 라벤더 등 수면에 도움을 주는 에센셜 오일 사용하기

- 잠자기 전 멜라토닌, 마그네슘, 글리신, 가바 섭취하기

- 수면 추적하기

- 마음챙김 수련하기

- 다양한 종류의 명상 시도하기

- 침술 치료를 받거나 지압 매트 사용하기

- 감정 자유 기법(태핑) 시도하기

- CBD 보충제 섭취하기

- 더 집중적인 스트레스 치유를 위해 내 웹사이트에서 소개하는 HPA 축 기능 이상 치료 요법 참조하기

- 자신에게 회복탄력성 자질이 있는지 확인하기

- 자신을 지지해주는 사회적 관계를 형성하고, 목표를 향해 노력하고, 자신을 돌보고, 목적의식을 갖고, 자기 행동과 삶에 책임감을 느끼고, 삶에 뛰어들고, 지금 자신이 누리는 것에 감사함으로써 회복탄력성 높이기

- 자신만의 영웅의 여정과 삶의 목표가 무엇인지 생각해보기

- 더 적극적이고 포괄적인 회복 전략을 찾고자 한다면 내 웹사이

트에서 소개하는 HPA 축 치료 요법을 참조하자. 이 방법은 만성 스트레스와 탈진에 구체적인 처방을 제시함으로써 정상 상태로의 회복을 돕는다. 시간이 좀 걸릴 수 있지만 그래도 괜찮다. 회복탄력성을 높이기 위해 시도해볼 만한 충분한 가치가 있다.

5부
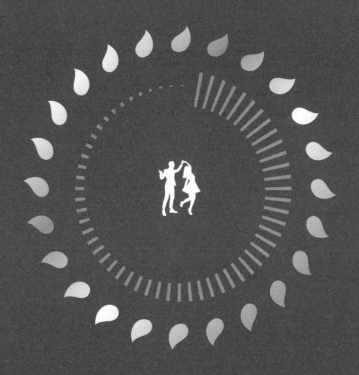

# 배터리를
# 효율적으로 연결하자

# 12장 호르몬과 에너지의 관계

가족을 돌보는 일이든 기업을 설립하는 것이든, 혹은 공동체에서 변화를 이끄는 과제든 여성들은 생물학적으로 연결될 준비가 되어 있다. 여성의 생체 활동은 호르몬이 문제라는 가부장적인 편견에 맞서 강력한 힘을 가져다준다. 여성은 생명을 창조하고 양육하는 능력을 갖추고 태어났다. 그리고 이러한 생물학적 과제를 수행하는 과정에서 호르몬이 중요한 역할을 한다. 자녀의 유무와 관계없이 임신 가능성은 건강의 생체 지표다. 여기서 핵심은 에스트로겐과 프로게스테론을 포함해 다양한 성호르몬을 생성하는 과정에서 중요한 역할을 하는 미토콘드리아다.

여성 호르몬은 세포의 프로그래밍을 들여다볼 수 있는 창문이다. 우리는 여성 호르몬이 여성의 몸에 어떤 영향을 미치는지 이해함으로써 건강 개선을 위한 바이오해킹의 문을 열 수 있다. 과도한 스트레스를 받을 때, 미토콘드리아는 자원을 생존에 집중한다. 이로 인해 호르몬 주기가 흐트러진다. 한편, 스트레스가 해소되면 미토콘드리아는 다시 주기를 재개한다. 여기서 모든 메시지는 호르몬 신호를 통해 전달된다. 그러므로 호르몬에 대한 이해는 건강과 생식력을 장기적으로 유지하기 위해 대단히 중요하다. 호르몬은 우리가 생산하는 에너지와 우리가 매일을 살아가는 생활 방식을 연결해주는 다리다.

## 생리 주기 이해하기

여성의 리듬은 주기적이며(이는 여성 호르몬이 남성 호르몬과 다른 주요한 한 가지 측면이다) 생리만큼 여성의 주기를 분명하게 보여주는 신호는 없다. 그러나 건강에 대단히 중요한 역할을 하는 주기와 생리에 대해 여성들은 종종 당혹감을 느낀다. 가임기 여성은 "정상적인" 상태에서 매월 약 4분의 1에 해당하는 기간에 걸쳐 질에서 출혈을 한다. 그리고 그러한 생리 현상을 개인적인 차원에서 조용히 견뎌내야 한다는 사실을 당연하게 여긴다. 그렇게 평생 수십 년에 걸쳐 매달 엄청난 고통을 겪는다. 하지만 우리 사회는 여성이 생리 중에도 똑같이 업무를 처리하고, 가족을 돌보고, 일상적인 모든 일을 해야 한다고 기대한다. 자신의 생리에 관해 공개적으로 이야기하는 여성은 자신을 조롱거리로 만들거나, 혹은 더 나쁜 상황으로 몰아갈 수 있다.

소녀들은 종종 10대로 들어서기 전에 생리와 그에 따른 경련과 부기, 감정 변화를 갑작스럽게 겪게 된다. 그러는 동안에도 학교에 가서는 아무런 일이 없는 척해야 한다. 그렇게 해야만 하는 이유는 '자신이 생리 중이라는 사실을 아무도 알지 못하게' 하기 위해서다. 그리고 세월이 흘러 월경이 영원히 중단될 때, 여성은 또 다른 호르몬 환경과 생리적 변화, 증상에 다시 한번 적응해야 한다.

여성은 자신의 주기를 항상 바이오해킹 해왔다. 대표적인 사례로 여성은 탐폰을 개발했다(현대적인 형태의 탐폰은 남성이 개발했지만, 여성은 이미 수 세기 전부터 탐폰의 원리를 이용해왔다). 다음으로 생리대를 개발했다. 1957년에 메리 비어트리스 데이비드슨 케너 Mary Beatrice Davidson Kenner라는 열여덟 살의 흑인 여성이 생리대를 벨트로 고정하는 아이디어를 처음으로 내놨다. 쉽게 짐작할 수 있듯이 케너는 자신의 아이디어를 실현해줄 사람을 찾는 과정에서 많은 어려움을 겪었다. 여성은 임신을 위해서든, 아니면 피임을 위해서든 체온을 추적하거나 자궁경관 점액을 확인하는 등 다양한 형태의 저기술 바이오해킹 방식을 동원해서 자신의 배란기를 계산했다. 그리고 자기 몸에 주의를 기울여 생체 데이터를 얻고 자기 몸을 통제하는 방법을 배웠다.

오늘날 여성은 기술로부터 많은 도움을 얻는다. 생리 주기 애플리케이션을 통해서 지금 주기상 어디에 있는지 확인하고, 이를 통해 업무 순서와 사교 활동, 스트레스 관리, 운동, 음식물 섭취를 조절함으로써 단계에 따라 효과적으로 적응한다. 이는 더 이상 놀라운 사실이 아니다. 가령, 황체형성호르몬luteinizing hormone, LH 검사 키트는 아마존에서 50개 묶음으로 구입이 가능한데, 소변 검사를 통해 LH 수치가 높아졌는지 확인할 수 있다. 또한, 체온을 관찰하고 배란기를 예측해주는 웨어러블 장비도 있다.

기술의 발달에도 불구하고 저기술 바이오해킹 방식(배란 기간에 자궁경관 점액이 어떻게 달라지는지 관찰하는 것처럼)은 특히 여성의 몸이 자연의 주기와 조화를 이룰 때 여전히 유용하게 활용되고 있다. 실제로 여성은 자기 몸의 주기에 주목할 때, 자연 세상의 주기와 조화를 이루고 있다는 느낌을 더 강하게 받게 된다. 이러한 조화를 느낄 때, 자기 인식의 차원에서 성숙할 뿐만 아니라 자신의 생체 활동에 대한 존경심과 연결 고리를 확인할 수 있다.

나는 생리 주기를 계절 주기에 빗대어 설명하는 방식을 좋아한다. 월경은 몸의 겨울과 같다. 자궁내막이 허물어지고 몸이 휴식기로 들어가면서 생식력은 잠시 중단된다. 다음으로 난포기는 몸의 봄과 같다. 자궁내막이 형성되면서 임신을 위한 기반이 만들어진다. 난포가 성숙하는 것은 씨앗이 발아하는 것과 같다. 그리고 배란기는 식물이 무르익고 열매를 맺는 여름과 같으며, 이때 여성의 생식력은 가장 왕성해진다. 마지막으로 황체기는 나뭇잎 색깔이 바뀌면서 떨어지는 가을과 같다. 임신을 하지 않으면, 여성의 몸은 서서히 긴장을 풀면서 휴식기를 준비한다.

오지브웨Ojibwe와 유록Yurok 부족 사람들은 월경을 "달의 시간"[1]이라고 부르며, 여성이 내면에 집중하면서 부정적인 감정을 떨쳐내고 휴식하고 숙고하는 의미 있는 기간으로 여긴다. 흥미롭게도 나의 감정 상태와 생리 주기를 관찰하기 시작했을 때, 나는 부정적인 감정 상태와 힘든 생리 기간 사이에 상관관계가 있다는 사실을 발견했다. 호르몬이 부정적인 감정을 유발할 수 있고, 스트레스가 호르몬 불균형을 초래할 수 있다는 점을 이해할 때, 여성은 생리를 통해 자기 삶을 들여다볼 수 있다. 스트레스를 받으면, 미토콘드리아는 에너지 자원을 생식이 아니라 생존에 집중해야 한다고 판단한다. 그 결과, 성호르몬의 불균형과 불규칙한 생리가 발생한다. 몸이 위협받고 있다고 느낄 때, 임신을 우선순위로 두지 않는다는 사실을 명심하자.

나는 생리 주기를 계절에 빗대어 생각하기를 좋아하지만, 사실 생리는 계절의 변화보다 훨씬 더 복잡하다. 지금부터는 표준적인 생리 주기의 단계를 자세히 들여다보면서 한 달 동안 여성의 몸 안에서 무슨 일이 일어나는지, 생리 주기가 업무와 사교 생활, 스트레스, 건강, 대사 활동에 어떤 영향을 미치는지 살펴보자.

## 월경기: 1~6일

월경은 생리 주기 첫째 날에 시작해서 일반적으로 약 6일간 진
행된다. 월경이 시작되면 에스트로겐과 프로게스테론이 최저치로
떨어지고 자궁내막이 허물어진다. 월경기는 일과 사교적인 삶에
있어 한 달 동안 자신에게 일어난 모든 일에 대해 생각하고, 판단
을 내리고, 통합하는 시간이다. 월경기 전반부에는 신체 에너지가
떨어진다. 따라서 욕망이나 사교적인 생각이 들지 않거나 친구를
만나러 나가기보다 따뜻한 목욕이 그립다고 해도 당황하지 말자.
월경기는 휴식과 회복의 시간이다. 이때 여성의 몸은 나중에 더
활동적인 창조 에너지가 필요하게 될 것이라고 예상하면서 평온
한 휴식을 취하면서 회복한다. 이 기간에는 높은 에너지를 발산하

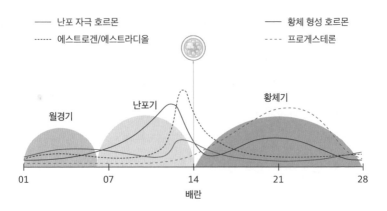

생리 주기의 단계

고 세상에 성과를 보여줘야 할 시간이 다가오고 있음을 이해하면서 아무런 죄책감을 느끼지 말고 휴식을 취하자.

건강의 측면에서 월경기에는 호르몬 수치가 낮기 때문에(그리고 남성 호르몬 구성에 좀 더 가까워지기 때문에) 신체적 성과 측면에서 본다면 꼭 나쁜 기간은 아니다. 오히려 호르몬 수치가 높은 황체기에 운동 성과와 관련된 문제가 더 많이 나타난다. 월경을 시작한 첫날에 피곤함을 제일 많이 느끼지만, 며칠이 지나면 에너지 수준이 상승한다. 여성은 월경 중에도 마라톤을 뛸 수 있다. 그러니 월경기에 경기나 중요한 운동 일정이 잡혀 있다고 해도 걱정하지 말자. 오히려 더 좋은 기록을 올릴 수 있으니 말이다. 그래도 자기 몸에 귀를 기울이자. 몸이 휴식이 필요하다고 말하면 언제든 휴식을 취하자.

월경기에는 에스트로겐 수치가 가장 낮으므로 탄수화물 섭취를 줄이는 편이 좋다. 월경기가 끝나가고 난포기가 다가오는 시점에 가벼운 간헐적 단식을 하고 싶은 마음이 들 수 있지만, 스트레스가 높다면 하지 말자.

월경기에는 더 많은 스트레스를 느낀다. 그것은 스트레스 호르몬인 코르티솔의 수치가 상승하기 때문이다. 코르티솔 수치가 높아지면 인슐린 저항성도 높아지면서 지방 연소가 어려워지고 탄수화물을 많이 섭취한 뒤에는 혈당 스파이크가 나타날 위험이 커진다. 그럴 때 최고의 스트레스 해소제는 가벼운 운동이다. 몸의 변화를 주시하면서 무엇이 더 무겁고 가벼운 느낌을 주는지 확인하자. 이를 통해 실질적인 정보를 얻을 수 있다. 나의 경우, 스트레스가 높거나 지난달에 운동을 충분히 하지 않으면 월경기가 더 힘들게 느껴진다는 사실을 발견했다.

월경기에는 철분 함량이 높은 음식물 섭취가 중요하다. 목초를 먹인 소에서 얻은 육류와 생선, 녹색 채소, 간, 다크 초콜릿과 같은 식품을 많이 섭취하자. 여기에 비타민 C가 풍부한 식품(피망, 감귤류 과일, 딸기, 브로콜리)을 추가함으로써 철분 흡수에 도움을 얻자. 비타민 D 역시 철분 흡수에 도움을 준다. 게다가 항산화제(베리, 붉은 양배추, 감귤류 과일)와 항염 식품(엑스트라버진 올리브 오일, 심황, 생강)은 생리통 완화에 도움을 준다. 철분이 풍부한 식품을 섭취하거나 철분 보충제를 먹고 있는데도 철분과 페리틴 수치가 계속 낮게 나온다면(이상적으로 페리틴 수치는 밀리리터당 75나노그램보다 높아야 한다) 구리 결핍 때문일 수 있다. 구리는 장이 철분을 흡수하는 과정에 필요하다. 그러므로 구리 수치가 낮다면 철분을 충분히 흡수하기 힘들다.

### 난포기: 7~13일

여성의 몸은 난포기에 에스트로겐과 프로게스테론을 더 많이 생성하기 시작한다. 이 단계에서 여성은 직장 생활과 사교 영역에서 더 활동적이고 적극적이며, 외향적이고 성취 지향적인 감정을 느끼게 된다. 난포기는 새로운 아이디어를 구상하고 브레인스토밍을 하고 프로젝트를 시작하고 창조성을 발휘하는 것처럼 계획하고 구상하고 실행하는 단계다. 또한, 이 시기에는 스트레스와 통증을 더 잘 견디고 면역력도 가장 높다. 건강의 측면에서 보자면, 프로게스테론 수치가 여전히 상대적으로 낮아 근력을 강화하기가 수월하므로 근력 운동으로 많은 도움을 얻을 수 있다. 추가적인 글리코겐이 남아 있기 때문에 운동 강도와 중량을 높이고 횟수를 줄이는 방식으로 자신을 더 밀어붙이며 운동을 하자(가령, 보통 때 저중량으로 7~12회를 했다면 난포기에는 고중량으로 1~6회를 실행하자). 난포기에는 반응 속도가 빨라지므로 고강도 인터벌 훈련을 하고, 언덕을 뛰어오르고, 달리기나 경주에서 기록을 갱신하고, 고중량 근력 운동에서 1회 최대 중량을 높일 수도 있다.

난포기에는 에스트로겐이 상승하면서 인슐린 민감성이 높아진다. 그래서 탄수화물을 효율적으로 연소시킬 수 있다. 이 시기에 탄수화물 섭취를 늘리면 헬스장에서 운동 강도를 높이기 위한 에너지를 얻을 수 있다.

운동을 하지 않거나 과체중인 경우, 가벼운 간헐적 단식(가령, 14~16시간)이 좋은 선택이다. 이를 통해 파괴된 세포를 청소하는 기능(오토파지)과 관련해서 운동과 비슷한 이익을 얻을 수 있다. 난포기에는 단식으로 우리 몸에 긍정적인 스트레스를 부과함으로써 대사적 회복탄력성을 높일 수 있다. 다만, 단식이 다른 스트레스 요인에 추가로 스트레스를 더 부과하는 요인이 되지 않도록 주의하자.

운동을 열심히 하고 있다면 단식은 하지 말자. 운동과 단식을 동시에 진행하면, 에너지가 고갈될 위험이 있다. 이는 여러 호르몬 시스템의 불균형을 초래해서 코르티솔 수치를 높이고 에스트로겐과 갑상샘 호르몬, 키스펩틴kisspeptin(사춘기와 가임기에 중요한 역할을 하는 호르몬)의 건강한 생성을 방해한다.

### 배란기: 약 13~15일

에스트로겐은 배란 직전에 최고치에 도달한다. 황체형성호르몬과 난포자극호르몬도 이 시점에 증가해서 13~15일 사이에 난소가 난자를 배출하도록 한다. 배란기가 지나면 에스트로겐이 감소하면서 인슐린 민감성이 살짝 떨어진다(즉, 탄수화물을 효율적으로 연소하지 못하게 된다).

배란기는 업무와 사교 영역에서 가장 창조적이고 활력이 넘치며, 주장이 분명하고 매력을 발산하고 포용감을 느끼는 시기다. 그래서 데이트를 하고 업무 프로젝트를 추진하고 연설을 하고 영업을 하고 프레젠테이션을 하기에 적절한 시기다. 배란기에는 관계를 형성하고 협력하고 의사소통하는 능력도 높아진다. 다만, 면역력이 조금 떨어진 상태이니 과도한 업무나 다양한 스트레스 요인으로 자신을 지나치게 몰아붙이지 않도록 주의하자.

배란에 앞서 에스트로겐 수치가 상승하면서 운동 시 인대 부상의 위험이 커지므로 주의를 기울이자. 배란 후에는 프로게스테론이 증가하면서 동화작용 기능이 떨어지므로 난포기만큼 운동을 강하게 할 수 있다는 느낌이 들지 않는다. 몸의 느낌에 따라 운동하고 자신을 극단으로 몰아가기보다 적절한 강도를 선택하자.

에스트로겐 수치가 가장 높을 때 여성의 인슐린 민감도도 가장 높다. 그래서 여성의 몸은 배란 전 며칠 동안 연료를 확보하기 위해 탄수화물을 많이 섭취하고자 한다. 그럴 때 섬유질과 파이토뉴트리언트가 풍부하고 소화 속도가 느린 탄수화물을 선택하자. 녹색 채소와 십자화과 채소, 뿌리채소, 베리와 같은 식품은 에스트로겐 과잉 상태에 대처하는 데 도움을 준다. 또한, 호박씨와 아마亞麻 역시 에스트로겐 대사에 도움이 된다. 배란기에는 에너지 수요가 증가하면서 칼로리 소모도 100~150칼로리 정도로 살짝 높아진다.

### 황체기 전기: 15~23일

배란기 동안 임신을 하지 않으면 여성의 몸은 프로게스테론을 더 많이 생성하기 시작한다. 에스트로겐 수치는 배란 후 떨어졌다가 다시 한번 서서히 상승하는데, 이 시기에는 프로게스테론 수치도 함께 상승한다. 그래서 우리는 황체기를 호르몬이 높은 단계라고 부른다. 프로게스테론과 에스트로겐은 인슐린 민감성에 상반된 영향을 미친다(에스트로겐이 인슐린 민감성을 높이는 반면, 프로게스테론은 반대 작용으로 인슐린 민감성을 낮춘다). 그래서 황체기에는 대사 활동이 어느 방향으로 움직일지 예측하기 어렵다. 일반적으로 이 시기에는 몸이 연료를 생성하기 위해 지방을 더 많이 사용하기 때문에 탄수화물이 낮은 식단을 선호하게 된다.

이 단계에서 여성은 몸의 요구에 순응하게 된다. 휴식을 취하고 좀 더 부드러운 방식으로 업무를 처리하고픈 마음이 든다. 그리고 프로게스테론이 증가하면서 내향적으로 바뀐다. 황체기 초기는 계획을 세우거나 숙고하기에 좋은 시기다. 프로게스테론이 높지만 에스트로겐도 높으므로 염증을 유발할 위험이 크다(개인마다 다르기는 하다). 이 단계에서 월경전증후군이 처음으로 나타나기 시작한다. 유산소 운동이나 단식, 케토제닉 식단과 같은 대사와 관련된 활동의 강도를 좀 낮춰야 한다는 생각도 든다. 황체기에는 근력과 지구력 운동의 강도를 저강도나 중강도로 낮추자. 느리게 오랜 시간 걷는 등산을 해보자. 중량 운동을 한다면, 가볍거나 중간 정도의 중량으로 실행 횟수를 늘리자(7~15회). 이 단계에서 여성의 몸은 지방 연소를 선호하기 때문에 저강도 운동 계획에 맞춰 탄수화물 섭취를 줄이는 것이 최적의 에너지를 공급하는 방식이다.

황체기에는 탄수화물을 효율적으로 처리할 수 있기 때문에 추가적인 당 보충 없이는 강한 운동을 수행하기 힘들다. 당이 부족한 상태에서 강한 운동을 하면, 우리 몸은 근육을 분해하기 시작하며, 이러한 상태가 지속되면 근손실이 발생한다. 이 단계에서 근손실을 막기 위해서는 운동 전후로 우리 몸이 근육을 생성하기 위해 사용하는 세 가지 아미노산인 필수아미노산을 2~3그램 섭취해야 한다. 나의 경우, 물에 타서 마시는 분말 형태의 맛없는 BCAA보다 알약 형태를 더 선호한다.

프로게스테론 수치 상승에 따라 심부 체온과 이화작용(근손실)이 높아지면서 더 빨리 피로감을 느끼게 된다. 날이 더울 때 특히 더 그렇다. 땀을 더 많이 흘리고 염분을 과도하게 배출하게 된다. 많은 여성이 이 단계에서 몸이 붓는 느낌을 받지만, 실제로는 염분이 더 많이 필요하다. 이때 전해질은 우리의 친구다. 황체기에는 갈증이 잘 느껴지지 않으므로 갈증 신호에 의존하지 말고 수분을 적극적으로 섭취하려는 노력이 필요하다(하루 약 2리터의 물을 마시자).

일반적으로 황체기에는 활력이 부족하고 배가 고프고 음식에 대한 갈망과 과식의 욕망을 느끼게 된다. 공복감과 음식에 대한 갈망에 대처하기 위해 매끼 충분한 단백질과 지방, 섬유질을 섭취하자. 식욕이 증가한다고 해서 자책하지 말자. 다만, 생리 주기를 핑계로 폭식하거나 불량 식품을 먹지 않도록 주의하자. 이 시기에는 인슐린 민감성이 떨어지고 더 잘 붓고 혈당의 최고점과 최저점의 폭이 더 커지기 때문이다.

## 황체기 후기: 24~28일

황체기 후기에는 월경일에 가까워질수록 에스트로겐과 프로게스테론 수치가 떨어지고 코르티솔 수치가 높아진다. 그래서 배고픔을 쉽게 느끼고 감정 변화가 심하고 스트레스를 더 많이 받는다. 50퍼센트 이상의 여성이 이 시기에 월경전증후군을 경험한다.

황체기 후기는 프로젝트와 업무를 마무리하기 위해 준비하는 시기다. 사람들과 항상 함께하지 않아도 되는 세부적인 업무에 집중하자. 운동은 스트레스의 최고 해독제이지만, 이 시기에는 운동의 강도와 시간을 줄이고 싶은 생각이 든다. 그러므로 요가나 가벼운 필라테스, 가동성 운동을 중심으로 회복에 집중하자. 오래 걷기나 가벼운 조깅 정도면 유산소 운동으로 충분하다.

에스트로겐 수치가 낮으므로 두뇌에 세로토닌이 부족하다. 그래서 불안과 우울을 쉽게 느낀다. 이러한 상태에서는 트립토판tryptophan이 풍부한 식품(칠면조, 타히니, 바나나, 스피룰리나, 참깨)을 섭취해서 세로토닌 생성의 원료를 마련하자. 기분 전환과 숙면에 도움이 된다. 당도가 높은 건강한 자연식품을 섭취하면 세로토닌 분비를 자극해서 기분을 좋게 만들 수 있다. 참깨와 해바라기씨는 프로게스테론 생성을 높인다. 내가 좋아하는 요리는 대추 속을 타히니로 채우고 여기에 살짝 녹인 다크 초콜릿을 얹은 뒤 소금을 뿌린 것이다.

## 보충제로 월경전증후군을 바이오해킹 하자

월경전증후군은 일반적으로 월경을 앞두고 5일간 가장 뚜렷하게 증상이 나타난다. 보충제를 통해 이러한 증상을 완화할 수 있다. 내 개인적인 경험과 환자들을 통해 도움이 된다고 확인된 보충제를 소개한다.

**칼슘:** (하루 1~2회에 걸쳐 총 500밀리그램 복용) 칼슘은 월경전증후군이나 월경전불쾌장애를 겪는 여성에게 대단히 중요한 보충제다. 스트레스 반응을 제어하고 피로와 식욕 변화 및 우울감을 완화해준다.

**마그네슘:** 비타민 B6와 함께 섭취하면 체액 저류 fluid retention와 두통, 수면에 큰 도움을 준다. 400밀리그램 정도 섭취를 권한다 (잠자기 전 1회, 혹은 아침과 저녁으로 나눠서 복용). 마그네슘 보충제에는 소화에 영향을 주지 않는 글리시네이트, 변을 묽게 만드는 구연산염 citrate, 두뇌 기능에 좋은 트레온산, 수면에 도움을 주는 밀산염 malate을 포함한 다양한 종류가 있다.

**오메가-3 지방산:** (하루 2~4그램 복용) 생리통을 비롯하여 다양한 월경전증후군 완화에 도움이 된다. 항염증 기능도 탁월하다. 무엇보다 품질 좋은 제품을 찾는 게 중요하다. 의약품 등급 오메가-3를 추천한다.

**강황**: 염증을 줄이고 생리통 완화에 도움을 준다. 강황의 활성 성분인 커큐민을 함유(1000밀리그램)한 제품과 커큐민의 생물학적 활용성을 높여주는 후추 추출물인 바이오페린 bioperine을 함유(20밀리그램)한 제품을 추천한다.

**비타민 D**: 매일 섭취해야 할 또 다른 주요 항염증제다. 일반적으로 5000인터내셔널유닛 복용을 추천하지만, 자신의 수치를 정기적으로 추적해서 최적 범위(밀리리터당 50~80나노그램)를 유지하는 게 가장 좋다.

**비타민 B6**: 매일 25~50밀리그램을 복용하면 스트레스는 물론이고, 기분 문제와 짜증, 건망증, 부기, 불안 등 월경전증후군을 다스릴 수 있다. 또한, 프로게스테론 생성에도 도움을 준다. 특히 에스트로겐 수치가 높은 여성에게 좋다.

**기분 전환제**: 샤프란과 SAM-e(400밀리그램), 젬브린 Zembrin(25밀

리그램), 5-HTP(100밀리그램)와 같은 보충제가 기분 문제와 같은 월경전증후군 안정화에 도움이 된다는 사실을 확인했다. 이들 보충제를 한꺼번에 먹을 필요는 없다. 한 번에 하나씩 복용을 시도해서 어떤 게 자신에게 잘 맞는지 확인해보자.

## 호르몬에 따른 삶의 단계

모든 한 달이 주기이듯이 삶 전체도 하나의 주기다. 여성의 인생에서 호르몬은 10년, 혹은 20년 단위로 급격하게 변화하고 이러한 흐름은 여성의 삶을 바꾼다. 여성은 생리 주기와 마찬가지로 삶의 주기에도 개입해서 추적하고 바이오해킹 할 수 있다.

### 사춘기: 젊음을 자신에게 유리하게 활용하기

소녀들은 사춘기 때 처음으로 주요한 변화를 겪는다. 때로는 온 세상이 무너지는 느낌이 든다. 사춘기 소녀들은 계속 성장하는 중이며 에너지 용량이 높으므로 더 많은 칼로리가 필요하다. 이 시기에 품질 좋은 자연식품(10대의 선호와는 거리가 멀지만!)을 섭취해서 충분한 칼로리를 얻는다면 더 건강해질 수 있다.

사춘기 소녀들은 많은 압박감을 느낀다. 당신이 지금 사춘기를 겪고 있다면, 더 건강하게 삶을 누리고, 자신이 누구인지, 무엇을 좋아하는지 발견하는 것을 삶의 과제로 삶자. 사춘기는 성장이 급격히 이루어지는 시기이므로 강력하면서 혼란스러운 경험을 하게 된다. 이 시기에는 특정한 옷 사이즈에 몸을 맞추려고 무작정 굶는 것보다 몸이 요구하는 영양분을 충분히 섭취하려는 노력이 중요하다. 건강과 관련해서는 몸매 관리에 집중하기보다 신체 활동으로 즐겁고 긍정적인 느낌을 얻는 데 집중하자.

### 10대, 20대 초반: 좋은 습관 들이기

고등학교에 들어갔다면 자기 몸과 건강한 관계를 형성하기 위해 꾸준히 노력하자. 여성들은 이 시절에 종종 성적인 경험을 시작한다. 당신이 지금 10대나 20대 여성을 딸로 둔 부모라면, 자녀와 성 문제를 함께 터놓고 이야기해보길 권한다. 당신이 지금 20대 여성이라면, 안전한 성 습관을 배우자.

10대 시절에 건강한 식습관과 운동 습관을 들이면, 나중에 그 습관을 유지하기가 훨씬 더 쉽다. 나는 고등학교 때 혈당 대사에 문제가 있다는 사실을 알았다. 그래서 10대 시절에 종종 화를 냈다. 그리고 불량 식품과 가공식품을 즐겨 먹어서 인슐린 수치를 크게 요동치게 했고 간과 췌장에도 상당한 무리를 줬다. 그 시절에 유제품과 정제 설탕이 인슐린 스파이크를 일으키고 여드름을 악화시킨다는 사실을 알았더라면 참 좋았을 것이다.

10대 시절에 나는 여자 운동선수로서 필요한 칼로리를 충분히 섭취하지 못했다. 여성 운동선수는 3대 증상[2]이라는 걸 겪는데, 일반적으로 이는 섭식 장애, 무월경(생리 중단), 영양부족으로 골밀도가 감소하면서 발생하는 골다공증을 가리킨다. 최대한 마른 몸매를 유지하려다 보니 이러한 증상을 종종 겪는데, 이 증상은 '스포츠에서의 상대적 에너지 결핍relative energy deficiency in sport, RED-S'이라는 이름으로 알려지면서 월경 기능 손상, 뼈 건강 문제, 단백질 합성 문제, 대사율 문제, 심혈관 건강 문제까지 포함하게 됐다. 이 모든 문제는 에너지나 영양의 상대적 결핍에서 비롯된다.[3] 그리고 그 결핍은 다시 과도한 운동을 비롯하여 의도적이거나 의도적이지 않은 저에너지 식단에 따른 것이다.

## 다낭성난소증후군

많은 젊은 여성(미국에서만 해도 500만 명에 달하는)이[4] 다낭성난소증후군을 겪고 있음에도 오랫동안 진단조차 받지 않고 있다. 높은 인슐린 수치는 이 증후군의 대표적인 특징인데, 이는 배란과 부신, 뇌하수체에서[5] 기능 이상을 유발한다. 이에 따라 여드름, 우울, 비만, 월경 불순을 일으키는 호르몬 불균형과 높은 콜레스테롤 수치 등의 증상이 나타난다.

인슐린 수치가 높아지면 난소가 남성 호르몬을 생성해서 임신 가능성이 떨어지고 월경 불순이 발생한다. 그리고 다낭성난소증후군에 걸린 여성에게서는 희발월경(월경이 1년에 6~8번 미만으로 줄어드는 현상)이 자주 나타난다. 다낭성난소증후군은 대사 질환과도 밀접한 상관관계가 있다. 다낭성난소증후군이 있는 여성 중 절반 이상이 40세가 되면 당뇨병에 걸린다. 다낭성난소증후군은 미국에서 불임의 가장 일반적인 원인으로, "다계통 생식 대사 장애"[6]로 분류된다.

다낭성난소증후군을 위한 한 가지 처방은 저혈당 식단이다. 이를 통해 혈당을 개선하고 인슐린을 조절할 수 있다. 저혈당 식품은 정제된 탄수화물이나 당분에 적게 들어 있고 섬유질과 지방에 풍부하다. 저혈당 식품은 당이 혈류로 쏟아져 들어가는 것을 늦춘다. 케토제닉 식단(저탄고지 식단)도 주기적으로 실행하면 도움이 된다.

다낭성난소증후군이 의심된다면, 호르몬 건강에 정통한 기능의학 의사를 찾아가서 공복 인슐린, 공복 혈당, 난포자극호르몬, 프로락틴, 유리 테스토스테론과 총 테스토스테론, TSH, IGF-1, 유리 T4 수치를 검사해보자. 다낭성난소증후군은 치료가 얼마든지 가능하므로 애써 고통을 참을 필요가 없다.

내가 이 이야기를 하는 것은 10대, 20대, 혹은 30대에 바이오해 킹 여정을 시작해서 자기 몸을 영양부족 상태로 몰아넣은 많은 사례를 목격했기 때문이다. 나는 적절한 칼로리 섭취 없이 바이오해 킹에만 지나치게 몰두하면서 생리가 중단된 많은 여성을 봤다. 생리 중단은 골밀도를 떨어뜨려 평생의 문제로 이어질 위험이 있다. 이러한 상황을 예방하려면 어떻게 해야 할까? 무엇보다 우리 몸이 요구하는 에너지를 충족시키기 위해 충분한 칼로리를 섭취해야 한다. 기억하자. 우리의 목표는 자신의 에너지 잠재력을 높이는 것이다! 음식을 충분히 섭취하지 않으면 에너지 가용성energy availability, EA 결핍이 일어날 수 있다. 이는 곧 배터리 충전과 정반대 상태를 의미한다.

당신이 아주 활동적인 여성이거나 활동적인 젊은 여성의 부모나 선생님이라면, 다음 공식을 가지고 자신의, 혹은 당신과 관계된 젊은 여성의 EA를 파악해보길 권한다.

> ◦ EA = (섭취한 총 에너지[유입된 칼로리] − 운동으로 소모한 총 에너지[배출된 칼로리 배출])/제지방체중(kg)

제지방체중을 계산해보자.

> ◦ 제지방체중 = 체중 − (체지방률[%] × 체중[kg])

체지방률은 스마트 체중계나 온라인 체지방 계산기로 구할 수 있다. 혹은 체지방 캘리퍼body fat caliper나 수중 체중 측정기(물속에서 체중을 측정하는 방식으로 정확도가 높다)와 같은 전문 장비를 통해서도 확인할 수 있다.

구체적인 사례를 통해 살펴보자. 체중이 63킬로그램이고 체지방률이 20퍼센트인 여성이 운동을 해서 500칼로리를 소진했다. 그리고 제지방체중이 $63 - (0.20 \times 63) = 50$킬로그램이고 1200칼로리를 섭취했다면 EA는 다음과 같이 구할 수 있다.

- EA = (1200 − 500) / 50 = 14kcal/kg

- 2000칼로리를 섭취했다면,

  EA = (2000 − 500) / 50 = 30kcal/kg

- 2700칼로리를 섭취했다면,

  EA = (2700 − 500) / 50 = 44kcal/kg

EA가 30 이하라면 임상적으로 낮은 에너지 가용성low energy availability, LEA에 해당하는데, 이는 건강과 성과에 부정적인 영향을 미친다. 여성의 경우에 EA가 30~45라면 무증상 LEA에 해당하지만, 체중을 줄이는 기간이라면 괜찮다. EA가 45 이상이면(남성의 경우에 40 이상) 체중 유지를 위한 최적의 EA라고 볼 수 있다.

나는 젊은 시절에 현실적으로 가능하지도 않고 건강에도 해로운 이상적인 몸매를 갖기 위해 너무나 오랫동안 굶었다. 나는 요즘 젊은 여성들에게서 그러한 과거의 내 모습을 본다. 이들의 검사 결과는 이들이 심각한 영양 결핍 상태임을 보여주며, 이는 중대한 문제로 이어진다. 당신이 지금 젊은 나이라면, 대사 건강의 기반을 다지는 최고의 방법은 체중을 줄이고, 앉아서 지내는 생활 습관을 피하고, 신체적 건강을 즐기고, 몸이 요구하는 '충분한 음식'을 섭취하는 것이다. RED-S 지점에 이를 정도로 음식을 적게 섭취할 경우, 대사 활동이 무너지고 불안을 자극하고 혈당 불균형이 발생하고 골밀도에 영향을 미치게 되며(이는 나중에 골다공증의 조기 발병으로 이어진다), 호르몬 기능 이상이 발생하게 된다(성욕 저하와 생식 기능 문제로 이어진다).

### 20대 후반에서 30대: 임신을 할 것인가

자녀 계획이 없다고 해도 이 시기에 호르몬 관찰은 중요하다. 가임기 여성이 직면하는 한 가지 공통적인 문제는 에스트로겐 우세증이다. 이를 그냥 방치하면, 유방암을 비롯해서 호르몬에 민감한 여러 다른 암의 발병 위험이 높아진다. 다음은 에스트로겐 우세증을 말해주는 징후다.

- 생리 불순

- 힘들고 긴 생리 기간

- 덩어리진 생리혈

- 섬유 낭종성 유방 질환이나 생리 전 유방 통증

- 체중 증가(특히 엉덩이와 허벅지, 몸통을 중심으로)

- 살을 빼기가 힘듦

- 자궁 내 근종과 폴립, 혹

- 자궁내막증

- 불면증

- 우울, 불안, 짜증

- 성욕 저하

- 피로

- 임신 문제

- 일상생활을 무너뜨리는 월경전증후군


에스트로겐 우세증이 의심된다면, 혈액과 소변 호르몬 검사뿐 아니라, 생리 주기 매핑 cycle mapping을 수행하는 기능의학 의사를 찾아서 검사를 받아보는 것이 좋다. 관련 정보는 내 웹사이트에서 확인할 수 있다.

30대 후반이면서 월경전증후군이나 임신 문제를 겪고 있다면 황체기 프로게스테론 검사도 고려해보자. 혹시 프로게스테론 수치가 지나치게 낮은 것은 아닌지 확인할 수 있다. 그럴 경우, 에스트로겐 우세증이 나타날 수 있다. 프로게스테론 부족은 보충제를 먹거나 생체동일 프로게스테론 대체 물질을 저용량으로 복용함으로써 관리할 수 있다(그래도 기능의학 의사를 찾아가서 수치를 확인하고 최적의 치료 과정을 선택하는 게 가장 좋다).

체지방이 너무 높아도 에스트로겐 우세증이 발생할 수 있다. 그러므로 체지방률을 확인하고 문제가 되는 수준은 아닌지 점검하자. 또한, 에스트로겐 우세증은 복부와 엉덩이, 허벅지를 중심으로 살이 찌게 할 수 있는데, 이는 다시 에스트로겐 우세증을 강화시킨다. 안타깝게도 에스트로겐 우세증이 있을 때 살을 빼기는 쉽지 않다. 그러므로 살을 빼려고 하기 전에 자신이 어떤 유형의 호르몬 불균형을 겪고 있는지 먼저 확인해보자.

---

### 에스트로겐 우세증 처방

이 처방은 식단 변화와 보충제 추천이라는 두 부분으로 구성된다.

에스트로겐 우세증을 완화해주는 식습관

- **당 섭취에 엄격하자**: 유방암 예방을 위해 할 수 있는 가장 중요한 일 중 하나다. 과도한 인슐린은 우리 몸을 성장 상태로 밀

어 넣고 에스트로겐 수치를 높이기 때문이다.

- **간편 육류 및 유제품을 과잉 섭취하지 말자**: 생선과 가금류 살코기, 콩류, 견과류, 계란은 좋은 단백질 원천이다.

- **자연 친화적이 되자**: 정수된 물을 마시고 유기농 식품을 섭취하자. 살코기, 특히 목초를 먹이고 방목으로 키운 가축에서 얻은 육류를 먹자. 생선을 많이 먹되 수은 농도에 주의하자. 수은은 에스트로겐을 처리하는 효소인 카테콜-오-메틸트랜스페라아제 catechol-O-methyltransferase, COMT를 억제한다.

- **섬유질이 풍부한 채소를 많이 먹자**: 에스트로겐을 대변으로 배출해서 몸 안으로 재흡수되는 것을 막는다. 브로콜리나 콜리플라워, 양배추와 같은 십자화과 채소는 특히 간 해독에 좋다.

- **색이 다양한 채소를 많이 먹자**: 우리 몸이 만들어내는, 독성 있는 에스트로겐(특히 4-하이드록시 에스트로겐)을 중화시키는 항산화제를 공급해준다.

- **발효 식품을 많이 먹자**: 장내 미생물군 환경이 허약하면 많은 에스트로겐이 배출되지 못하고 재흡수되어 에스트로겐 우세증과 유방암 위험을 높인다. 요거트와 김치, 케피르 kefir, 러시아 및 동유럽 국가에서 주로 마시는 캅카스 지방의 전통 발효유, 템페 tempeh, 콩을 발효해서 만드는 인도네시아 전통 음식와 같은 발효 식품을 먹자.

- **카페인 섭취를 줄이자**: 카페인과 에스트로겐은 간의 처리를 놓

고 경쟁하는 관계다.

- **술을 줄이자**: 알코올은 간의 기능을 떨어뜨려 독성 있는 에스트로겐을 높인다. 하루에 와인 한 잔도 유방암 위험을 40퍼센트나 높인다.[7] 일주일에 세 잔 이하로 줄이자.

- **하루에 섬유질을 35그램 섭취하자**: 장 건강을 개선하고 체내 과도한 에스트로겐을 처리해준다.

- **스무디를 만들어 먹자**: 콜라겐, 혹은 웨이 프로틴 대신 골육수 단백질 분말을 가지고 스무디를 매일 만들어 먹으면 인슐린 수치를 안정적으로 유지할 수 있다. 여기에 아카시아 섬유와 치아, 아마 등의 섬유소, 마카 반 스푼도 추가해보자. 아마씨에는 리그난 lignan이 풍부해서 하루 한두 스푼은 도움이 된다. 리그난은 에스트로겐 수용체와 결합해서 체내 에스트로겐과 경쟁하는 약한 파이토에스트로겐 phytoestrogen으로 기능한다. 아마씨를 생리 첫날부터 약 14일째인 배란기 첫날까지 섭취하면 에스트로겐 우세증 완화에 도움이 된다.

보충제로 에스트로겐 우세증 바이오해킹 하기

비타민 D, B12, B6, 엽산, 오메가-3와 같은 기본적인 보충제에 다음의 보충제를 추가하면 지나치게 높은 에스트로겐 수치에 따른 증상을 완화할 수 있다.

- **마그네슘**: (하루에 400밀리그램 복용) 간에서 COMT 효소의 기능을 활성화함으로써 에스트로겐을 원활하게 처리할 수 있다.

- **칼슘 D-글루카레이트** calcium D-glucarate: (하루에 500밀리그램 복용) 지나치게 높은 에스트로겐 수치를 조절해주는 것으로 밝혀졌다.

- **디인돌리메탄** diindolylmethane: (하루에 100~200밀리그램 복용) 유익한 2-하이드록시 에스트로겐을 높이고 원치 않는 16-하이드록시 유형을 낮춰서 에스트로겐 균형을 개선한다. (섭취하기 전에 정말로 필요한지 검사를 받자.)

- **밀크시슬**: 간 기능을 강화해준다고 널리 알려진 영양소다. (복용량은 순수 허브의 경우 하루에 1000밀리그램, 추출물의 경우 하루에 150~250밀리그램이다.)

COMT의 목표물인 다음 보충제 사용에 주의하자. 케르세틴, 루틴 rutin, 루테올린 luteolin, EGCG, 카테킨 catechins, 에피카테킨 epicatechins, 피세틴 fisetin, 페룰산 ferulic acid과 같은 보충제를 너무 많이 섭취하면 에스트로겐 수치가 높아진다. 자신의 COMT 상태를 먼저 확인한 후에 보충제를 섭취하자(기본 유전자 검사를 통해 자신의 수치를 확인할 수 있다).

내 환자 중 한 사람은 자신에게서 BRCA 변이(유방암 위험을 높이는 유전자 변이)를 발견했다. 나는 그에게 암의 징후를 조기에 발견하기 위해 1년에 한 번 영상 검사를 꾸준히 받아볼 것을 권했고, 동시에 에스트로겐 수치가 지나치게 높아지지 않도록 생활 습관을 바꿔볼 것을 추천했다. 나의 처방은 에스트로겐 우세증을 겪는 모든 이들에게 도움이 될 수 있다.

### 40대: 폐경을 준비하는 시기

여성은 40대 시절에 멋진 기분을 만끽하며 경력에서 정점을 찍고 가족 및 자녀(만일 있다면)와 함께하는 삶을 누린다. 그리고 40대가 끝나갈 무렵에 초기 폐경기로 들어서면서 급격한 호르몬 변화를 겪기 시작한다.

폐경기가 시작될 때 에스트로겐 우세증이 특징적으로 나타난다. 우선 프로게스테론 수치가 떨어지면서 프로게스테론과 에스트로겐의 비중이 호르몬 균형에 중요한 역할을 한다. 폐경기 여성에게서는 종종 에스트로겐 부족이 나타난다. 프로게스테론의 상대적인 부족으로 에스트로겐 우세증이 나타났다고 해도, 에스트로겐 수치는 여전히 감소세에 있다. 소변 호르몬 검사(특히 사이클 매핑)를 통해 호르몬 수치를 정확하게 파악할 수 있다. 유능한 기능의학 의사나 자연요법 전문가로부터 증상 일부를 완화해주는 프로게스트론 대체 요법과 같은 정보를 얻자.

40대 후반과 50대 초반에 에스트로겐이 점차 줄어들면서 건강 유지(혹은 건강 회복)는 중요한 과제가 된다. 에스트로겐 수치가 떨어지면 골밀도는 낮아지고, 인슐린 저항성이 높아지면서 근육은 감소한다. 40대는 탄수화물의 필요성이 줄어들고 단백질의 필요성이 높아지는 시기다. 천천히 소화되고 섬유질이 풍부한 탄수화물을 선택하고 운동 후 단백질을 40그램 이상 섭취하자.

단식 모방 식단은 이 시기에 큰 도움이 된다(가령, 발테르 롱고Valter Longo 박사가 수십 년간의 연구를 바탕으로 개발한 저칼로리 5일 단식 프로그램[8]). 물론 단식 모방 식단은 단식보다는 덜 극단적인 방식이지만, 그래도 자기 몸에 귀를 기울이는 노력이 필요하다. 만일 스트레스가 높은 상태라면 단식 모방 식단을 시도하지 말자.

## 50~55세: 삶의 다음 단계로 넘어가는 시기

대부분의 여성은 이 무렵 폐경을 겪는다. 개인차가 있지만, 미국의 경우 폐경이 시작되는 평균 연령은 51세다. 1년간 꾸준히 생리가 없었다면 폐경기가 시작됐다고 볼 수 있다.[9] 이후의 기간은 엄밀히 말해서 폐경 후postmenopause에 해당한다. (그러나 일반적으로 1년간 꾸준히 생리가 없었던 시기를 전후로 몇 년을 "폐경기"라고 부른다.) 대다수는 65세가 되면 앞서 이야기했던 변화의 과정을 모두 끝마친다.

폐경 이후로 여성은 새로운 차원의 차분함과 침착함의 단계에 이르면서 놀라운 감정을 느끼게 된다. 그러나 이제부터 많은 관리가 필요하다. 앞으로 몇십 년간 건강 수명을 유지하려면 특히 신경을 써야 한다. 이 시기에는 호르몬 대체 요법을 고려해보자. 호르몬 대체 요법을 결정했다면, 몸이 완전히 바뀔 때까지 기다리기보다 최대한 일찍 시작하는 편이 좋다. 변화 과정을 좀 더 수월하게 만들고 호르몬 불균형을 예방할 수 있기 때문이다. 물론 호르몬 대체 요법이 모두에게 효과가 있는 것은 아니다. 특히 유방암 위험을 높이므로 유방암이 걱정된다면 신중해야 한다. 유방암 진단을 이미 받았다면, 호르몬 대체 요법은 선택할 수 없다. 사전에 의료진과 신중한 논의를 통해 이루어져야 한다.

나이가 들어가면서 에스트로겐이 떨어지고 질건조증과 질위축을 유발한다. 일부 여성은 질건조증을 완화하기 위해 질 에스트로겐 크림을 사용한다. 하지만 이러한 에스트로겐 제품은 뼈와 심장, 두뇌 건강, 그리고 질 건강에도 도움이 되지 않는다는 사실에 유의해야 한다. 나이가 듦에 따라 에스트로겐과 프로게스테론 수치가 떨어지고, 테스토스테론 수치도 함께 떨어지면서 성욕 감퇴로 이어진다(나는 20대부터 테스토스테론이 떨어진 여성들을 봤다. 아마도 환경 호르몬이 원인인 것으로 보인다). 기능의학 의사가 테스토스테론이 떨어진 환자에게 성욕을 강화하기 위해 국소 생동일성 테스토스테론 크림을 소량으로 처방하는 것을 드물지 않게 볼 수 있다.

또한, 이 시기에는 신경성 퇴행 문제도 고민해야 한다. 새로운 연구 결과에 따르면, 에스트로겐 부족과 치매 사이에 연결 고리가 있다고 한다. 에스트로겐 대체 요법을 폐경기와 함께 시작한다면 치매 위험을 낮출 수 있는 것으로 보인다. 하지만 폐경 후 5년이 지나서 호르몬 대체 요법을 시작하는 것은 도움이 되지 않는 것으로 보이며, 오히려 치매 위험을 높일 수 있다.

폐경 이후로는 인슐린 민감성이 떨어지기 때문에 정제된 탄수화물을 너무 많이 섭취하면 체중이 증가하고 혈당 수치가 불안정해진다. 이 시기에는 성장을 제한하고 통제를 벗어난 체중 증가에 주의해야 한다. 인간성장인자human growth factor가 낮으므로 단식과 칼로리 제한 요법을 더 잘 버텨낼 수 있고, 이러한 방법으로 많은 도움을 받을 수 있다. 물론 영양가가 풍부한 식품을 많이 섭취하는 게 중요하다.

에스트로겐과 프로게스테론, 테스토스테론 수치가 모두 아주 낮으므로 근육량을 늘리는 게 쉽지 않다. 나는 이 단계에 접어든 여성에게 무거운 중량을 적은 횟수로 드는 방법을 추천한다. 근육을 유지하고 쇠약을 막을 수 있다. 플리오메트릭스(점프나 점프 동작을 응용한 운동)는 뼈를 강화하고 힘과 속도를 유지하는 데 좋다. 관절염이 있다면, 트레이너의 도움을 받아 관절에 부담을 주지 않는 선에서 적절한 운동을 해보자.

또한, 이 시기에는 건강 위험과 관련해서 정기 검진을 진지하게 실시해야 한다. 50세가 넘은 여성이라면 고혈압 검사도 꼭 필요하다. 혈압은 나이가 들면서 높아지는 경향이 있으며 심장 질환의 주요 위험 요인으로 작용한다. 높은 콜레스테롤, 유방암, 대장암, 자궁암, 골다공증, 비만, 알코올 섭취, 우울증, 일부 경우에 예방 차원의 아스피린 복용(자신에게 적합한지 의사에게 물어보자)은 아직 하고 있지 않았다면 지금부터 관찰을 시작해야 할 또 다른 항목들이다. 필요한 경우에는 백신 접종도 해야 한다. 1년에 한 번은 병원에서 이러한 검사를 받자. 일반적으로 보험 적용이 된다.

### 65세 이상: 가동성과 에너지 공급, 그리고 관계 유지

"월경"을 하는 기간은 끝났지만 그래도 건강만 유지한다면 활기찬 세월을 누릴 수 있다. 65세 이후로도 강한 정신적, 신체적 건강을 만끽하고자 한다면, 활동성을 유지하면서 주변 세상에 참여하는 노력이 중요하다. 계속해서 움직이고 운동하고 영양이 풍부한 식단을 실천해야 한다. 정신 건강을 위해 해야 할 최고의 과제는 운동을 하거나 꾸준히 배우는 일이다. 물론 둘 다 한다면 더 좋다. 생각을 자극하는 활동에 적극적으로 참여할수록 새로운 신경 연결이 만들어지고 민첩성과 강인함을 유지할 수 있다.

이 나이가 되면 사람들은 수명의 비밀에 관심을 기울이게 된다. 이 시기에는 만성질환이 없어야 장수를 누릴 수 있다. 건강에 관해 더 많은 것을 알수록 행복한 삶을 위한 변화를 더 많이 만들어낼 수 있다. 더 많이 측정하고 이해하고 추적할수록 자기 몸과 건강 위험 요인을 더 잘 통제할 수 있다. 나는 이를 파악하기 위해서른여섯 살 때부터 전신 MRI 검사를 받기 시작했다. 1년에 한두 번 호르몬 검사를 통해 수치를 확인하고 생활 방식과 습관을 수정함으로써 지금 단계에서 자기 몸의 요구를 충족시키는 것만으로도 건강을 위협하는 요인을 미리 막을 수 있다.

## ♦ 호르몬을 통한 바이오해킹

- 자기 몸의 주기와 달의 주기를 추적해서 서로 조화를 이루는지 확인하자.
- 더 많은 야외 활동이 생리 주기에 영향을 미치는지 살펴보자.
- 생리통을 줄이기 위해 운동하자.
- 생리 주기 첫 주에는 철분과 비타민 C, 항염 화합물을 더 많이 섭취하자. 비타민 D 섭취도 빼놓지 말자.
- 생리 주기 7~13일 동안에는 헬스장에 가고 새로운 프로젝트를 위해 브레인스토밍을 하고 창조성을 마음껏 발휘하자.
- 배란이 이뤄지는 생리 주기 13~15일 동안에는 사교 활동을 많이 하고 적절한 강도로 운동하고 섬유질을 많이 섭취하자.
- 생리 주기 15~23일 동안에는 프로젝트를 계획하고 숙고하자. 헬스장에서 무리하게 운동하지 말자. 운동을 많이 한다면, 물을 충분히 마시고 전해질을 섭취하자.
- 생리 주기 24~28일 동안에는 월경전증후군이 나타나는지 관찰

하고 필요하다면 칼슘이나 마그네슘, 오메가-3, 상황, 비타민 D, 비타민 B6 등 월경전증후군을 완화해주는 보충제를 섭취하자. 프로젝트를 마무리하고 지난 한 달을 돌이켜보자. 요가나 필라테스처럼 부드러운 운동을 하자. 건강한 자연식품을 섭취해서 식욕을 달래자.

- 운동선수이거나 저체중이라면, 에너지 가용성을 계산해서 낮은 에너지 가용성이나 RED-S를 예방하기 위해 얼마나 먹어야 하는지 계산해보자.
- 20~30대라면, 호르몬 검사로 임신 가능성을 점검하자.
- 에스트로겐 우세증이라면, 내가 제시한 에스트로겐 우세증 처방을 시도해보자.
- 마그네슘, 칼슘 D-글루카레이트, 디인돌리메탄, 밀크시슬 섭취로 에스트로겐 우세증을 완화하자.
- 40대라면, 더 많이 움직이거나 단식 모방 식단을 시도하자.
- 50대라면, 호르몬 검사를 통해 폐경기 징후를 확인하자.
- 생리 주기를 추적해서 생리 없이 1년이 지난 시점을 확인하고 폐경기 시작을 확인하자.
- 호르몬 대체 요법이 자신에게 적합할지 의사와 상담하자.
- 50대에는 두뇌 건강을 유지하고, 60대에는 운동과 학습에 집중하면서 단백질을 충분히 섭취하자.

# 13장 성적 스파크
## 바이오해킹 하기

성의 본질은 창조하고 사고하는 과정에 필요한 모든 에너지의 원천이다.

**— 만탁 치아**(태국 기공전문가)

여성에게 성은 강력한 힘의 원천이다. 성 에너지를 이해하고 우리 존재와 통합하는 법을 깨달을 때, 우리는 비로소 그 원천에 다가 설 수 있다. 성 에너지를 개발하고 자신과 상대의 쾌락을 위해 활 용할 때, 우리 삶은 훨씬 더 아름다워진다. 성 에너지는 우리로 하 여금 창조적인 과제를 향해, 그리고 삶의 목표를 향해 달려가도록 힘을 불어넣는다.

그러나 안타깝게도 많은 이들이 성 에너지와 단절된 채 살아간 다. 자신에게 주어진 책임에만 몰두하는 동안 쾌락이 행복한 삶에 얼마나 중요한지 잊어버린다. 성은 즐겁고 아름다운 삶과 생식 과 정의 일부임에도 많은 이들은 성을 이상하고 불편한 것으로 받아들인다. 성을 이해하는 건강하고 충만한 성생활을 누리기 위해서 우리는 성에 관해서 편안하게 이야기를 나눠야 한다. 그런데 과연 우리 사회는 그러한 단계에 이르렀는가?

여성들은 자신이 원하고 원하지 않는 것을 표현할 권리가 있다고 생각한다. 그리고 남성들이 여성의 선택을 존중하고 그들이 여성의 몸에 관해서 모든 것을 알지 못한다는 사실을 이해해야 한다고 생각한다. 또한, 여성들은 섹스가 남성의 욕구를 충족시키기 위해 자신이 해야 하는 행동이라고 생각하며 자라난다. 하지만 여성의 쾌락, 특히 젊은 여성의 쾌락에 관한 논의는 우리 사회에서 쉽게 찾아볼 수 없다. 이러한 사회적 분위기로 인해 많은 여성이 여러 세대에 걸쳐 자신의 성적 욕구를 자연스럽게 받아들이지 못하고 있다.

이제 우리는 이러한 사회적 환경의 결과물에 직면하고 있다. 많은 여성이 과거에 맺었던 몇몇 성관계는 자신이 원하던 게 아니었다는 사실을 뒤늦게 깨닫는다. 그리고 가벼운 불쾌함에서부터 치명적인 트라우마에 이르기까지 다양한 감정을 경험한다. 이러한 부정적인 경험은 만성 스트레스로 이어지고 성적 만족감을 가로막는다. 더욱 심각하게도 여성 16명 중 한 명이 합의하지 않은 상태에서 첫 성 경험을 한다. 미국 질병통제예방센터에 따르면, 여성 다섯 명 중 한 명이 강간을 당하고, 네 명 중 한 명이 어린 시절에 성적 학대를 당하며, 세 명 중 한 명은 평생 한 번 이상 성폭행을 당한다. 그에 따른 성적 트라우마는 성기능 장애와 관계 형성의 어려움, 정신적, 신체적 건강 문제로 이어진다.

당신이 이러한 트라우마를 경험했거나 성행위 과정에서 신체적인 거부 반응을 느낀다면, 어쩌면 몸이 얼어붙어서 의사를 제대로 전달할 수 없다는 사실을 알고 있을 것이다. 이는 우리 몸이 움직이지 못하게 만드는 다미주신경 반응-polyvagal response 작용의 결과이자 사람들이 공포 상황에서 얼어버리는 이유다. 그래서 나는 성적 트라우마를 겪은 여성이 앞으로 그러한 트라우마를 반복해서 겪을 위험이 더 크다고 생각한다. 나는 여성들이 성에 관해 편하게 이야기하고, 불쾌한 기분에서 잠재적으로 트라우마를 유발할 수 있는 상황에 맞닥뜨리기 전에 자신의 경계를 명확히 밝힐 수 있도록 도움을 주는 일에 사명감을 느낀다. 나는 이를 주제로 웹사이트에 많은 정보를 올려두었다. 여기에는 신체적, 심리적 안전을 위해서 성관계 전에 여성과 남성이 서로 이야기를 나눌 수 있도록 도움을 주는 질문 목록이 들어 있다.

## 더 나은 섹스를 위하여

여성의 성 경험을 개선하기 위한 많은 방법이 이미 나와 있지만, 그 핵심은 안전이다. 쾌락에 몸을 맡기기 위해서는 먼저 안전함을 느껴야 한다. 많은 여성이 섹스 과정에서 긴장을 완전히 풀어버리는 것을 두려워한다. 이는 충분히 이해할 만하다. 섹스 중에 안전함을 느끼기 위해서는 먼저 트라우마를 치유해야 한다. 내 경우를 말하자면, 과거 트라우마를 해결하기 위한 노력을 시작하고 나서야 섹스가 정말로 무엇인지 이해하게 해준 진정한 관계를 발견할 수 있었다.

쾌락에 몸을 맡기기 위한 또 다른 방법은 생각에서 나와 몸으로 들어가는 것이다. 개인적으로 나는 정말로 좋은 섹스를 하기 위해서는 자기 자신에 대해, 그리고 자신이 쾌락과 어떤 관계를 맺고 있는지에 대해 먼저 알아야 한다고 생각한다. 스스로 오르가슴을 느끼는 방법을 알지 못하면, 상대가 자신의 오르가슴을 도와주도록 만들기는 더 힘들다. 나는 오르가슴에 이르는 다양한 방법에 대해 배우고, 특히 오르가슴을 느끼는 데 문제가 있는 경우라면 섹스의 결과에 지나치게 연연하지 말기를 권한다. 오르가슴을 느끼는 것은 근육을 강화하는 것과 같다. 즉, 훈련이 필요하다. 스스로 만족하고 상대방에게 자신이 쾌락을 느끼는 방식을 보여줌으로써 섹스를 통한 쾌락을 크게 높일 수 있다. 섹스도 결국 의사소통의 문제다.

# 오르가슴 해킹하기

만탁 치아 Mantak Chia가 쓴 《도교가 말하는 사랑의 비밀 Taoist
Secrets of Love》, 《도를 통한 사랑의 치유 Healing Love Through the
Tao》와 같은 고전에는 소주천小周天이라고 하는 고대 도교 호흡법
이 나온다. 이 호흡법은 숨을 들이쉬면서 횡격막을 폐의 아랫부
분에 밀착시키고 골반격막을 골반 아래쪽으로 밀착시키는 방식
으로 복부를 부풀린다. 그렇게 에너지를 유지한 상태로 섹스를
하면서 숨을 내쉬어 에너지를 상대에게 전달한다. 이는 놀라운
에너지 교환 활동이며, 성기 섹스와 오럴 섹스, 혹은 손으로 자
극하는 섹스 모두에 효과가 있다. 이러한 호흡법을 기반으로 숨
이 들고 나는 순환 궤도를 시각화함으로써 섹스와 오르가슴의
질을 크게 높일 수 있다. 골반 바닥을 사용해서 호흡법을 유지하
면 골반 바닥을 단련하고 오르가슴을 강화할 수 있다.

케겔 운동(클리토리스 주변 근육을 비롯해 골반 바닥에 있는 근육들을
의식적으로 수축하는 운동)도 오르가슴 개선에 도움을 준다. 나는
항상 케겔 운동을 한다. 골반 바닥을 강화할수록 오르가슴은 더
강력해진다. 케겔 운동은 특히 임신과 출산으로 골반 바닥이 약
해진 여성에게 도움이 된다.

쾌락을 방해하는 사소한 장애물 하나는 호흡을 잊어버리는 것이다. 특히 흥분기에는 호흡을 유지하면서 호흡을 통해 에너지를 몸 전체로 전달해야 한다. 그래야 몸을 최대한 이완시킬 수 있다. 사람들은 섹스를 하면서 종종 긴장한다. 그러나 자기 몸을 완벽히 이완하고 상대가 자신의 흥분을 돕도록 할 때, 우리는 더 강렬한 경험으로 들어설 수 있다.

## 흥분이 어려울 때

어떤 여성은 바로 흥분이 되지만 다른 여성은 시간이 걸린다. 또 어떤 여성은 흥분을 전혀 못 느끼는 어려움을 겪는다. 섹스를 즐기려면 성 충동이 일어야 하는데, 여기에는 테스토스테론과 에스트로겐이 관여한다. 흥분과 성욕 문제로 어려움을 겪는다면, 테스토스테론 수치를 검사해볼 필요가 있다. 나는 섹스에 전혀 흥미가 없는 환자들에게서 테스토스테론이나 에스트로겐 부족 현상, 혹은 둘 다 부족하다는 사실을 종종 발견한다. 테스토스테론 검사는 흥분에 관한 문제를 해결하기 위한 첫 단계다. 호르몬 부족이 발견됐다면, 흥분 문제는 생화학적인 차원에서 바라봐야 한다.

또한, 흥분을 가로막는 심리적 장벽도 존재한다. 이는 불안감이나 안전하지 않다는 느낌을 말한다. 특히 여성의 경우에 장기적인 관계에 따른 한 가지 안타까운 부작용은 결혼이라는 제도, 파트너와 함께하는 삶에 익숙해짐, 자녀 양육 과정에서 겪는 성별 차이의 사라짐이 하나로 뭉쳐 성욕 저하로 이어진다는 것이다.[1] 가사에 대한 부담감과 양육을 위한 노력으로 낭만은 시들고 관계는 부차적인 것이 되어버리면서 파트너 간의 섹스는 점차 드물어진다.

성욕 감소는 관계를 위협한다. 섹스 부족은 친밀감 감소와 불만, 불신, 심지어 이혼으로 이어지기까지 한다. 성욕 감소가 미치는 가장 공통적인 영향은 파트너와의 "유대감 상실"이다.[2] 유대감의 상실은 섹스 부족으로 이어지고, 섹스 부족은 다시 유대감 악화로 이어진다. 환각제와 엔탁토겐entactogen(사랑의 묘약)은 섹스와 관련해서 오랫동안 사용됐는데, 최근 오래된 커플들 사이에서 엔탁토겐으로 신체적, 감정적 친밀도를 개선하는 연구가 진행되고 있다. 또한, 남성과 여성 사이에서 관계 문제나 기분 장애, 혹은 트라우마에 따른 성기능 장애를 해결하기 위한 연구도 진행 중이다.

나는 성적 트라우마에 관한 의학 자료를 검토하는 과정에서 여성의 30퍼센트에서 성적 트라우마가 외상 후 스트레스 장애로 이어지고, 60~80퍼센트에서 성기능 장애를 유발한다는 사실을 확인했다. 성적 트라우마를 겪은 일부 여성은 혼자서는 오르가슴을 경험하지만, 파트너와 함께할 때는 그러지 못한다. 트라우마는 구석에 처박아 놓은 상자처럼 항상 그들의 마음속에 남아 있지만, 상자를 열었을 때 벌어질 일을 감당할 수 없을 거라는 두려움으로 열어볼 엄두를 내지 못한다. 하지만 파트너에게 자신을 열어 보이기 위해서는 먼저 그 상자부터 열어서 트라우마를 극복해야 한다. 나는 트라우마에 대한 치료를 받아볼 것을 권한다. 안전한 느낌이 드는 공간에서 트라우마에 접근하도록 도움을 받을 수 있다. 여기서 중요한 점은 성적 트라우마에 대해 갖고 있던 수치심을 모두 내려놓는 것이다.

만족스러운 섹스를 위해서는 안전함과 신뢰의 느낌, 그리고 다른 누군가에게 자신의 취약함을 드러내 보이는 노력이 무엇보다 중요하다. 여기에는 시간이 필요하다. 그러니 성급하게 침대로 뛰어들 필요는 없다. 자신이 준비될 때까지 기다리자.

## 호르몬 피임법의 장단점

섹스가 어떤 결과로 이어지는지, 지금(혹은 앞으로도) 임신을 원치 않는다면 피임해야 한다는 사실을 우리 모두 잘 알고 있다.

피임은 고유한 바이오해킹 기술 중 하나다. 섹스는 인간의 고유한 행동 중 하나이며 임신은 피할 수 없는 고유한 결과이기 때문이다. 그러나 여성이 피임하는 이유는 꼭 임신을 막기 위해서만은 아니다. 호르몬 피임법의 한 가지 장점은 월경전증후군을 완화할 수 있다는 것이다. 하지만 이는 진정한 해결책이 아니다. 나는 환자들에게 피임약으로 증상을 완화하기보다 증상의 원인을 파악해보라고 조언한다. 성인기 대부분에 걸쳐 피임약을 복용할 때, 여성은 자신의 생리 주기를 제대로 이해하지 못한다. 호르몬 피임법을 사용하는 동안에는 드러나지 않던 호르몬 관련 문제가 피임약 복용을 중단하자마자 나타난다. 그래도 이를 통해 젊은 나이에 호르몬 관련 문제를 해결할 기회를 발견할 수 있다.

대부분의 여성이 호르몬 피임약이 1급 발암 물질로 분류되고 심장마비와 뇌졸중, 혈전, 간 종양의 위험을 높인다는 사실을 모른다. 충분한 정보를 바탕으로 호르몬 피임약이 자신에게 도움이 되는지 판단하도록 하자.

## 임신을 가로막는 장애물

자녀를 원한다면 지금이나 앞으로 임신할 계획을 염두에 두고 있을 것이다. 일부 여성은 쉽게 임신하지만, 많은 여성은 임신을 가로막는 장애물에 종종 직면하게 된다. 다른 건강 문제와 마찬가지로 임신도 결국 미토콘드리아 건강에 달렸다. 여성은 자신의 미토콘드리아를 자녀에게 물려준다. 그리고 미토콘드리아 기능이 원활하지 않을 때, 임신은 힘들어진다. 미토콘드리아는 활기찬 삶과 함께 정자와 난자를 아기로 만들어내는 세포 분열을 책임진다.

미토콘드리아가 건강할 때, 가임기는 늘어난다.

임신을 바라지만 현재 상태로는 힘들어 보인다면, 먼저 전문가를 찾아가 검사를 받아보자. 임신 클리닉에서는 난자의 양과 질을 측정하고 배란을 추적한다. 그러나 생활 방식을 개선하는 것으로도 임신 가능성을 높일 수 있다. 이제 미토콘드리아 건강을 극대화해서 임신 가능성을 높이는 방법들을 살펴보자.

**충분한 영양소를 섭취하자**

다음에 소개하는 비타민과 미네랄은 가임성을 최적화하기 위한 필수 요소다.

- **철분** 철분 부족은 불임과 유산, 출생 시 저체중, 조산과 관련이 있다. 체내 철분이 부족하면(페리틴 수치가 75마이크로그램 미만) 배란 가능성이 떨어진다. 근본적인 원인을 파악하기 위해 노력하면서 보충제 섭취를 고려해보자. 철분은 하루에 18밀리그램 정도 필요하며, 임신 중에는 하루에 27밀리그램이 필요하다. 철분은 적혈구가 산소를 운반하고 이를 미토콘드리아가 들어있는 세포로 실어 나르도록 만들기 때문에 에너지 대사에서 대단히 중요하다. 미토콘드리아는 산소를 연소시켜 우리 몸에 에너지를 공급한다.

- **코엔자임 Q10** 이 역시 미토콘드리아 건강에 중요하다. 간이나 신장, 심장과 같은 내장육은 물론 소와 정어리 및 고등어를 통해 섭취할 수 있다. 채식을 기반으로 하는 경우라면, 시금치와 브로콜리, 콜리플라워와 같은 식품으로 섭취할 수 있다. 코엔자임 Q10을 규칙적으로 섭취하기 힘들다면, 매일 100밀리그램씩 보충제를 복용하자.

- **비타민 C** 산화에 따른 손상으로부터 미토콘드리아를 보호하는 역할을 한다. 감귤류 열매나 키위, 딸기 등에서 얻을 수 있다.

- **지방** 임신 가능성과 관련해서 중요한 역할을 한다. 저지방 식단을 하는 여성이라면, 가임성을 최적화하기 위해 필요한 총 콜레스테롤 양이 160을 넘어야 한다는 사실을 알아야 한다.

- **오메가-3** 아기의 두뇌 형성에 중요하다. 생선은 오메가-3를 포함한다는 점에서 건강식품이지만, 수은도 들어 있다. 임신을 준비 중이라면, 수은 수치가 낮은 생선을 먹고, 생선을 많이 먹는다면 수은 수치도 확인해보자. 생선을 먹지 않는다면 오메가-3 수치를 측정해보고 부족하다면 보충제 섭취를 고려하자.

- **셀레늄** 난자를 둘러싸는 난포액의 건강에 도움을 준다. 하루

한 알의 브라질너트를 섭취하는 것만으로도 일일 권고량을 채울 수 있다. 임신 가능성을 높이려면 하루에 55마이크로그램 섭취가 필요하고 임신 중이라면 하루에 65마이크로그램 섭취가 필요하다.

**임신 가능성을 높여주는 식품을 섭취하자**

- 밝은 색을 띠는 채소와 과일(특히 빨간색) 임신 가능성을 높이고 폐경기를 미뤄주는 효과가 있다. 이러한 식품과 다양한 채소 및 과일에는 폴리페놀과 항염 성분이 들어 있다. 충분히 섭취하지 않고 있다고 생각된다면, hs-CRP 수치를 확인하자. 이 수치는 일종의 염증 지표다. 이 수치가 0.5 이상이라면, 식단을 통해 더 많이 섭취해야 한다.

- 아사이 보충제로 섭취하거나 냉동 코너에서 쉽게 발견할 수 있는, 탁월한 항산화제가 풍부한 식품이다. 농산물을 충분히 섭취하지 못하는 여성에게 큰 도움이 된다.

- 계란 선천적 장애 예방에 도움을 주는 콜린이 많다. 대사 건강을 최적화하기 위한 적정 섭취량은 하루 한 알이다.

- 지방을 제거하지 않은 유제품(상황에 따라) 유제품은 여성에게 다양

한 영향을 미친다. 대개 무지방이나 저지방 유제품은 임신 가능성을 높이기 위한 차선책이다. 지방을 제거하지 않은 유제품은 호르몬 수치가 낮고 저체중인 여성에게 도움이 된다. 자가면역 질환이나 다낭성난소증후군 환자라면, 임신 가능성을 높이기 위해 유제품을 제한하거나 아예 중단하는 방법을 고려하자.

• 운동을 신중하게 선택하자 인터벌 트레이닝과 중량 운동은 미토콘드리아 생성을 강화한다는 점에서 훌륭한 처방이다. 요가 역시 스트레스를 완화하고 불안을 줄여주므로 임신 가능성을 높이기 위한 탁월한 선택이다. 반면에 지속적인 유산소 운동은 임신 가능성을 높이는 최적의 선택이라고는 할 수 없다. 몸은 에너지를 효율적으로 사용하는 방식으로 지속적인 유산소 운동에 적응하는데, 이는 임신 가능성에 부정적인 영향을 미친다.

## 냉동 난자

아이를 가질 계획이지만 언제 가져야 할지 확신이 없다면 난자를 냉동하는 방법도 고려하자. 이 글을 쓰는 지금, 나는 여전히 가임기에 있지만 난자를 냉동할 계획도 세워두고 있다. 이를 위해서는 호르몬 주사를 맞거나(인체 융모 성선자극호르몬, 난포자극호르몬, 인체 폐경 성선자극호르몬, 성선자극호르몬을 분비하게 만드는 호르몬 등) 호르몬 분비를 자극하는 약물(가령 클로미드 clomid)을 복용함으로써 소위 "과배란"을 유도해야 한다. 난자 냉동 기술의 도움을 받으면, 난자를 너무 많이 만들어낼 때 발생하는 난소과 잉자극증후군을 유발하지 않고서도 최대한 많은 난자를 얻어낼 수 있다. 일반적으로 목표는 15~30개의 난자를 얻는 것이다. 그러나 추출한 난자가 네 개 미만이면 임신 확률이 떨어질 수밖에 없다(결국 나중에 또 한 차례의 자극과 추출이 필요하다). 의사는 난자를 자극하고 난 뒤에 초음파를 이용하는 바늘을 가지고 하는 가벼운 수술로 난자를 제거한다. 그리고 냉동 보관 용기로 옮긴 후, 먼 미래에 해동 과정을 거쳐 수정에 사용한다. 이것이야말로 진정한 바이오해킹 기술이다.

난자를 얼리기 좋은 나이에 관해서는 논란이 있다. 젊은 나이에 난자를 냉동한다면 난자가 DNA 손상을 입을 위험을 낮출 수 있다. 그러나 일부 연구는 난자 냉동을 시도할 가능성이 가장 큰 37세 무렵이 비용 측면에서 효율적이라고 말한다. 개인적인 조언을 구하고 싶다면 전문가를 만나보자.

## 임신 가능성을 떨어뜨리는 요인

생활 습관을 바꿈으로써 임신 가능성을 높일 수 있는 반면, 임신 가능성에 부정적인 영향을 미치는 요인도 많다. 조만간, 혹은 나중에 언제라도 출산을 원한다면, 다음 사항들을 꼭 숙지하자.

- 트랜스 지방이 들어간 식품 이러한 식품에는 패스트푸드와 도넛, 포장된 페이스트리, 튀긴 음식 등이 있다. 연구 결과에 따르면, 하루에 트랜스 지방 4그램만 섭취해도 임신 가능성에 아주 나쁜 영향을 미친다고 한다.[3]

- 알코올 남녀 2545쌍을 대상으로 한 대규모 시험관 시술 연구에 따르면, 일주일에 4회 이상 술을 마신 여성은 일주일에 4회 미만으로 술을 마신(즉, 하루 한 잔 미만) 여성과 비교해서 건강한 자녀를 출산한 가능성이 16퍼센트 더 낮다고 한다. 임신 초기에 술을 더 많이 마실수록 유산 가능성이 더 높다. 약 3000 쌍을 대상으로 한 또 다른 연구 결과에 따르면, 시험관 시술을 받기 전 1인분에 해당하는 술을 한 달에 한 번 마실 경우, 시술이 실패할 위험이 세 배나 높아진다고 한다. 또한, 시험관 시술을 받는 주에 술을 마실 경우, 위험은 네 배로 높아진다.[4]

- **콩** 콩에는 식물성 에스트로겐인 이소플라본이 들어 있다. 2022년 연구 결과에 따르면, 이소플라본 수치가 높을수록 임신을 하지 못할 위험이 높아진다고 한다.[5] 임신을 원한다면, 유전자 조작을 하지 않은 콩으로 만든 식품을 하루 40그램 이하로 먹자.

- **STI, 혹은 PID** 임질이나 유레아플라스마ureaplasma, 미코플라스마mycoplasma, 클라미디아chlamydia와 같은 성매개감염병은 골반 염증성 질환을 유발하고, 이는 다시 나팔관을 손상시킨다. 병원에서는 대부분 유레아플라스마나 미코플라스마 검사를 하지 않기 때문에 감염 여부를 알기가 쉽지 않다. 미국 질병통제예방센터에 따르면, 골반 염증성 질환을 한 차례 겪은 여성들의 8퍼센트가 나팔관 손상에 따른 불임을 겪고 골반 염증성 질환을 세 차례 겪으면 불임 가능성이 40퍼센트로 높아진다고 한다.

- **피임약 장기 복용** 피임약에 들어 있는 에스트로겐은 체내 갑상샘 호르몬 균형에 영향을 미친다. 에스트로겐은 갑상샘 결합 단백질을 증가시키며, 이는 체내 자유 갑상샘 호르몬 양을 줄인다. 자유 갑상샘 호르몬은 갑상샘 호르몬이 활성화된 형태라서 갑상샘 호르몬과 피임약을 함께 복용하는 경우에는 갑상샘 호르몬을 더 많이 복용해야 한다. 반대로 피임약을 중단할 경우, 갑상샘 호르몬 복용량을 줄여야 한다.

## 누트로픽스와 대마초, 그리고 임신 가능성의 관계

바이오해커들은 "머리가 좋아지는 약"으로 알려진 누트로픽스 nootropics를 가지고 두뇌를 바이오해킹 함으로써 인지 능력과 집중력, 지능까지도 끌어올리려고 한다. 그런데 부작용은 없을 까? 널리 알려진 누트로픽스 중 하나인 모다피닐 modafinil은 기 면증 환자에게 공식적으로 처방되는 약물이다. 바이오해커들은 인지 능력을 높이기 위해 이를 종종 사용한다. 하지만 모다피닐 은 간 효소의 활동성을 높여 피임약을 분해하는 간 기능을 저해 한다. 이로 인해 피임약의 효능이 떨어지면서 원치 않는 임신으 로 이어질 수 있다. 게다가 임산부가 모다피닐을 복용하면, 태아 의 선천적 장애를 유발할 수 있다. 따라서 임신을 고려한다면 어 떤 이유로도 모다피닐을 복용해서는 안 된다.

한편, 마리화나와 대마초는 엄밀히 말해서 누트로픽스가 아니 다. 그렇지만 2016년에 이루어진 연구 결과에 따르면, 마리화나 가 임신 가능성을 떨어뜨릴 수 있다고 한다. 시상하부에서 분비 되는 성선자극호르몬을 자극하는 호르몬의 분비를 막기 때문이 다.[6] 이로 인해 에스트로겐과 프로게스테론 생성이 억제되면서 배란이 이루어지지 않는다. 우리 몸은 스스로 카나비노이드를 생성한다. 과학자들은 임신 가능성이 엔도카나비노이드 시스템을 정교하게 작동시키는 우리 몸의 기능에 달려 있기 때문에, 마리화나로 인해 외부에서 유입된 카나비노이드가 균형을 망가뜨리면 임신 가능성에 부정적인 영향을 미치게 된다고 설명한다. 즉, 임신을 염두에 두고 있다면 마리화나는 중단해야 한다. 2021년에 이루어진 연구 결과에 따르면, 매달 대마초를 흡입한 여성의 임신 성공률이 그렇지 않은 여성보다 41퍼센트 더 낮다고 한다.[7]

- 기분 장애 여러 연구 결과는 양극성 및 단극성 기분 장애와 불안증이 낮은 임신 성공률과 관련이 있다고 말한다. 스트레스는 미토콘드리아에 부담을 준다. 임신을 위해서는 건강한 미토콘드리아가 필요하다.

- 만성 건강 문제 자가면역 질환이나 빈혈, 비타민 D 결핍, 갑상샘 기능 장애, 당뇨병 전증이나 당뇨병, 유섬유종, 자궁내막증, 생리 불순(생리 주기가 21일보다 짧거나 35일보다 긴 경우), 불충분한 음식 섭취에 따른 생리 중단, 비만, 생리통, 다낭성난소증후군과 같은 만성적인 건강 문제가 있는 여성은 임신과 관련된 문제를 겪을 위험이 높다.

- 유독한 화장품과 세정제 부엌과 화장실 그리고 집 안을 청소할 때, 위생적이면서도 독성이 없는 세정제를 사용하자. 임신을 위해 노력하는 동안에는 네일숍은 피하자. 네일숍은 환경 호르몬으로 알려진 프탈레이트를 포함한 다양한 화학 물질로 가득하다. 테플론teflon과 비스페놀 Abisphenol A가 들어간 플라스틱 제품 사용도 자제하자. 주방에서는 스테인리스스틸과 주물 재질의 기구를 사용하자.

## ◊ 섹스와 피임, 임신을 위한 바이오해킹

- 소주천 요법으로 오르가슴을 강화하자.
- 케겔 운동을 규칙적으로 해서 오르가슴을 강화하자.
- 트라우마가 성적 만족감에 영향을 미치는지 생각해보고, 그렇다고 판단되면 치료사나 상담사를 만나 트라우마를 치료하자.
- 복용 중인 피임약이 자신에게 적합한지 고민해보자.
- 임신을 위해 충분한 영양소를 섭취하고, 임신에 도움을 주는 식품을 선택하자. 또한, 과도한 스트레스가 될 정도로 무리하게 운동하지 않음으로써 임신 가능성을 높이자.
- 당장 임신할 계획이 없다면 난자를 냉동하는 방법도 고려하자.

# 14장 관계는
## 장수의 비결

핵심은 자신을 고양시켜주는 사람들하고만 함께 어울리는 것이다. 그들은 우리를 최고의 존재로 만들어준다.

**—에픽테토스**

나는 결속력이 강한 대가족에서 자랐다. 그리고 언제나 활발하고 사교적이었다. 그렇다 보니 인간관계는 언제나 내 삶의 중심이었다. 그러나 스탠퍼드대학교에서 학생들을 가르치며 관계가 건강에 미치는 영향에 관한 연구를 시작하고 나서야, 관계가 수명은 물론 장기적인 행복에 중대한 영향을 미친다는 사실을 비로소 깨닫게 됐다.

사회적 단절은 흡연이나 음주, 좌식 습관, 비만보다 더 중요한 질병 원인이다. 그리고 내가 확인한 바에 따르면, 사람들이 흡연과 음주를 하고 비만이 되거나 앉아서 생활하는 주된 이유는 인간관계와 공동체와의 관계에서 어려움을 겪기 때문이다. 중독으로 고생하는 많은 이들은 어릴 적 힘든 시절을 겪었거나 성인이 된 이후에도 관계로부터 트라우마나 애착 문제를 경험한 적이 있다. 8년에 걸친 하버드 연구(남성을 대상으로 한 연구)를 비롯하여 여러 연구 결과에 따르면, 친밀한 인간관계야말로 장기적인 행복과 관련이 있는 최고의 단일 요인이다.[1] 그렇다면 사회적 동물이라 불리는 인간은 왜 이처럼 건강과 중요한 관련이 있는 인간관계로부터 멀어지게 된 걸까? 그리고 어떻게 다시 돌아갈 수 있을까?

우리는 먼저 인간관계가 인류 역사에 오랫동안 해왔던 역할을 이해해야 한다. 앞서 살펴봤듯이 미토콘드리아는 숙주의 장기에서 살게 된 원시 박테리아가 공생 관계를 형성하면서 진화해온 것이다. 박테리아는 주변에서 에너지를 흡수해 유기체의 생존 기능을 확장해나간다. 그리고 그 과정에서 본질적으로 생명체를 진화하게 만든 최초의 관계를 형성했다. 그런데 나는 최근에서야 미토콘드리아가 사회적인 세포 기관으로 진화했다는 사실을 깨달았다. 그게 무슨 뜻일까? 미토콘드리아는 인간이 사회적 네트워크 속에서 움직이고 행동하는 것과 대단히 흡사한 방식으로 움직이고 행동한다. 아니, 어쩌면 우리가 미토콘드리아와 대단히 흡사한 방식으로 움직이고 행동하도록 진화했다고 말하는 편이 더 정확할지도 모른다!

사회적 행동은 생명의 다양한 차원에 녹아들어 있다. 미토콘드리아는 집단을 형성하고 그 안에서 상호의존적인 방식으로 기능한다. 그들은 함께(융합의 과정으로) 정보를 교환하고 네트워크를 기반으로 에너지를 주고받는다. 그리고 동기화된 행동도 보인다(심장박동과 신경세포의 발화에 맞춰 진동한다). 또한, 세포 안에서 서로 다른 기능을 수행하며 분열 과정을 통해 번식한다.[2]

인간은 번식을 위해 적응해나가는 과정에서 사회적 관계를 발전시켰다. 우리는 같은 공간에서 함께 살아간다. 우리는 성적 접촉을 하는 동안에 파트너와 함께한다. 그리고 임신 기간에는 태아와 함께한다. 우리는 목소리와 표정, 몸짓, 다양한 기술을 통해서 서로 의사소통을 한다. 우리는 협력하고 행동을 동기화한다(팀 스포츠나 직장에서 이루어지는 그룹 회의를 떠올려보자). 우리는 전문적인 기술을 개발하고 다양한 사회적 역할을 맡으며 서로 다른 직업을 갖는다. 그리고 이를 통해 집단적인 목표를 성취한다. 또한, 출산을 통해 새로운 사회 구성원을 만들어낸다.

내가 미토콘드리아에 몰두하면서 스스로에게 던진 질문은 이것이었다. 에너지 부족이 만성질환의 주된 원인이라면, 에너지 부족의 원인은 무엇일까? 나는 관계의 질이 에너지 용량에 중대한 영향을 미친다는 사실을 발견했다. 관계의 질은 삶의 질을 실질적으로 결정한다. 관계에서 어려움을 겪을 때, 우리는 피로를 느끼면서도 에너지를 갉아먹는 대처 방식에 집착한다. 가령, 불량 식품을 먹고 소파에 앉아 장시간 TV를 보고 뭔가에 중독되거나 몸을 좀처럼 움직이지 않는다. 세포 차원에서 열악한 관계의 영향력을 입증하는 연구도 이미 나와 있다. 이들 연구 결과는 만성적인 사회심리적 스트레스가 미토콘드리아의 양과 질에 영향을 미친다는 사실을 말해준다.[3] 유해한 어릴 적 경험, 양육, 스트레스, 이혼, 슬픔, 상실감과 같은 다양한 사회심리적 스트레스 요인이 세포 기능에 영향을 미친다.

물론 다른 사람과 관계를 맺기 위해서는 먼저 자기 자신과 관계를 맺고 자신을 사랑해야 한다. 나는 관계에 관한 연구를 통해서 우리가 타인을 사랑하지 못하도록 가로막는 한 가지 중요한 장벽은 자신을 진정으로 사랑하지 못하는 것이라는 사실을 발견했다. 트라우마와 학대, 방치, 가정불화, 상실, 완벽주의, 몸을 망치는 성공, 자해를 겪는 여성들의 이야기를 들을 때마다 나는 가슴이 아프다. 게다가 아름다움에 대한 사회적 기대를 따라야 한다는 부담감 역시 자신과의 관계에 부정적인 영향을 미친다. 이러한 문제는 자기 확신과 자기애를 허물어뜨린다. 자신이 부족하다고 끊임없이 지적하는 사회에서 살아가면서 어떻게 자신을 사랑할 수 있겠는가?

이 책에서 내가 들려준 모든 이야기를 잊어버린다고 해도, 단하나의 바이오해킹 방법, 즉 자신을 사랑하는 법만 배울 수 있다면 삶의 다양한 측면이 훨씬 수월해질 것이다. 우리는 자아를 발견하고, 거울을 똑바로 쳐다보고, 자신의 모습을 진정으로 들여다보고, 그 모습을 좋아하고, 자신의 존재를 사랑하지 못하도록 가로막는 모든 장벽을 극복할 때, 비로소 자신을 사랑할 수 있다.

## 기술 활용의 역설

기술은 놀랍지만(그리고 바이오해킹에서 우리의 중요한 동맹이지만) 거기에는 그림자가 드리워져 있다. 예를 들어 기술은 매력적이라고 판단하는 기준을 비현실적으로 높이고, 우리가 보상을 얻는 경로를 차단한다. 또한, 기술에 따른 불안감을 무의식적으로, 혹은 지속적으로 느끼게 만든다. 기술은 이제 인간 삶의 일부가 됐다. 우리에게 도움이 되는 방식으로 기술을 활용하고, 기술이 우리 삶을 완전히 잠식하지 않도록 막고자 한다면, 기술에 대한 새로운 접근 방식이 필요하다.

최근 많은 의사들이 가정home과 교육education, 활동activities, 약물drugs, 성sexuality, 안전safety, 자살suicide, 우울depression에 관한 표준검사(HEADSS 검사라고 알려진)의 차원에서 청소년들에게 소셜미디어 사용에 관한 질문을 던진다. 열한 살이 넘은 환자들이 이 질문에 대해 공식적으로 내놓은 "관련 반응"은 소셜미디어에 하루 120분 이상을 쓴다는 것이다. 나는 그것이 단순히 연령대를 떠나 우리가 소셜미디어를 하며 보내는 우려스러운 시간이라고 생각한다. 우리는 스마트폰을 비롯한 다양한 장비와 애플리케이션을 통해 자신이 얼마나 오랫동안 그러한 기기를 들여다보고 있는지에 관한 데이터를 얻을 수 있다.

소셜미디어를 장시간 사용하는 습관이 10대의 정신 건강에 피해를 입힌다는 사실을 보여주는 연구 결과는 이미 너무 많다. 또한, 스마트폰 사용과 학생들이 느끼는 불안과의 상관관계를 분석하는 연구 성과도 점점 더 쌓여가고 있다.[4] 1997~2012년 무렵에 태어난 Z세대는 아마도 기술로부터 가장 많은 영향을 받은 세대일 것이다. 그들은 태어나면서부터 기술을 접한 첫 세대다. 그러나 Z세대에 대한 여러 연구 결과는 이들이 밀레니얼 세대를 비롯한 그 이전 세대들보다 훨씬 더 심각한 심리적 어려움과 중증 우울증, 자살 충동을 경험하고, 실제로 더 많이 자살 시도를 한다는 사실을 보여준다.[5] 인스타그램은 2010년, 스냅챗은 2011년에 나왔다(이 둘은 대표적인 소셜미디어다). 연구 결과에 따르면, Z세대 중에서 가장 행복한 사람은 화면을 들여다보는 시간이 가장 적은 사람이라고 한다. 그렇다고 해서 소셜미디어와 인터넷 사용을 원천적으로 차단하는 "해결책"은 현실성이 없다. 따라서 우리는 기술의 부정적인 영향을 줄이는 방법을 모색해야 한다.

소셜미디어가 그토록 중독적인 이유 중 하나는 우리가 알림을 받거나 메시지를 열어보고 거기에 담긴 새로운 정보를 확인할 때, 쾌감을 자극하는 도파민이 두뇌 속에 쏟아지기 때문이다. 이러한 쾌감은 관계에 대한 갈망을 한동안 없애버린다. 그리고 잠시 후 우리는 또 다른 알림을 확인한다. 이 과정은 도파민이 주도하는 순환 흐름이며, 이는 행동적인 중독으로 모습을 드러낸다. 이러한 문제에 대한 연구가 충분히 이루어지지 않은 관계로 소셜미디어 및 인터넷 중독은 정신 장애 진단 및 통계 편람Diagnostic and Statistical Manual of Mental Disorders, DSM[6]에는 아직 포함되지 못했다. 그러나 나는 병적인 인터넷 사용이 조만간 DSM으로 인정받게 될 것이라고 예상한다.

소셜미디어의 장점과 위험은 개인과 사용 방식에 달렸다. 소셜미디어가 자신에게 부정적인 영향을 미친다면(나도 그런지 잠시 고민해보자) 화면을 보는 시간을 줄이는 방안을 고려하자. 당연하게도 화면을 오랫동안 볼수록 건강에 도움을 주는 다른 활동을 할 시간은 줄어든다. 실제로 몇몇 과학자들은 우리가 "인지 위기cognition crisis"의 한가운데에 있다고 말한다. 우리가 인지 위기를 겪는 이유는 정보가 부족해서가 아니다. 오히려 너무 많은 정보가 끊임없이 쏟아지고 있으며, 이로 인해 정보를 인식하고 통합하고 그에 따라 행동하는 능력이 위축되고 있기 때문이다. 세계적으로 수억 명의 인구가 인지 능력 손상과 관련된 질환(몇 가지만 예를 들자면, 우울과 불안, 치매, 자폐, ADHD)으로 어려움을 겪고 있다. 샌프란시스코대학교 연구원 애덤 가잘레이Adam Gazzaley는 이렇게 말한다. "기술과 지속적으로 연결된 상태는 자연에 대한 노출, 신체적 움직임, 실제로 얼굴을 보는 만남, 회복적인 수면처럼 건강한 정신을 유지하기 위해 필요한 여러 가지 행동을 실행에 옮기지 못하도록 방해한다. 우리는 이러한 문제가 공감과 동정, 협력, 사회적 결속에 미치는 부정적인 영향에 대해 이제 조금씩 알아가고 있을 뿐이다."[7]

나는 너무 많은 자극과 정보로 가득한 세상을 살아가면서 집중력과 인지 능력 개선에 도움을 주는 몇 가지 방법을 발견했다. 여기에는 자신이 어떻게 기술을 활용하는지 관찰하고 관리하기, 규칙적으로 명상하기, 심박 변이도를 확인하고 스트레스와 스트레스 관리 활동의 효과를 추적하기, 그리고 뉴로 피드백과 같은 정신 건강 훈련이 포함된다. 기술이 우리 삶에서 차지하는 비중이 점차 늘어나고 있다는 사실을 고려할 때, 나는 우리가 몸을 단련하듯이 마음을 단련하는 노력이 앞으로 일상적인 모습이 될 것이라고 예상해본다.

## 자신이 어떻게 기술을 활용하는지 평가해보자

기술은 핵심적인 건강 요소인 인간관계를 가로막는다. 자신과 기술의 관계에 대해 어떻게 이야기할 수 있을까? 다음 질문에 대해 생각해보자.

- 스트레스가 높을 때, 산책이나 심호흡을 하는 대신에 휴대전화를 사용하는가?
- 힘든 대인 관계를 일부러 피하려고 스마트폰을 사용하는가?
- 디지털 장비를 사용할 때, 시간이 순식간에 사라지는 느낌이 드는가?
- 운전 중에도 휴대전화를 확인하는가? 이러한 습관이 자신의 인생을 한순간에 앗아갈 수 있다는 사실에 대해 진지하게 생각해보자.
- 최근에 부정적인 내용의 게시물을 올리거나 다른 사람으로부터 공격을 받았던 적은 언제인가? 어떤 기분이 들었는가?
- 최근에 다른 사람과 식사를 하면서 휴대전화를 사용했던 적은 언제인가?
- 사진이나 글을 마구 올리고픈 충동을 얼마나 자주 느끼는가? 최근에 그런 충동을 느꼈던 적은 언제인가?
- 휴대전화를 사용하면서 스트레스를 받는가?

우리는 때로 플러그를 뽑아 놓아야 한다. 휴대전화 사용 시간을 제한하거나, 혹은 기술을 통해 관계를 확장하는 새로운 습관을 만드는 방법을 고민해보자.

## 얼굴을 마주하는 관계

기술은 멀리 떨어져 있는 사람과 연결되어 있다는 느낌을 주지만, 그래도 직접적인 대면을 대체해주지는 못한다. 많은 연구는 사회적 지원 네트워크가 신체적, 정신적 건강에 도움을 준다고 말한다.[8] 친구를 많이 사귈수록 전반적으로 건강이 좋아지고 비만과 우울증의 발병률이 낮아진다.[9]

반면에 고독은 중대한 심장 위험 요인이다.[10] 고독은 우울증과 인지 저하, 치매, 아침 코르티솔 수치, 고혈압, 질병, 조기 사망의 위험을 높인다.[11] 사회적 고립은 스트레스 반응 경로를 활성화하며, 이는 미토콘드리아와 대사 활동에 악영향을 미친다. 이러한 문제는 장기적으로 건강 수명을 줄이는 것은 물론이고, 신경 발생을 억제해서 염증을 유발한다.

나이가 들수록 사회적 활동은 건강과 행복에서 더 중요한 역할을 차지한다. 연구 결과에 따르면, 67~95세의 사람들의 경우 사회적 활동이 행복과 관련된 가장 중요한 요인이라고 한다.[12] 반대로 사회적 교류가 거의 없는 노인들의 경우, 더 높은 자살률을 보인다.[13] 인간은 분명하게도 혼자 살아가도록 만들어지지 않았다.

## 여성은 사랑을 위해 태어난 존재

여성의 여러 특별한 자질 중 하나로, 사랑을 위해 태어난 존재라는 사실을 꼽을 수 있다. 여성에게 옥시토신(두뇌에서 만들어지는 펩티드 호르몬)은 지배적인 영향력을 발휘한다. 옥시토신은 여성에게 놀라운 선물을 가져다준다. 여성은 강렬한 오르가슴을 느끼고, 아이를 낳고, 양육하고, 공동체를 형성할 수 있다. 그리고 여성의 삶에서 이러한 모든 요소는 마법의 호르몬인 옥시토신과 밀접한 관련이 있다. 남성도 옥시토신을 만들어내기는 하지만, 남성은 바소프레신vasopressin의 영향을 더 많이 받는다. 다시 말해 남성은 보호와 방어를 위해 태어난 존재다.

### 사회적 관계의 진화

고독은 인류가 진화시킨 원초적인 고통 신호로, 우리로 하여금 집단에 더 가까이 다가가도록 만든다. 공동체를 떠나 있을 때, 야생 동물이나 이웃 부족에게 공격당할 위험이 높아진다. 우리는 공동체 안에 머무를 때 더 안전하다. 인류는 원시시대에 부족이나 집단을 이루어 살았고 서로를 도왔다. 전 세계 다양한 문화권에서 여성들은 아이를 낳고 양육하는 과정에서 서로 돕는 집단을 형성했다. 남성들의 경우에는 공동체에 식량을 공급하기 위해 함께 사냥을 떠나는 집단이 존재했다. 그들은 모든 일을 함께 했고 개인이 아니라 집단과 서로를 위해 일했다.

그러나 오늘날, 특히 서구에서는 진화의 과정에서 "극단적인 개인주의"를 긍정적으로 받아들이기 시작했다. 서구 문화권 사람들은 이기적으로 행동하는 경향이 뚜렷하다. 그들은 직계로 이루어진 아주 작은 규모의 핵가족을 부양하기 위해 혼자서 자원을 찾아 돌아다닌다. 게다가 최근에는 그러한 직계 가족이 더 작은 단위로 분할되고 있다. 많은 자녀가 한부모 가정에서 태어난다. 부모는 가족을 부양하기 위해 여러 가지 일을 동시에 한다. 사람들은 관계가 행복의 수준을 결정하고 건강에 중대한 영향을 미친다는 사실을 알지만, 극심한 고독과 외로움, 스트레스를 피하지 못한다. 하지만 사회적 관계가 초기 인류의 생존에 얼마나 중요했는지 떠올려본다면, 현재와 미래의 생존에도 중요한 역할을 할 것이라고 충분히 짐작할 수 있다.

인류는 원시시대에 사회적 관계를 통해 생존 가능성을 높였다. 한 가지 가설은 인류가 바소프레신의 영향을 받는 것을 넘어 옥시토신의 영향을 받는 방향으로 나아감으로써 결속력이 강한 동질적인 사회 집단을 형성할 수 있었다는 것이다. 옥시토신은 사회적 보상의 경험을 활성화한다. 즉, 신뢰하는 친구나 가족과 함께 있을 때, 우리는 연결되어 있고 차분하고 안전한 느낌을 받는다. 이것이 바로 옥시토신의 기능이다.

옥시토신은 도파민과 세로토닌, 노르에피네프린과 더불어 특정한 목적을 위해 사랑의 경험을 활성화한다. 사랑은 감정인 동시에 배고픔이나 갈증처럼 동기를 부여하는 원동력이다. 사랑은 사람들이 정보와 자원을 공유하도록 하고 남녀 간에 친밀감을 높임으로써 번식의 가능성을 높인다.[14] 옥시토신은 음식물 섭취를 관장하는 두뇌 영역(시상하부)에서 만들어진다. 그래서 감정과 식욕을 통제하는 과정에서 중요한 역할을 한다.[15] 또한, 옥시토신은 음식 섭취와 무관하게 지방 연소와 체중 조절, 인슐린 민감성을 활성화한다. 즉, 식욕을 억제하고 내장 지방을 감소시킨다.[16] 또한, 항염제와 항산화제로서 기능한다.[17] 나아가 상처를 치유하고 뼈 건강을 강화하고 지질과 포도당 대사를 개선한다. 옥시토신은 기본적으로 미토콘드리아와 대사 건강을 유지한다. 그래서 긍정적인 사회적 관계가 수명과 상관관계가 있는 것이다. 뛰어난 과학자인 수 카터 Sue Carter에 따르면, 옥시토신은 자연이 우리에게 선물한 약이다.[18]

이야기는 여기서 끝이 아니다. 옥시토신은 분만 과정과 수유, 양육, 모성 행동, 아기의 신피질 성장, 지능 발달에 필요한 영양 공급, 사회적 행동 발달에 필요한 사회적 민감성과 정서 조절 기능을 원활하게 만들어준다. 옥시토신은 커플, 부모와 자녀, 가족 간의 결합과 사회적 연대를 가능하게 해주는 접착제다.[19] 커플과 가족 간의 장기적인 관계는 사회 지능과 협력 기술의 발달에 도움을 준다. 옥시토신은 이러한 모든 일을 가능하게 하는 호르몬이다.

옥시토신의 신경화학이 우리 삶에 얼마나 중요한지 이해했을 때, 나는 왜 우리가 사회적 단절의 늪에 빠져버린 사회에서 그토록 많은 절망의 질병을 목격하게 되는지 비로소 깨닫게 됐다. 사랑은 생존의 차원에서 음식만큼 중요하다. 인류는 사랑 없이 번성하지 못한다. 사랑과 사회적 관계의 결핍은 우리의 건강에 엄청나게 파괴적인 영향을 미치며, 중독과 사회적 갈등, 정신 질환, 심지어 비만과 대사 질환에 취약하게 만든다. 과학자들은 옥시토신의 주요 기능이 우리가 "변화하는 환경에서도 안정감을 찾을 수 있도록 만들어주는 것"이라고 설명한다. 다시 말해 우리가 직면한 도전 과제를 극복하는 능력을 결정하는 것은 사회적 관계라는 뜻이다.

## 옥시토신 수치를 높여 관계와 건강을 강화하자

옥시토신을 높이는 첫 단계는 사회적 관계를 강화하는 것이다. 이를 위해 우리는 다른 사람에게 시간과 관심을 투자해야 한다. 일보다 가족이나 친구와 함께 보내는 시간을 더 중요하게 생각해야 한다. 선한 마음으로 다른 사람을 돕는 것 역시 옥시토신을 끌어올리는 좋은 방법이다. 가령, 공동체에서 자원봉사 활동을 하거나 곤경에 빠진 친구를 도와줌으로써 옥시토신 수치를 끌어올릴 수 있다.

다음으로 신체적 접촉의 힘을 활용하자. 신체적 접촉은 아기가 부모와 연결되는 핵심 통로다(아기를 안는 것만으로도 우리 두뇌에서 옥시토신이 분비된다는 사실을 알고 있는가? 아기는 말 그대로 우리를 프로그래밍 해서 관계를 형성하도록 만든다). 지금까지 발표된 연구 중 신체적 접촉에 관한 최고의 연구는 고아원에서 자란 아이들을 대상으로 진행한 프로젝트다. 신체적 접촉이 부족한 아이들은 여러 가지 발달 지연 문제를 겪을 위험이 높다. 한편, 접촉은 깊은 사회적 유대를 형성하는 통로다. 신체적 접촉의 결핍은 아마도 고독과 외로움, 거절의 경험이 좋지 않은 신체적, 정신적 건강과 관련이 있는 한 가지 이유일 것이다.

원시시대에 신체적 접촉의 결핍은 안전이 위협받고 있다는 신호였다. 집단에서 떨어져 있는 것만으로도 위험했기 때문이었다. 신체적 접촉은 우리가 다른 사람과 연결되어 있다는 인식을 주고 이러한 인식은 안전함을 느끼게 만든다. 나는 마사지를 통해 촉감 수용체를 바이오해킹 할 수 있다고 믿는다. 모르는 사람에게서 마사지를 받는다고 해도 피부 접촉은 강력한 힘을 발휘한다. 마사지를 받기 어렵다면, 자기 팔을 부드럽게 쓰다듬는 것만으로도 신경계를 안정시킬 수 있다.

신체 접촉과 긍정적인 사회적 관계, 긍정적이고 직접적인 사회적 연결 외에도 옥시토신 분비를 활성화하는 방법은 감사함을 느끼고, 다른 사람에게 고마움을 표하고, 다른 사람을 돕는 것이다. 타인과 감정적으로 동기화되는 것도 안전하다는 느낌을 준다. 나는 이마고 치료법imago therapy의 핵심 원리를 공부했다. 이는 다른 사람의 경험을 그대로 반영하고 공감하고 정당화하는 치료법으로, 나는 이를 통해 다른 사람의 감정적 경험과 연결될 뿐 아니라 힘든 상황에서 심리적인 안전을 확보함으로써 갈등을 해소할 수 있다는 사실을 깨달았다.

옥시토신을 분비하는 가장 중요한 방식이자 로맨틱한 사랑과 애착을 유도하는 과정에서 섹스가 그토록 강력한 힘을 발휘하는 이유는 바로 오르가슴이다. 나는 지금까지 사랑을 연구했던 많은 과학자의 논문을 살펴봤다. 그리고 우리 몸은 사랑하는 사람과 섹스할 때 사랑의 신경화학적 신호를 분비한다는 사실을 확인했다. 도파민은 놀라움과 황홀감, 행복감, 열정, 의미에 대한 인식을 선사한다. 그리고 세로토닌은 따뜻하고 포근한 느낌, 상대와 함께 있는 것에 대한 전반적인 행복감을 준다. 또한, 노르에피네프린은 상대에게 몰입하게 만들어 먹는 것도 잊고 잠도 자지 않게 만든다. 로맨틱한 사랑의 감정을 느끼는 것은 여러 가지 측면에서 상대방에 대한 심리적 중독을 경험하는 것과 같다. 옥시토신은 사랑에 빠진 두 사람을 하나로 묶고 장기적인 사랑에 따른 애착 관계를 형성하게 만들어주는 접착제다.

과학자들은 배고픔과 갈증, 섹스, 사랑과 같은 모든 욕망이 도파민의 경로를 따른다고 설명한다. 그것은 쾌락이라는 보상이 본질적인 생물학적 욕구를 충족시켜주기 때문이다.[20] 도파민은 상대에게 관심을 집중하도록 만든다는 점에서 성적 충동에서 핵심적인 역할을 하는 것으로 보인다. 특히 로맨틱한 사랑의 초기 단계나 구애 기간에는 다른 성적 파트너에 대한 관심을 떨어뜨리는 기능도 한다.[21] 이는 특정 파트너에 대한 편애를 강화하고 그에 대한 중독을 유도하는 생명 활동의 방식이다.[22]

다른 한편으로, 이별을 겪거나 사고나 질병으로 파트너를 잃어버릴 때, 사람들은 금단 증상을 겪으면서 임상적 차원의 우울증과 면역력 약화를 경험한다. 심지어 자살을 시도하거나 다른 사람에게 위해를 가하기도 한다. 뜨거운 사랑에 빠져서 섹스하고 만지고 함께 자주 오르가슴을 느낄 때, 우리는 상대에게 애착을 경험하게 된다. 그것은 옥시토신 호르몬의 작용 때문이다. 과학자들은 인류가 로맨틱한 사랑을 커플을 하나로 묶는 "이행 장치commitment device"로 진화시켜왔다고 설명한다. 이를 통해 부모와 자녀의 생존 가능성을 높일 수 있었다.[23] 또한, 과학자들은 인류가 가족 구성원의 안전을 지키기 위해 가족 간의 사랑을 진화시켜왔다고 말한다. 이를 통해 모든 가족 구성원의 생존 가능성을 높일 수 있었다. 우리가 사랑을 잃어버리고 나서 극단적인 고통을 경험하는 이유는

## 옥시토신과 플라세보 반응

옥시토신은 플라세보 반응에서 중요한 역할을 한다. 다시 말해, 우리가 특정 약물이나 치료가 효과가 있을 것이라고 믿을 때, 실제로 효과가 나타나게 되는데, 한마디로 효과의 여부가 치료자에 대한 믿음과 신뢰에 달린 것이다. 신뢰를 주는 치료자(눈을 자주 맞추고, 미소를 짓고, 귀를 기울여주고, 신뢰와 관심을 보이며 행동하는 치료자)는 환자에게 안전에 대한 인식을 전달하면서 옥시토신 분비를 유도한다. 엄마가 아기의 상처에 입맞춤할 때, 바로 옥시토신을 약으로 사용해서 아기를 기분 좋게 만드는 것이다. 그리고 그 약은 실제로 효과가 있다! 놀랍지 않은가?

사회적 유대가 우리의 생존 및 유전자 전달, 다시 말해 생명체에 주어진 과제와 밀접하게 연결되어 있기 때문이다. 그 과제가 위협을 받을 때, 우리는 극심한 고통을 겪는다.

## 사랑의 에너지

마더 테레사는 이런 말을 남겼다. "오늘날 서구 사회에서 가장 심각한 질병은 결핵이나 나병이 아니라, 환대와 사랑, 관심을 받지 못하는 것이다. 우리는 약물로 몸의 질병을 낫게 할 수 있다. 하지만 고독과 좌절, 절망을 치료할 수 있는 유일한 약은 사랑이다." 사랑은 장수와 오랜 건강 수명, 삶의 충족감을 누리기 위한 마지막 비밀의 열쇠다. 사랑은 우리로 하여금 함께 더 나은 삶과 안전한 느낌, 활력을 만들어내고, 궁극적으로 더 많은 의미를 창조하도록 추동하는 원동력이다. 사랑은 우리가 존재의 빛을 밝히게 하는 신성한 불꽃이다. 그리고 우리 모두에게 존재하는 가장 심원하고, 강력하고, 아름다운 힘이다.

나는 이 책의 서두에서 건강을 어려움에 직면해서 적응하고 헤쳐 나가는 능력이라고 정의했다. 그렇다. 우리는 신체적인 회복탄력성을 통해 어려움을 헤쳐 나갈 수 있다. 그리고 마찬가지로 사랑을 통해서도 그렇게 할 수 있다. 강인함과 힘, 회복탄력성은 그것에 영혼을 불어넣고 움직이게 만드는 사랑이 없다면 아무것도 아니다. 우리는 성장하고 번영하기 위해서 친밀감과 안전함을 필요로 한다. 더 많이 사랑할수록 두려움은 더 줄어든다. 더 많이 사랑할수록 우리는 사랑하는 이를 더 적극적으로 보호하려 든다. 사랑을 좇으며 살아갈수록 우리는 더 빨리 치유되고 삶을 더 갈망하게 된다. 더 많이 사랑할수록 우리는 더 '번성한다.'

생명의 에너지는 마치 회로처럼 세포를 통해 흐른다. 우리 몸은 세포 차원에서도 안전과 위험을 인식하고 적절하게 대응한다. 나는 모든 생명 아래에, 즉 우주라는 그물망 아래에 무한한 지성과 사랑, 아름다움의 장이 있다고 믿는다. 여기서 모든 생명체가 창조된다. 이러한 신성한 에너지에 접근할 때, 우리는 온전한 삶을 누리는 법을 배우게 된다. 섹스는 우리의 삶을 바꾸는 경험이다. 가족은 우리의 목적이다. 자신을 사랑하는 일은 신성한 행동이다. 자신의 내면에서 그리고 관계 가운데에서 사랑을 더 많이 키워나갈수록 우리는 자아를 더 많이 실현하고, 에고를 넘어서 인류를 위해 살아가게 된다.

우리 모두 내면의 불꽃을 밝힐 때, 그리고 자기 몸을 보살피고 생명의 에너지가 미토콘드리아를 통해 흘러가도록 할 때, 우리는 지금껏 꿈꿔왔던 것보다 더 많은 일을 할 수 있다. 우리는 다른 사람을 사랑하고, 보살피고, 공동체를 강화하고, 세포 차원에서 삶이 무엇을 위한 것인지 이해할 수 있다. 건강으로부터 얻는 힘과 내면에서 키워온 사랑은 우리의 존재를 변화시키고, 최대한 만족스럽고 성숙하며 빛을 발하는 삶을 살아가게 해준다.

그러니 친구들이여, 내면의 빛을 통해 세상을 밝히자. 우리는 더 건강할수록 더 성장할 것이다. 멈추지 말자. 세상으로 나아가 자신이 살아 있음을 만끽하고 빛을 내뿜자.


사랑을 담아, 몰리

## 감사의 글 🕯

아래에 소개하는 모든 이들에게 감사의 마음을 전하고 싶다. 이 책을 펴내는 과정에서 중요한 역할을 해준 이브 애덤슨과 앨릭스 글래스, 개브리엘 맷슨, 하퍼콜린스 출판팀의 줄리 월과 엠마 쿠포르, 캐런 리날디, 어맨다 프리츠커, 옐레나 네즈빗, 니키 발도프, 로빈 빌라델로. 세상에서 가장 사랑하는 어머니와 아버지, 그리고 나의 자매 니키와 코니, 앨리슨, 매디슨에게 감사의 마음을 전한다. 삶과 일 모두에서 나의 든든한 지원군이 되어준 친구들인 카트린 볼린스키와 세라 카니, 톰 치, 데이비드 피어스 존스, 토드 허프먼, 로빈 코넬리, 존 스탠턴, 실리아 첸, 앤서니 렘, 가브리엘라 라비드, 로버트 올리버, 라이언 베텐코트, 조너선 야페, 브랜딜린 브리얼리, 레베카 진 알론지, 핀 맥케나, 이안 미첼, 데이브 코룬스키, 데이브 모린, 로니 래 쿠를랜더, 메건 클라이먼, 대니얼 슈마흐텐버거, 제임스 슈마흐텐버거, 산지브 시두, 수키 메어, 파리 루자티, 앤더슨 퍼가시, 아닐 치마, 사라 마이어 타피아, 마이클 바사르, 테리 힌턴, 알라스테어 트루거, 매슈 굿맨, 맷 위긴스, 잭 벨, 베어 키타이, 맥스 마머, 저스틴 보레타, 제러미 가드너, 파에드라 랜돌프, 벤 메트칼프, 더스틴 로버트슨, 벤저민 제임스 스미스, 수마야 카지, 피터 바슨, 펄라 피에르갈리니, 길 펜차이나, 니콜 아사르체, 채드 아사르체, 댈러스 하트위그, 르네 그레이엄, 리모르 찬달리, 노아 카레시, 스테파니 류, 저스틴 셰이퍼, 그레이엄 필거, 앤드루 윌킨슨, 멜 와인버거, 에런 마이클, 존 마이클 콜린스, 안드레이 카르카, 파리 로자티, 지반 아크레자, 제이슨 카프, 앤툰 나반, 제임스 베샤라, 저스틴 보레타, 윌리엄 추, 데이비드 멜먼, 토드 발드리, 맷 치오치올로, 실비아 베니토, 피터 바숨, 라이인 하워드, 노아 카너, 타티아나 스트라우스, 크리스티안 에들러, 더스틴 로빈슨, 도미니크 피츠, 제임스 클레멘트, 힌디 프리드먼, 바비 브레이즌, 키아나 솔레이먼, 로아나 카라스, 저스틴 칸, 페니 레인, 타머트리우스 파머, 샤리카 마제티에게도 감사의 마음을 전한다. 내가 마우이 태평양 과학 연구소에 있었을 때 이 책을 시작할 수 있도록 용기를 불어넣어준 개릿 리시, 이브 애덤슨과 앨릭스 글래스를 만났던 팔레오 Fx에 나를 소개시켜준 토드 십먼, 소중한 법률 조언을 해준 태슬린 세이지, 마케팅과 관련해서 도움을 준 조너선 제이컵, 책을 출판하는 과정에서 많은 도움을 준 레벨스와 JPTR 팀의 케이시 민스 박사, 조시 클레멘트, 샘 코르코스, 심박 변이도에 대해 다른 누구보다 많은 것을 가르쳐준 제이 와일스, 내가 미토콘드리아의 힘에 눈을 뜨도록 만들어준 벤 깁슨, 많은 영감을 던져준 데이브 아스프리, 그리고 나의 여정에서 친구와 스승이 되어준 많은 의사와 교수들인 수 카터 박사, 스티븐 포지스 박사, 벤 카플란 싱어 박사, 스테파니 콜먼, 스테파니 대니얼 박사, 제이슨 캠 박사, 에드워드 리치 박사, 맥불 알리 박사, 테리 브래디 박사, 수 골드스타인, 어윈 골드스타인 박사, 배리 코미사룩 박사, 앨리 페두치아 박사, 브라이언 D. 이어프 박사, 헬렌 피셔 박사, 사이다 데실레츠 박사, 애덤 가잘리에게도 감사의 마음을 전한다.

나는 모든 환자에게 제외 식이를 권한다. 제외 식이란 잠재적으로 알레르기를 유발할 수 있는 음식이나 포장 및 가공식품을 식단에서 제거하는 방법을 말한다. 염증을 유발하는 식단은 우리 몸이 다양한 식품에 과잉 반응하도록 만든다. 이러한 식품들을 하나씩 제거하는 방식으로 식단을 정돈할 때, 우리는 반응성을 가라앉히고 자기 몸이 무엇에 '실제로' 반응하고 무엇을 받아들일 수 있는지 이해할 수 있다. 그리고 자신이 좋아하는 음식들을 하나씩 다시 섭취하면서 자기 몸이 어떻게 반응하는지 확인할 수 있다. 그 과정에서 장기의 차원에서 무엇이 도움이 되고 그렇지 않은지 파악하게 된다. 음식을 제거하는 목적은 의지력을 시험하기 위해서

가 아니라 무엇이 긍정적인 '느낌'을 주는지 이해하기 위해서다.

제외 식이의 기본 원리는 알레르기를 유발하지 않는 단순한 식단을 적어도 4주 이상 실행하고 난 뒤, 음식을 하나씩 다시 섭취하면서 자기 몸이 어떻게 반응하는지 관찰하는 것이다. (자가면역 질환이 있는 경우에는 그러한 식단을 무기한으로 지속해도 좋지만, 대부분은 몇몇 음식을 다시 먹길 원할 것이다.) 이 말은 자극을 일으키는 몇 가지 일반적인 음식을 식단에서 제거해본다는 뜻이다.

- 글루텐
- 곡물
- 콩류
- 옥수수
- 대두
- 유제품
- 인공 감미료를 비롯한 첨가된 감미료
- 염증을 일으키는 오일: 옥수수, 콩, 카놀라, 해바라기씨, 홍화씨, 목화씨, 포도씨, 땅콩
- 술(힘들겠지만 노력해보자. 그래도 마시겠다면 글루텐이 없는 것을 선택하고 술을 마시는 날을 일주일에 하루나 이틀 정도로 줄이자. 글루텐이 없는 술에는 럼과 테킬라, 감자로 만든 보드카가 있다. 와인이나 사과주도 대부분 글루텐이 없다. 맥주는 여기에 속하지 않는 술이다.)

- 커피와 카페인이 들어간 에너지 음료(이들 역시 끊는 게 힘들겠지만 멍한 상태를 며칠간 버티고 나면 카페인을 끊는 것이 얼마나 놀라운 느낌을 선사하는지 알게 될 것이다.)
- 카라기닌, 껌, 인공 향료 및 염료와 같은 첨가제
- 자신이 민감하게 반응한다고 이미 알고 있는 모든 음식(가령, 땅콩이나 씨앗, 생선, 달걀도 때로 문제를 일으킨다.)

풀을 먹이고 방목으로 키우거나 야생에서 자란 육류와 가금류, 해산물, 신선한 채소와 과일, 수분이 풍부하고 싹이 난 땅콩과 씨앗(참고 먹을 수 있다면), 라드나 기와 같은 동물 지방, 코코넛 오일, 목초를 먹여서 얻은 신선한 달걀(민감하게 반응하지 않는다면), 벌꿀이나 메이플 시럽 같은 소량의 천연 감미료, 다양한 허브와 향신료만을 섭취해보자.

제외 식이를 마쳤다면, 다시 음식들을 먹을 수 있다. 그 과정에서 체계적이고 신중하게 접근하고 자기 몸을 잘 관찰하면서 피자나 샌드위치 같은 여러 가지 식재료를 혼합해서 만든 식품이 아니라 한 가지로 만든 식품을 집중적으로 먹자. 그래야 어떤 식품이 자신에게 문제를 일으키는지 구분할 수 있다. 새롭게 섭취하기 시작한 음식을 먹고 나서 어떤 증상이 있는지 관찰하고, 무슨 음식을 다시 먹기 시작했으며 어떤 증상이 나타났는지 계속해서 기록하자(잊어버리기 쉬우니 꼭 적어놓자). 예를 들어 유제품을 제거한 식단을 4~6주 동안 실천했다면, 우유나 치즈를 다시 섭취하면서 몸이 어떻게 반응하는지 3일간 관찰하자. 가라앉았던 증상이 다시 나타난다면, 자신이 유제품에 민감하다는 신호다. 별다른 증상 없이 긍정적인 기분이 든다면, 적어도 소량의 유제품은 아무런 문제 없이 섭취할 수 있다는 뜻이다.

우리는 제외 식이를 통해서 나에게 맞는 영양 기준을 마련할 수 있다. 그리고 혈당과 대사 유연성, 장내 미생물군 건강의 관점에서 그 기준을 따라 식단을 계속해서 바꿔볼 수 있다. 나의 제외 식단 방법과 포괄적인 식품 목록, 음식량, 레시피, 그리고 스무디와 샐러드, 스낵 및 내가 가장 좋아하는 차가운 그린 수프를 만드는 간단한 방법들은 웹사이트에 올려두었다. 간단한 제외 식단 프로그램을 원한다면, 홀30whole30이나 자가면역 팔레오 식단을 시도해보자(《월 프로토콜》에서 자세한 방법을 확인할 수 있다).

# 참고 문헌 🔥

건강과 미토콘드리아, 바이오해킹에 관한 지식을 넓혀줄 좋은 자료들은 이미 많다. 이 책에서 소개한 내용은 그중 일부이며, 훨씬 더 많은 자료가 있다. 이를 통해 우리의 몸과 마음, 건강에 대해 더 배워보자. 다음은 추가적으로 바이오해킹에 관해 공부하고자 하는 분들을 위해 내가 추천하는 자료들이다.

*8 Steps to a Pain-Free Life* by Esther Gokhale

*The Big Leap* by Dr. Gay Hendricks

*Come As You Are* by Emily Nagoski

*The Complete Guide to Fasting* by Dr. Jason Fung

*Complex PTSD: From Surviving to Thriving* by Pete Walker

*Diagnosis and Treatment of Chronic Fatigue Syndrome and Myalgic Encephalitis: It's Mitochondria, not Hypochondria* by Dr. Sarah Myhill

*Do Less: A Revolutionary Approach to Time and Energy Management for Ambitious Women* by Kate Northrup

*Good Morning, I Love You* by Shauna Shapiro

*Healing Back Pain: The Mind-Body Connection* by John E. Sarno

*Letting Go* by David R. Hawkins

*Love Drugs* by Brian Earp and Julian Savulescu

*Roar* by Stacy Sims

*Self-Compassion* by Kristin Neff

*She Comes First: The Thinking Man's Guide to Pleasuring a Woman* by Ian Kerner

*Taoist Secrets of Love: Cultivating Male Sexual Energy* and *Healing Love Through the Tao: Cultivating Female Sexual Energy* by Mantak Chia

*Why We Get Sick* by Dr. Benjamin Bikman

## 1장

1 Craig Becker and William Mcpeck, "Creating Positive Health: It's More Than Risk Reduction," *NWI White Paper*, December 11, 2013.

2 Francesca E. Duncan, Emily L. Que, Nan Zhang, et al., "The Zinc Spark Is an Inorganic Signature of Human Egg Activation," *Scientific Reports* 6 (2016).

3 J. Graham Ruby, Kevin M. Wright, Kristin A. Rand, et al., "Estimates of the Heritability of Human Longevity Are Substantially Inflated Due to Assortative Mating," *Genetics* 210, no. 3 (2018).

4 Michael Lustgarten, *Microbial Burden: A Major Cause of Aging and Age-Related Disease* (self-published ebook, 2016).

5 "Deaths: Final Data for 2016," *National Vital Statistics Reports* 67, no. 5 (2018): 76.

6 Elizabeth Arias, Betzaida Tejada-Vera, Farida Ahmad, and Kenneth D. Kochanek, "Provisional Life Expectancy Estimates for 2020," *NVSS Vital Statistics Rapid Release*, report 15 (July 2021).

7 "Heart Disease and Stroke Cost America Nearly $1 Billion a Day in Medical Costs, Lost Productivity," CDC Foundation, April 29, 2015.

8 "CDC Prevention Programs," American Heart Association, May 18, 2018.

9 Farhad Islami, Ann Goding Sauer, Kimberly D. Miller, et al., "Proportion and Number of Cancer Cases and Deaths Attributable to Potentially Modifiable Risk Factors in the United States," *CA: A Cancer Journal for Clinicians* 68, no. 1 (2018).

10 "National Diabetes Statistics Report," Centers for Disease Control and Prevention, January 7, 2022.

11 "Prediabetes—Your Chance to Prevent Type 2 Diabetes," Centers for Disease Control and Prevention, December 21, 2021; "National Diabetes Statistics Report: Estimates of Diabetes and Its Burden in the United States," Centers for Disease Control and Prevention, January 18, 2022.

12 National Center for Chronic Disease Prevention and Health Promotion, Centers for Disease Control and Prevention.

13 World Health Organization Constitution.

14 M. Huber, M. Van Vliet, M. Giezenberg, et al., "Toward a 'Patient-Centred'

Operationalization of the New Dynamic Concept of Health: A Mixed Methods Study," *BMJ Open* 6, no. 1 (2016).

15 "CMS: US Health Care Spending Will Reach $4T in 2020," *Advisory Board*, April 3, 2020.

16 "Stress in America 2020: A National Mental Health Crisis," American Psychological Association, October 2020.

17 Pauline Anderson, "Physicians Experience Highest Suicide Rate of Any Profession," Medscape, May 7, 2018; Centers for Disease Control and Prevention. "Supplementary Table 2: Male and Female Suicide Rates per 100,000 Civilian, Noninstitutionalized Working Persons Aged 16–64 Years for Major and Detailed Occupational Groups Meeting Reporting Criteria, National Violent Death Reporting System, Suicide Decedents (n=15,779), 32 States, 2016," *Morbidity and Mortality Weekly Report* 69, no. 3 (2020).

18 Esther G. Gerrits, Heeln L. Lutgers, Nanne Kleefstra, et al., "Skin Autofluorescence: A Tool to Identify Type 2 Diabetic Patients at Risk for Developing Microvascular Complications," *Diabetes Care* 31, no. 3 (2008).

19 Deepika Pandhi and Deepshikha Khanna, "Premature Graying of Hair," *Indian Journal of Dermatology, Venereology, and Leprology* 79, no. 5 (2013).

## 2장

1 Rene Morad, "Defeating Diseases with Energy," Scientific American Custom Media, January 9, 2018.

2 Sanjeev K. Anand and Suresh K. Tikoo, "Viruses as Modulators of Mitochondrial Functions," *Advances in Virology 2013* (2013).

3 Nature Education, "Virus," Scitable: A Collaborative Learning Space for Science, 2014.

4 Sean Holden, Rebeckah Maksoud, Natalie Eaton-Fitch, et al., "A Systematic Review of Mitochondrial Abnormalities in Myalgic Encephalomyelitis/Chronic Fatigue Syndrome/Systemic Exertion Intolerance Disease," *Journal of Translational Medicine* 18, no. 290 (2020).

5 W. M. H. Behan, I. A. K. More, and P. O. Behan, "Mitochondrial Abnormalities in the Post Viral Fatigue Syndrome," *Acta Neuropathologica* 83 (1991).

6 "A Mitochondrial Etiology of Common Complex Diseases," UCLA CTSI, You-Tube, May 23, 2017.

7 Yanping Li, An Pan, Dong G. Wang, Xiaoran Liu, et al., "Impact of Healthy Lifestyle Factors on Life Expectancies in the US Population," *Circulation* 138, no. 4 (2018).

8 Michael Ristow and Katherine Scheisser, "Mitohormesis: Promoting Health and

Lifespan by Increased Levels of Reactive Oxygen Species (ROS)," *Dose-Response* 12, no. 2 (2014).

9   Li et al., "Impact of Healthy Lifestyle Factors."

10  Richard L. Auten and Jonathan M. Davis, "Oxygen Toxity and Reactive Oxygen Species: The Devil Is in the Details," *Pediatric Research* 66 (2009).

11  Caroline Hadley, "What Doesn't Kill You Makes You Stronger: A New Model for Risk Assessment May Not Only Revolutionize the Field of Toxicology, but Also Have Vast Implications for Risk Assessment," *EMBO Reports* 4, no. 10 (2008); Anton Gartner and Alper Akay, "Stress Response: Anything That Doesn't Kill You Makes You Stronger," *Current Biology* 23, no. 22 (2013).

12  Ari Whitten, The Energy Blueprint.

13  Rhonda P. Patrick and Teresa L. Johnson, "Sauna Use as a Lifestyle Practice to Extend Healthspan," *Experimental Gerontology* 154 (October 15, 2021).

14  Se-A Kim, Yu-Mi Less, Je-Yong Choi, David R. Jacobs Jr., and Duk-Hee Lee, "Evolutionarily Adapted Hormesis-Inducing Stressors Can Be a Practical Solution to Mitigate Harmful Effects of Chronic Exposure to Low Dose Chemical Mixtures," *Environmental Pollution* 233 (2018).

15  Philip L. Hooper, Paul L. Hooper, and Laszlo Vigh, "Xenohormesis: Health Benefits from an Eon of Plant Stress Response Evolution," *Cell Stress and Chaperones* 15, no. 6 (2010).

## 3장

1   Stacy T. Sims, *Roar* (Rodale, 2016).

2   Karen Zraick and Sarah Mervosh, "That Sleep Tracker Could Make Your Insomnia Worse," *New York Times,* June 13, 2019.

3   "Find a Practitioner," Institute for Functional Medicine.

## 4장

1   Frank W. Booth, Christian K. Roberts, John P. Thyfault, et al., "Role of Inactivity in Chronic Diseases: Evolutionary Insight and Pathophysiological Mechanisms," *Physiological Reviews* 97, no. 4 (2017).

2   Centers for Disease Control and Prevention, "Physical Activity and Health: A Report of the Surgeon General," November 17, 1999.

3   Booth, et al., "Role of Inactivity in Chronic Diseases."

4   Lin Yang, Chao Cao, Elizabeth D. Kanter, et al., "Trends in Sedentary Behavior Among the US Population, 2001–2016," *JAMA* 321, no. 16 (2019).

5   University of North Carolina at Chapel Hill, "Only 12 Percent of American Adults

Are Metabolically Healthy, Study Finds," ScienceDaily, November 28, 2018.

6   David A. Raichlen and Gene E. Alexander, "Adaptive Capacity: An Evolutionary Neuroscience Model Linking Exercise, Cognition, and Brain Health," *Trends in Neurosciences* 40, no. 7 (2017).

7   Booth et al., "Role of Inactivity in Chronic Diseases."

8   Booth et al., "Role of Inactivity in Chronic Diseases."

9   Booth et al., "Role of Inactivity in Chronic Diseases."

10  Steven N. Blair, "Physical Inactivity: The Biggest Public Health Problem of the 21st Century," *British Journal of Sports Medicine* 43, no. 1 (2009).

11  Ann Regina Lurati, "Health Issues and Injury Risks Associated with Prolonged Sitting and Sedentary Lifestyles," *Workplace Health and Safety* 66, no. 6 (2018).

12  Booth et al., "Role of Inactivity in Chronic Diseases."

13  M. Neuhaus, E. G. Eakin, L. Straker, et al., "Reducing Occupational Sedentary Time: A Systematic Review and Meta-analysis of Evidence on Activity-Permissive Workstations," *Obesity Reviews* 15, no. 10 (2014).

14  Neuhaus et al., "Reducing Occupational Sedentary Time."

15  Susan C. Gilchrist, Virginia J. Howard, Tomi Akinyemiju, et al., "Association of Sedentary Behavior with Cancer Mortality in Middle Aged and Older US Adults," *JAMA Oncology* 6, no. 8 (June 18, 2020).

16  Hidde P. van der Ploeg, Tien Chey, Rosemary J. Korda, et al., "Sitting Time and All-Cause Mortality Risk in 222,497 Australian Adults," *Arch Internal Medicine* 172, no. 6 (2012).

17  Jared M. Tucker, Gregory J. Welk, and Nicholas K. Beyler, "Physical Activity in U.S. Adults: Compliance with the Physical Activity Guidelines for Americans," *American Journal of Preventative Medicine* 40, no. 4 (2011).

18  James A. Levine, "Non-Exercise Activity Thermogenesis (NEAT)," *Best Practice and Research Clinical Endocrinology and Metabolism* 16, no. 4 (2002).

19  Levine, "Non-Exercise Activity Thermogenesis (NEAT)."

20  Alia J. Crum and Ellen J. Langer, "Mind-set Matters: Exercise and the Placebo Effect," *Psychological Science* 18, no. 2 (2007).

21  Laura Nauha, Heidi Jurvelin, Leena Ala-Mursula, et al., "Chronotypes and Objectively Measured Physical Activity and Sedentary Time at Midlife," *Scandinavian Journal of Medicine and Science in Sports* 30, no. 10 (2020).

22  Marily Oppezzo and Daniel L. Schwartz, "Give Your Ideas Some Legs: The Positive Effect of Walking on Creative Thinking," *Journal of Experimental Psychology: Learning, Memory, and Cognition* 40, no. 4 (2014).

23  Philippa Margaret Dall, Sarah Lesley Hellen Ellis, Brian Martin Ellis, et al., "The Influence of Dog Ownership on Objective Measures of Free-Living Physical Activity and Sedentary Behavior in Community-Dwelling Older Adults: A

Longitudinal Case-Controlled Study," *BMC Public Health* 17, no. 496 (2017).

24  Carri Westgarth, Robert M. Christley, Christopher Jewell, et al., "Dog Owners Are More Likely to Meet Physical Activity Guidelines Than People Without a Dog: An Investigation of the Association Between Dog Ownership and Physical Activity Levels in a UK Community," *Scientific Reports* 9, no. 5704 (2019).

25  Ann Regina Lurati, "Health Issues and Injury Risks with Prolonged Sitting and Sedentary Lifestyles," *Workplace Health and Safety* 66, no. 6 (2018).

26  Brittany T. MacEwen, Dany J. MacDonald, and Jamie F. Burr, "A Systematic Review of Standing Treadmill Desks in the Workplace," *Preventative Medicine* 70(2015).

27  MacEwen et al., "A Systematic Review of Standing Treadmill Desks in the Workplace."

28  Esther Gokhale and Socrates Adams, *8 Steps to a Pain-Free Back: Natural Posture Solutions for Pain in the Back, Neck, Shoulder, Hip, Knee, and Foot* (Lotus Publishing, 2013).

29  Ruth R. Sapsford, Carolyn A. Richardson, Christopher F. Maher, and Paul W. Hodges, "Pelvic Floor Muscle Activity in Different Sitting Postures in Continent and Incontinent Women," *Archives of Physical Medicine and Rehabilitation* 89, no. 9 (2008).

30  Nicholas A. Levine and Brandon R. Rigby, "Thoracic Outlet Syndrome: Biomechanical and Exercise Considerations," *Healthcare* 6, no. 2 (2018).

31  Rudd Hortensius, Jack van Honk, Beatrice de Gelder, and David Terburg, "Trait Dominance Promotes Reflexive Staring at Masked Angry Body Postures," *PLOS One* 9, no. 12 (2014).

32  Rabeb Laatar, Hiba Kachouri, Rihab Borji, et al., "The Effect of Cell Phone Use on Postural Balance and Mobility in Older Compared to Young Adults," *Physiology and Behavior* 173, no. 1 (2017).

33  Xiaofei Guan, Guoxin Fan, Xinbo Wu, et al., "Photographic Measurement of Head and Cervical Posture When Viewing Mobile Phone: A Pilot Study," *European Spine Journal* 24 (2015).

34  "Why Posture Matters," Harvard Health Publishing, 2017.

35  "The Egoscue Method," https://www.egoscue.com/what-is-egoscue/.

36  "What Is Posture Alignment Therapy?" Vital Balance Massage.

37  "What Is Posture Alignment Therapy?"

## 5장

1  Raphael Bize, Jeffrey A. Johnson, and Ronald C. Plotnikoff, "Physical Activity Level and Health-Related Quality of Life in the General Adult Population: A Systematic Review," *Preventative Medicine* 45, no. 6 (2007).

2  Sang-Ho Oh, Don-Kyu Kim, Shi-Uk Lee, Se Hee Jung, and Sang Yoon Lee, "Association Between Exercise Type and Quality of Life in a Community-Dwelling Older People: A Cross-Sectional Study," *PLOS One* 12, no. 12 (2017).

3  Diane L. Gill, Cara C. Hammond, Erin J. Reifsteck, et al., "Physical Activity and Quality of Life," *Journal of Preventative Medicine and Public Health* 46, no. 1 (2013).

4  David A. Raichlen and Gene E. Alexander, "Adaptive Capacity: An Evolutionary Neuroscience Model Linking Exercise, Cognition, and Brain Health," *Trends in Neurosciences* 40, no. 7 (2017).

5  Alexandre Rebelo-Marques, Adriana De Sousa Lages, Renato Andrade, et al., "Aging Hallmarks: The Benefits of Physical Exercise," *Frontiers in Endocrinology* 9, no. 258 (2018).

6  "Brain-Derived Neurotrophic Factor Controls Mitochondrial Transport in Neurons," *Journal of Biological Chemistry* 289, no. 3 (2014).

7  Alejandro Santos-Lozano, Helios Paareja-Galeano, Fabian Sanchis-Gomar, et al., "Physical Activity and Alzheimer Disease: A Protective Association," *Mayo Clinic Proceedings* 91, no. 8 (2016).

8  J. J. Steventon, C. Foster, H. Furby, D. Helme, et al., "Hippocampal Blood Flow Is increased After 20 Min of Moderate-Intensity Exercise," *Cerebral Cortex* 30, no. 2 (2020).

9  Valentina Perosa, Anastasia Priester, Gabriel Ziegler, et al., "Hippocampal Vascular Reserve Associated with Cognitive Performance and Hippocampal Volume," *Brain* 143, no. 2 (2020).

10  Booth et al., "Role of Inactivity in Chronic Diseases."

11  Y. H. Wei, Y. S. Ma, H. C. Lee, C. F. Lee, C. Y. Lu, "Mitochondrial Theory of Aging Matures: Roles of mtDNA Mutation and Oxidative Stress in Human Aging," *National Library of Medicine* 64, no. 5 (2001).

12  Adeel Safdar, Jacqueline M. Bourgeois, Daniel I. Ogborn, and Mark A. Tarnopolsky, "Endurance Exercise Rescues Progeroid Aging and Induces Systemic Mitochondrial Rejuvenation in mtDNA Mutator Mice," *Biological Sciences* 108, no. 10 (2011).

13  Bhupendra Singh, Trenton R. Schoeb, Prachi Bajpai, Andrzej Slominski, and Keshav K. Singh, "Reversing Wrinkled Skin and Hair Loss in Mice by Restoring Mitochondrial Function," *Cell Death and Disease* 9 (2018).

14  Hannah Arem, Steven C. Moore, Alpa Patel, et al., "Leisure Time Physical Activity and Mortality: A Detailed Pooled Analysis of the Dose-Response Relationship," *JAMA Internal Medicine* 175, no. 6 (2015).

15  U.S. Department of Health and Human Services, 2018 Physical Activity Guidelines for Americans, 2nd edition, https://health.gov/our-work/ nutrition-physical-activity/physical-activity-guidelines/current-guidelines.

16 Arem et al., "Leisure Time Physical Activity and Mortality."

17 Barry A. Franklin, Paul D. Thompson, Salah S. al-Zaiti, et al., "Exercise-Related Acute Cardiovascular Events and Potential Deleterious Adaptations Following Long-Term Exercise Training: Placing the Risks into Perspective—An Update: A Scientific Statement from the American Heart Association," *Circulation* 141, no. 13 (2020).

18 James H. O'Keefe, Evan L. O'Keefe, and Carl J. Lavie, "The Goldilocks Zone for Exercise: Not Too Little, Not Too Much," *Missouri Medicine* 115, no. 2 (2018).

19 "Million Women Study," National Cancer Institute, accessed June 14, 2022.

20 O'Keefe et al., "The Goldilocks Zone for Exercise."

21 Thijs M. H. Eijsvogels, Paul D. Thompson, and Barry D. Franklin, "The 'Extreme Exercise Hypothesis': Recent Findings and Cardiovascular Health Implications," *Current Treatment Options in Cardiovascular Medicine* 20 (2018).

22 Magnus Thorsten Jensen, Pouk Suadicani, Hans Oletlein, and Finn Gyntelberg, "Elevated Resting Heart Rate, Physical Fitness and All-Cause Mortality: A 16-Year Follow-up in the Copenhagen Male Study," *Heart* 99, no. 12 (2013).

23 Mayo Clinic Staff, "Exercise Intensity: How to Measure It," Mayo Clinic, 2021.

24 Geetha Raghuveer, Jacob Hartz, David R. Lubans, et al., "Cardiorespiratory Fitness in Youth: An Important Marker of Health—A Scientific Statement from the American Heart Association," *Circulation* 142, no. 7 (2020).

25 Booth et al., "Role of Inactivity in Chronic Diseases."

26 Zhihui Le, Jean Woo, and Timothy Kwok, "The Effect of Physical Activity and Cardiorespiratory Fitness on All-Cause Mortality in Hong Kong Chinese Older Adults," *Journals of Gerontology: Series A* 73, no. 8 (2018).

27 Katya Vargas-Oritz, Victoriano Perez-Vazquez, and Maciste H. Macias-Cervantes, "Exercise and Sirtuins: A Way to Mitochondrial Health in Skeletal Muscle," *International Journal of Molecular Sciences* 20, no. 11 (2019).

28 Mikael Flockhart, Lina C. Nilsson, Senna Tais, et al., "Excessive Exercise Training Causes Mitochondrial Functional Impairment and Decreases Glucose Tolerance in Healthy Volunteers," *Cell Metabolism* 33, no. 5 (2021).

29 Brian Glancy, Lisa M. Hartnell, Daniela Malide, et al., "Mitochondrial Reticulum for Cellular Energy Distribution in Muscle," *Nature* 523 (2015).

30 Andre Lacroix, Tibor Hortobagyi, Rainer Beurskens, and Urs Granacher, "Effects of Supervised vs. Unsupervised Training Programs on Balance and Muscle Strength in Older Adults: A Systematic Review and Meta-Analysis," *Sports Medicine* 47(2017).

31 Osama Hamdy and Edward S. Horton, "Protein Content in Diabetes Nutrition Plan," *Current Diabetes Reports* 11, no. 2 (2011).

32 Hamdy and Horton, "Protein Content in Diabetes Nutrition Plan."

33 Hiroyuki Kato, Katsuya Suzuki, Makoto Bannai, and Daniel R. Moore, "Protein Requirements Are Elevated in Endurance Athletes After Exercise as Determined by the Indicator Amino Acid Oxidation Method," *PLOS One* 11, no. 6 (2016).

34 "Optimal Protein Intake Guide," Examine, 2022.

35 Tyler A. Churchward-Venne, Andrew M. Holwerda, Stuart M. Phillips, and Luc J. C. van Loon, "What Is the Optimal Amount of Protein to Support Post-Exercise Skeletal Muscle Reconditioning in the Older Adult?" *Sports Medicine* 46, no. 9 (2016).

36 Robert W. Morton, Kevin T. Murphy, Sean R. McKellar, et al., "A Systematic Review, Meta-analysis, and Meta-regression of the Effect of Protein Supplementation on Resistance Training–Induced Gains in Muscle Mass and Strength in Healthy Adults," *British Journal of Sports Medicine* 52, no. 6 (2018).

37 David G. Le Couteur, Samantha M. Solon-Biet, Victoria C. Cogger, et al., "Branched Chain Amino Acids, Aging and Age-Related Health," *Ageing Res Rev.* (December 2020) 64:101198: 10.1016/j.arr.2020.101198.

38 Patricia de Paz-Lugo, Jose Antonio Lupianez, and Enrique Melendez-Hevia, "High Glycine Concentration Increases Collagen Synthesis by Articular Chondrocytes in Vitro: Acute Glycine Deficiency Could Be an Important Cause of Osteoarthritis," *Amino Acids* 50 (2018).

39 Samuel McNerney, "A Brief Guide to Embodied Cognition: Why You Are Not Your Brain," *Scientific American,* November 4, 2011.

40 Penelope Lein, George Picard, Joseph Baumgarden, and Roger Schneider, "Meditative Movement, Energetic, and Physical Analyses of Three Qigon Exercises: Unification of Eastern and Western Mechanistic Exercise Theory," *Medicines* 4, no. 4 (2017).

41 Lein et al., "Meditative Movement."

42 William James, *The Principles of Psychology* (Henry Holt and Company, 1890).

43 Rainer Kiss, Simon Schedler, and Thomas Muehlbauer, "Associations Between Types of Balance Performance in Healthy Individuals Across the Lifespan: A Systematic Review and Meta-Analysis," *Frontiers in Physiology* (2018).

44 Boguslaw Lipinski, "Biological Significance of Piezoelectricity in Relation to Acupuncture, Hatha Yoga, Osteopathic Medicine and Action of Air Ions," *Medical Hypotheses* 3, no. 1 (1977).

45 Lipinski, "Biological Significance of Piezoelectricity."

46 Elizabeth Fain and Cara Weatherford, "Comparative Study of Millennials' (Age 20–34 Years) Grip and Lateral Pinch with the Norms," *Journal of Hand Therapy* 29, no. 4 (2016).

47 "Stu Phillips Discusses the Importance of Dietary Protein and Its Role in Muscle," *STEM-Talk* podcast, episode 82, February 25, 2019.

48 Shamini Ganasarajah, Sundstrom Poromaa, et al., "Objective Measures of Physical Performance Associated with Depression and/or Anxiety in Midlife Singaporean Women," *Menopause* 26, no. 9 (2019).

49 Jarlo Ilano, "Badass for Life: Learn to Overcome the Challenges of Aging," GMB, 2020.

50 Manal A. Naseeb and Stella L. Volpe, "Protein and Exercise in the Prevention of Sarcopenia and Aging," *Nutrition Research* 40 (2017).

51 Nuria Garatachea, Helios Pareja-Galeano, Fabian Sanchis-Gomar, et al., "Exercise Attenuates the Major Hallmarks of Aging," *Rejuvenation Research* 18, no. 1 (2015).

52 Karen L. Troy, Megan E. Macuso, Tiffiny A. Butler, and Joshua E. Johnson, "Exercise Early and Often: Effects of Physical Activity and Exercise on Women's Bone Health," *International Journal of Environmental Research and Public Health* 15, no. 5 (2018).

53 Amelia Guadalupe-Grau, Teresa Fuentes, Borja Guerra, and Jose A. L. Calbert, "Exercise and Bone Mass in Adults," *Sports Medicine* 39, no. 6 (2009).

## 6장

1 Ellen A. Wartella, Alice H. Lichtenstein, and Caitlin S. Boon, "Institute of Medicine (US) Committee on Examination of Front-of-Package Nutrition Rating Systems and Symbols," *Overview of Health and Diet in America. Frontof-Package Nutrition Rating Systems and Symbols: Phase I Report.* National Academies Press (US), 2010, 4; R Micha, JL Penalvo, F Cudhea, et al., "Association Between Dietary Factors and Mortality from Heart Disease, Stroke, and Type 2 Diabetes in the United States," *JAMA* 317, no. 9 (March 2017): 912–924.

2 Hyun Ah Park, "Fruit Intake to Prevent and Control Hypertension and Disease," *Korean Journal of Family Medicine* 42, no. 1 (2013).

3 Wartella et al., "Institute of Medicine (US) Committee on Examination of Frontof-Package Nutrition Rating Systems and Symbols"; "A Systematic Review of the Effects of Polyols on Gastrointestinal Health and Irritable Bowel Syndrome," *Advances in Nutrition* 2017; James J. DiNicolantonio and James H. O'Keefe, "The Benefits of Omega-3 Fats for Stabilizing and Remodeling Atherosclerosis," *Missouri Medicine* 117, no. 1 (2020): 65–69.

4 Mohammad Perwaiz Iqbal, "Trans Fatty Acids—A Risk Factor for Cardiovascular Disease," *Pakistan Journal of Medical Sciences* 30, no. 1 (2014).

5 "Artificial Trans Fats Banned in U.S.," Harvard School of Public Health, 2018.

6 Jeff Nobbs, "Is Oatly Oat Milk Healthy?," JeffNobbs.com, January 16, 2020.

7 Pew Research Center, "What's on Your Table? How America's Diet Has Changed over the Decades."

8  "Monounsaturated Fat," American Heart Association, June 1, 2015.

9  Marta Guasch-Ferre, Vanping Li, Walter L. Willett, et al., "Consumption of Olive Oil and Risk of Total and Cause-Specific Mortality Among U.S. Adults," *Journal of the American College of Cardiology* 79, no. 2 (2022).

10  Mohammad G. Saklayen, "The Global Epidemic of the Metabolic Syndrome," *Current Hypertension Reports* 20, no. 2 (2018).

11  "Estimated Hypertension Prevalence, Treatment, and Control Among U.S. Adults," Million Hearts, 2021.

12  "Prevalence of Prediabetes Among Adults," Centers for Disease Control and Prevention, December 29, 2021.

13  "Diabetes Statistics," Diabetes Research Institute Foundation.

14  "Alzheimer's Disease Facts and Figures," Alzheimer's Association.

15  "Heart Disease Facts," Centers for Disease Control and Prevention.

16  Abdulaziz Malik, Amira Ramadan, Bhavya Vemuri, et al., "ω-3 Ethyl Ester Results in Better Cognitive Function at 12 and 30 Months Than Control in Cognitively Healthy Subjects with Coronary Artery Disease: A Secondary Analysis of a Randomized Clinical Trial," *American Journal of Clinical Nutrition* 113, no. 5 (2021).

17  James J. DiNicolantonio and James H. O'Keefe, "The Benefits of Omega-3 Fats for Stabilizing and Remodeling Atherosclerosis," *Mo Med* 117, no. 1 (January–February 2020): 65–69.

18  Tanya L. Blasbalg, Joseph R. Hibbeln, and Christopher E. Ramsden, et al., "Changes in Consumption of Omega-3 and Omega-6 Fatty Acids in the United States During the 20th Century," *American Journal of Clinical Nutrition* 93, no. 5 (2011).

19  A. P. Simopoulous, "The Importance of the Ratio of Omega-6/Omega-3 Essential Fatty Acids," *Biomedicine and Pharmacotherapy* 56, no. 8 (2002).

20  Lucas F. R. Nascimento, Gabriela F. P. Souza, et al., "n-3 Fatty Acids Induce Neurogenesis of Predominantly POMC-Expression Cells in the Hypothalamus," *Diabetes* 65, no. 3 (2016).

21  Yang Hu, Frank B. Hu, and JoAnn E. Manson, "Marine Omega-3 Supplementation and Cardiovascular Disease: An Updated Meta-Analysis of 13 Randomized Controlled Trials Involving 127,477 Participants," *Journal of the American Heart Association* 8, no. 19 (2019).

22  Nikos Stratakis, David V. Conti, Eva Borras, et al., "Association of Fish Consumption and Mercury Exposure During Pregnancy with Metabolic Health and Inflammatory Biomarkers in Children," *JAMA Network Open* 3, no. 3 (2020).

23  Daniela Roxo de Souza, Bruno Luiz da Silva Pieri, Vitor Hugo Comim, et al., "Fish Oil Reduces Subclinical Inflammation, Insulin Resistance, and Atherogenic Factors in Overweight/Obese Type 2 Diabetes Mellitus Patients: A Pre-Post Pilot Study," *Journal of Diabetes and Its Complications* 34, no. 5 (2020).

24 Beth McMurchie, Roberto King, Martin Lindley, et al., "Shedding Light on the Effect of Fish Oil Supplementation on Dark Adaptation Capabilities," *ChemRxiv* (2019).

25 Amanda M. Fretts, Jack L. Follis, Jennifer A. Nettleton, et al., "Consumption of Meat Is Associated with Higher Fasting Glucose and Insulin Concentrations Regardless of Glucose and Insulin Genetic Risk Scores: A Meta-Analysis of 50,345 Caucasians," *American Journal of Clinical Nutrition* 102, no. 5 (2015).

26 Fretts et al., "Consumption of Meat Is Associated with Higher Fasting Glucose"; M. B. Schulze, J. E. Manson, W. C. Willett, and F. B. Hu, "Processed Meat Intake and Incidence of Type 2 Diabetes in Younger and Middle-Aged Women," *Diabetologia* 46 (2003).

27 "Cheap Meat's Cost on Food Quality," Jefferson County Farmers and Neighbors, Inc.

28 Evelyne Battaglia Richi, Beatrice Baumer, Beatrice Conrad, et al., "Health Risk Associated with Meat Consumption: A Review of Epidemiological Studies," *Vitamin and Nutrition Research* 85, no. 2 (2015).

29 David E. Frankhouser, Sarah Steck, Michael G. Sovic, et al., "Dietary Omega-3 Fatty Acid Intake Impacts Peripheral Blood DNA Methylation-Anti-Inflammatory Effects and Individual Variability in a Pilot Study," *Journal of Nutritional Biochemistry* 99 (January 1, 2022).

30 Carolina Donat-Vargas, Marika Berglund, Anders Glynn, et al., "Dietary Polychlorinated Biphenyls, Long-Chainn-3 Polyunsaturated Fatty Acids and Incidence of Malignant Melanoma," *European Journal of Cancer* 72 (February 1, 2017): 137–43.

31 H. D. Karsten, P. H. Patterson, R. Stout, and G. Crews, "Vitamins A, E and Fatty Acid Composition of the Eggs of Caged Hens and Pastured Hens," *Renewable Agriculture and Food Systems* 25, no. 1 (2010).

32 "Essential Nutrient May Help Fight Alzheimer's Across Generations," Science-Daily, 2019.

33 Nicholas R. Fuller, Amanda Sainsbury, Ian D. Caterson, and Tania P. Markovic, "Egg Consumption and Human Cardio-Metabolic Health in People with and Without Diabetes," *Nutrients* 7, no. 9 (2015).

34 Edgar Antonio Reyes-Montano and Nohora Angelica Vega-Castro, "Plant Lectins with Insecticidal and Insectistatic Activities," in *Insecticides,* ed. Ghousia Begum (IntechOpen, 2017).

35 Z. X. Tan, R. Lal, and K. D. Wiebe, "Global Soil Nutrient Depletion and Yield Reduction," *Journal of Sustainable Agriculture* 26, no. 1 (2005).

36 Shawn M. Wilder, David G. Le Couteur, and Stephen J. Simpson. "Diet Mediates the Relationship Between Longevity and Reproduction in Mammals," *Age* 35, no. 3

(2013).

37  Andrea Zuniga, Richard J. Stevenson, Mehmut K. Mahmut, and Ian D. Stephenson, "Diet Quality and the Attractiveness of Male Body Odor," *Evolution and Human Behavior* 38, no. 1 (2017).

# 7장

1   Alexandra E. Butler, Juliette Janson, Susan Bonner-Weir, et al., "β-Cell Deficit and Increased β-Cell Apoptosis in Humans with Type 2 Diabetes," *Diabetes* 52, no. 1 (2003).

2   "Diabetes Basics," Centers for Disease Control and Prevention.

3   "The Surprising Truth About Prediabetes," Centers for Disease Control and Prevention.

4   Jennal L. Johnson, Daniel S. Duick, et al., "Identifying Prediabetes Using Fasting Insulin Levels," *Endocrine Practice* 16, no. 1 (2010).

5   David Spero, "Do You Know Your Insulin Level?," *Diabetes Self-Management,* November 22, 2017.

6   Mark F. McCarty, "AMPK Activation—Protean Potential for Boosting Health Span," *AGE* 36 (2014).

7   Tomoo Kondo, Mikiya Kishi, Takashi Fushimi, et al., "Vinegar Intake Reduces Body Weight, Body Fat Mass, and Serum Triglyceride Levels in Obese Japanese Subjects," *Bioscience, Biotechnology, and Biochemistry* 73, no. 8 (2014).

8   Saeko Imai, Michiaki Fukui, and Shizuo Kajiyama, "Effect of Eating Vegetables Before Carbohydrates on Glucose Excursions in Patients with Type 2 Diabetes," *Journal of Clinical Biochemistry and Nutrition* 54, no. 1 (2014).

9   Kimiko Nishino, Masaru Sakurai, Yumie Takeshita, and Toshinari Takamura, "Consuming Carbohydrates After Meat or Vegetables Lowers Postprandial Excursions of Glucose and Insulin in Nondiabetic Subjects," *Journal of Nutritional Science and Vitaminology* 64, no. 5 (2018).

10  Jun Yin, Huili Yang, and Jianping Ye, "Efficacy of Berberine in Patients with Type 2 Diabetes Mellitus," *Metabolism: Clinical and Experimental* 57, no. 5 (2008).

11  Mario Ciampolini and Riccardo Bianchi, "Training to Estimate Blood Glucose and to Form Associations with Initial Hunger," *Nutrition & Metabolism* 3 (2006).

# 8장

1   Céline Gérard and Hubert Vidal, "Impact of Gut Microbiota on Host Glycemic Control," *Frontiers in Endocrinology* 10 (2019).

2  David Zeevi, Tal Korem, Niv Zamora et al., "Personalized Nutrition by Prediction of Glycemic Responses," *Cell* 163, no. 5 (2015).

3  Teresa Vezza, Zaida Abad-Jiménez, Miguel Marti-Cabrera, et al., "Microbiota-Mitochondria Inter-Talk: A Potential Therapeutic Strategy in Obesity and Type 2 Diabetes," *Antioxidants* 9, no. 9 (2020).

4  Vezza et al., "Microbiota-Mitochondria Inter-Talk."

5  Vezza et al., "Microbiota-Mitochondria Inter-Talk."

6  Kassem Maki, Edward. C. Deehan, Jens Walter, and Fredrik Bäckhed, "The Impact of Dietary Fiber on Gut Microbiota in Host Health and Disease," *Cell Host & Microbe* 23, no. 6 (2018).

7  Yasmine Belkaid and Timothy Hand, "Role of the Microbiota in Immunity and Inflammation," *Cell* 157, no. 1 (2014).

8  Connie C. Qiu, Roberto Caricchio, and Stefania Gallucci, "Triggers of Autoimmunity: The Role of Bacterial Infections in the Extracellular Exposure of Lupus Nuclear Autoantigens," *Frontiers in Endocrinology* (2019).

9  David J. A. Jenkins, Cyril W. C. Kendall, David G. Popovich, et al., "Effect of a Very-High-Fiber Vegetable, Fruit, and Nut Diet on Serum Lipids and Colonic Function," *Metabolism: Clinical and Experimental* 50, no. 4 (2001).

10  Alex E. Mohr, Ralf Jäger, Katie C. Carpenter, et al., "The Athletic Gut Microbiota," *Journal of the International Society of Sports Nutrition* 17 (2020).

11  "Beta-Glucaronidase; Stool," Doctor's Data Inc.

12  David W. Kaufman, Judith P. Kelly, Gary C. Curhan, et al., "*Oxalobacter formigenes* May Reduce the Risk of Calcium Oxalate Kidney Stones," *Journal of the American Society of Nephrology* 19, no. 6 (2008).

13  S. C. Noonan and G. P. Savage, "Oxalate Content of Foods and Its Effect on Humans," *Asia Pacific Journal of Clinical Nutrition* 8, no. 1 (1999); G. P. Savage, M. J. S. Charrier, and L. Vanhanen, "Bioavailability of Soluble Oxalate from Tea and the Effect of Consuming Milk with the Tea," *European Journal of Clinical Nutrition* 57 (2003).

14  W. P. N. Ganga W. Pathirana, S. A. Paul Chubb, Melissa J. Gillett, and Samuel D. Vasikaran, "Faecal Calprotectin," *Clinical Biochemist Reviews* 39, no. 3 (2018).

## 9장

1  Ashima K. Kant, "Eating Patterns of U.S. Adults: Meals, Snacks, and Time of Eating," *Physiology & Behavior* 193, part B (2018).

2  Mark P. Mattson, Keelin Moehl, Nathaniel Ghena, et al., "Intermittent Metabolic Switching, Neuroplasticity and Brain Health," *Nature Reviews Neuroscience* 19 (2018).

3  Deborah M. Muoio, "Metabolic Inflexibility: When Mitochondrial Indecision Leads to Metabolic Gridlock," *Cell* 159, no. 6 (2014).

4  Jason Fung, "Women and Fasting—Part 10," The Fasting Method.

5  Stephen D. Anton, Keelin Moehl, William T. Donahoo, et al., "Flipping the Metabolic Switch: Understanding and Applying the Health Benefits of Fasting," *Obesity* 26, no. 2 (2018), https://dx.doi.org/10.1002%2Foby.22065.

6  Carlos López-Otín, Lorenzo Galluzzi, José M. P. Freije, et al., "Metabolic Control of Longevity," *Cell* 166, no. 4 (2016).

7  Anton et al., "Flipping the Metabolic Switch."

8  Kris Gunnars, "10 Health Benefits of Low-Carb and Ketogenic Diets," Healthline, November 20, 2018.

9  Jennifer Abbasi, "Interest in the Ketogenic Diet Grows for Weight Loss and Type 2 Diabetes," *JAMA* 319, no. 3 (2018).

10 Abbasi, "Interest in the Ketogenic Diet Grows."

11 Shubhroz Gill and Satchidananda Panda, "A Smartphone App Reveals Erratic Diurnal Eating Patterns in Humans That Can Be Modulated for Health Benefits," *Cell Metabolism* 22, no. 5 (2015).

12 Yuan, Xiaojie, Jiping Wang, Shuo Yang, Mei Gao, Lingxia Cao, Xumei Li, Dongxu Hong, Suyan Tian, and Chenglin Sun, "Effect of Intermittent Fasting Diet on Glucose and Lipid Metabolism and Insulin Resistance in Patients with Impaired Glucose and Lipid Metabolism: A Systematic Review and Meta-Analysis," *International Journal of Endocrinology* 2022 (March 24, 2022): 6999907.

13 Przemysław Domaszewski, Mariusz Konieczny, Paweł Pakosz, et al., "Effect of a Six-Week Intermittent Fasting Intervention Program on the Composition of the Human Body in Women over 60 Years of Age," *International Journal of Environmental Research and Public Health* 17, no. 11, January 2020: 4138.

14 Yuriy P. Zverev, "Effects of Caloric Deprivation and Satiety on Sensitivity of the Gustatory System," *BMC Neuroscience* 5 (2004).

## 10장

1  J. Douglas Bremner, "Stress and Brain Atrophy," *CNS and Neurological Disorders Drug Targets* 5, no. 5 (2006).

2  Mithu Storoni, *Stress-Proof: The Scientific Solution to Protect Your Brain and Body—and Be More Resilient Every Day* (TarcherPerigee, 2017).

3  Chris Hardy and Marty Gallagher, *Strong Medicine: How to Conquer Chronic Disease and Achieve Your Full Genetic Potential* (Dragon Door Publications, 2015).

4  Jos F. Brosschot, Bart Verkuil, and Julian F. Thayer, "Exposed to Events That Never Happen: Generalized Unsafety, the Default Stress Response, and Prolonged

Autonomic Activity," *Neuroscience and Biobehavioral Reviews* 74, part B (2017).

5 Brosschot et al., "Exposed to Events That Never Happen."

6 Brosschot et al., "Exposed to Events That Never Happen."

7 Allana T. Forde, Mario Sims, Paul Muntner, et al., "Discrimination and Hypertension Risk Among African Americans in the Jackson Heart Study," *Hypertension* 76, no. 3 (2020).

8 Gary Housley and Marion Burgess, "Health Effects of Environmental Noise Pollution," Australian Academy of Science, November 21, 2017.

9 Brosschot et al., "Exposed to Events That Never Happen."

10 Qing Li, "Effect of Forest Bathing Trips on Human Immune Function," *Environmental Health and Preventative Medicine* 15 (2009).

11 Pete McBride and Erik Weihenmayer, "Seeing Silence: One Photographer's Mission to Find the World's Quietest Places," NPR, October 3, 2021.

12 Science Communication Unit, University of West England, "Noise Impacts on Health," European Commission Science for Environment Policy, January 2015.

13 Leila Ben Amor, Natalie Grizenko, George Schwartz, et al., "Perinatal Complications in Children with Attention-Deficit Hyperactivity Disorder and Their Unaffected Siblings," *Journal of Psychiatry and Neuroscience* 30, no. 2 (2005); Kaiser Permanente, "ADHD Linked to Oxygen Deprivation Before Birth," ScienceDaily, December 10, 2012.

14 "Fast Facts: Preventing Child Sexual Abuse," Centers for Disease Control and Prevention, April 6, 2022.

15 Steven E. Mock and Susan M. Arai, "Childhood Trauma and Chronic Illness in Adulthood: Mental Health and Socioeconomic Status as Explanatory Factors and Buffers," *Frontiers in Psychology* 1 (2011).

16 Mock and Arai, "Childhood Trauma and Chronic Illness in Adulthood."

17 Brosschot et al., "Exposed to Events That Never Happen."

18 Jane Stevens (PACEs Connection Staff). "What ACEs and PCEs Do You Have?" PACEs Connection.

19 Gay Hendricks, *The Big Leap: Conquer Your Hidden Fear and Take Life to the Next Level* (HarperOne, 2010).

20 Pete Walker, MA Psychotherapy.

## 11장

1 점수표가 있는 테스트를 원한다면, '홈스-라헤 스트레스 척도'를 해볼 수 있다.

2 H. R. Berthoud and W. L. Neuhuber, "Functional and Chemical Anatomy of the Afferent Vagal System," *Autonomic Neuroscience: Basic and Clinical* 85 (2000).

3 "Stress Management: Breathing Exercises for Relaxation," University of Michigan

Health, August 31, 2020.

4 David Peters, "The Neurobiology of Resilience," *InnovAiT* 9, no. 6 (2016).

5 Bangalore G. Kalyani, Ganesan Venkatasubramanian, Rashmi Arasappa, et al., "Neurohemodynamic Correlates of 'OM' Chanting: A Pilot Functional Magnetic Resonance Imaging Study," *International Journal of Yoga* 4, no. 1 (2011).

6 Sengui Yaman-Sozbir, Sultan Ayaz-Alkaya, and Burcu Bayrak-Kahraman, "Effect of Chewing Gum on Stress, Anxiety, Depression, Self-Focused Attention, and Academic Success: A Randomized Controlled Study," *Stress and Health* 35, no. 4 (2019).

7 Nina E. Fultz, Giorgio Bonmassar, Kawin Setsonpop, et al., "Coupled Electrophysiological, Hemodynamic, and Cerebrospinal Fluid Oscillations in Human Sleep," *Science* 366, no. 6465 (2019).

8 Daniel J. Levendowski, Charlene Gamaldo, Erik K. St. Louis, et al., "Head Position During Sleep: Potential Implications for Patients with Neurodegenerative Disease," *Journal of Alzheimer's Disease* 67, no. 2 (2019); Hedok Lee, Lulu Xie, Mei Yu, et al., "The Effect of Body Posture on Brain Glymphatic Transport," *Journal of Neuroscience* 35, no. 31 (2015).

9 J. Kabat-Zinn, "Mindfulness-Based Interventions in Context: Past, Present, and Future," *Clinical Psychology: Science and Practice* 10, no. 2 (2003).

10 Carolyn Y. Fang, Diane K. Reibel, Margaret L. Longacre, et al., "Enhanced Psychosocial Well-Being Following Participation in a Mindfulness-Based Stress Reduction Program Is Associated with Increased Natural Killer Cell Activity," *Journal of Alternative and Complementary Medicine* 16, no. 5 (2010).

11 Simon B. Goldberg, Raymond P. Tucker, Preston A. Greene, et al., "Mindfulness-Based Interventions for Psychiatric Disorders: A Systematic Review and Meta-Analysis," *Clinical Psychology Review* 59 (2018).

12 Raphael Milliere, Robin L. Carhart-Harris, Leor Roseman, et al., "Psychedelics, Meditation, and Self-Consciousness," *Frontiers in Psychology* 9 (2018).

13 Kristen Sparrow and Brenda Golianu, "Does Acupuncture Reduce Stress Over Time? A Clinical Heart Rate Variability Study in Hypertensive Patients," *Medical Acupuncture* 26, no. 5 (2014).

14 Peta Stapleton, Gabrielle Crichton, Debbie Sabot, and Hayley Maree O'Neill, "Reexamining the Effect of Emotional Freedom Techniques on Stress Biochemistry: A Randomized Controlled Trial," *Psychological Trauma* 12, no. 8 (2020).

15 Magdalena Błażek, Maria Kaźmierczak, and Tomasz Besta, "Sense of Purpose in Life and Escape from Self as the Predictors of Quality of Life in Clinical Samples," *Journal of Religion and Health* 54 (2015).

16 Aliya Alimujiang, Ashley Wiensch, Jonathan Boss, et al., "Association Between Life

Purpose and Mortality Among US Adults Older Than 50 Years," *JAMA Network Open* 2, no. 5 (2019).

17  "Dharma Inquiry," CivilizationEmerging.com, September 28, 2019.

18  Hielke Buddelmeyer and Nattavudh Powdthavee, "Can Having Internal Locus of Control Insure Against Negative Shocks? Psychological Evidence from Panel Data," *Journal of Economic Behavior & Organization* 122 (2016).

## 12장

1  Meg Walters, "Is There Really a Connection Between Your Menstrual Cycle and the Moon?," Healthline, August 31, 2021.

2  Julie A. Hobart and Douglas R. Smucker, "The Female Athlete Triad," *American Family Physician* 61, no. 11 (2000).

3  "PCOS (Polycystic Ovary Syndrome) and Diabetes," Centers for Disease Control and Prevention, March 24, 2020.

4  Andrea Dunaif, "Insulin Resistance and the Polycystic Ovary Syndrome: Mechanism and Implications for Pathogenesis," *Endocrine Reviews* 18, no. 6 (1997).

5  Nuzhat Shaikh, Roshan Dadachanji, and Srabani Mukherjee, "Genetic Markers of Polycystic Ovary Syndrome: Emphasis on Insulin Resistance," *International Journal of Medical Genetics* 2014.

6  Alida Iacobellis, "RED-S: The New and Improved Female Athlete Triad," SportsMD.com, June 12, 2019.

7  Jasmine A. McDonald, Abishek Goyal, and Mary Beth Terry, "Alcohol Intake and Breast Cancer Risk: Weighing the Overall Evidence," *Current Breast Cancer Reports* 5 (2013).

8  "Fasting Mimicking Program & Longevity," ValterLongo.com.

9  "Menopause," Mayo Clinic.

## 13장

1  K. E. Sims, "Why Does Passion Wane? A Qualitative Study of Hypoactive Sexual Desire Disorder in Married Women," PhD dissertation, University of Nevada–Las Vegas, January 1, 2007.

2  S. A. Kingsberg, "Attitudinal Survey of Women Living with Low Sexual Desire," *Journal of Women's Health* 23, no. 10 (2003).

3  Misia Landau, "Trans Fats May Raise Risk of Infertility," Harvard Medical School, February 9, 2007.

4  Brooke V. Rossi, Katharine F. Berry, Mark D. Hornstein, et al., "Effect of Alcohol Consumption on In Vitro Fertilization," *Obstetrics & Gynecology* 117, no. 1 (2011).

5 B. Jacobsen, K. Jaceldo-Siegl, S. F. Knutsen, et al., "Soy Isoflavone Intake and the Likelihood of Ever Becoming a Mother: The Adventist Health Study-2," *International Journal of Women's Health* 6 (2014).

6 Lisa K. Brents, "Marijuana, the Endocannabinoid System and the Female Reproductive System," *Yale Journal of Biology and Medicine* 89, no. 2 (2016).

7 S. L. Mumford, K. S. Flannagan, J. G. Radoc, et al., "Cannabis Use While Trying to Conceive: A Prospective Cohort Study Evaluating Associations with Fecundability, Live Birth and Pregnancy Loss," *Human Reproduction* 36, no. 5 (2021).

## 14장

1 Liz Mineo, "Good Genes Are Nice, but Joy Is Better," *Harvard Gazette,* April 11, 2017; "Welcome to the Harvard Study of Adult Development," Harvard Second Generation Study; R. J. Waldinger and M. S. Schultz, "What's Love Got to Do with It? Social Functioning, Perceived Health, and Daily Happiness in Married Octogenarians, *Psychology and Aging* 25, no. 2 (2010).

2 Martin Picard and Carmen Sandi, "The Social Nature of Mitochondria: Implications for Human Health," *Neuroscience & Biobehavioral Reviews* 120 (2021).

3 Martin Picard, Aric A. Prather, Eli Puterman, et al., "A Mitochondrial Health Index Sensitive to Mood and Caregiving Stress," *Biological Psychiatry* 84, no. 1 (2018).

4 Danielle L. Clark, Jean L. Raphael, and Amy L. McGuire, "HEADS: Social Media Screening in Adolescent Primary Care," *Pediatrics Perspectives* 141, no. 6 (2018).

5 J. M. Twenge, A. B. Cooper, T. E. Joiner, et al., "Age, Period, and Cohort Trends in Mood Disorder Indicators and Suicide-Related Outcomes in a Nationally Representative Dataset, 2005–2017," *Journal of Abnormal Psychology* 128, no. 3 (2019).

6 Tony Durkee, Vladimir Carli, Birgitta Floderus, et al., "Pathological Internet Use and Risk-Behaviors Among European Adolescents," *International Journal of Environmental Research and Public Health* 13, no. 3 (2016).

7 Adam Gazzaley, "The Cognition Crisis: Anxiety. Depression. ADHD. The Human Brain Is in Trouble. Technology Is a Cause—and a Solution," *Elemental,* July 9, 2018.

8 Jiyoung Park, Shinobu Kitayama, Mayumi Karasawa, et al., "Clarifying the Links Between Social Support and Health: Culture, Stress, and Neuroticism Matter," *Journal of Health Psychology* 18, no. 2 (2013).

9 Cheuk Yin Ho, "Better Health with More Friends: The Role of Social Capital in Producing Health," *Health Economics* 25, no. 1 (2016).

10 Park et al., "Clarifying the Links Between Social Support and Health."

11 John T. Cacioppo and Stephanie Cacioppo, "Social Relationships and Health: The

Toxic Effects of Perceived Social Isolation," *Social and Personality Psychology Compass* 8, no. 2 (2014).

12  Noralou P. Roos and Evelyn Shapiro, "The Manitoba Longitudinal Study on Aging: Preliminary Findings on Health Care Utilization by the Elderly," *Medical Care* 19, no. 6 (1981).

13  M. J. Heisel and P. R. Duberstein, "Suicide Prevention in Older Adults," *Clinical Psychology* 12, no. 3 (2005).

14  Enrique Burunat, "Love Is Not an Emotion," *Psychology* 7, no. 14 (2016).

15  Daniel S. Quintana and Adam J. Guastella, "An Allostatic Theory of Oxytocin," *Trends in Cognitive Sciences* 24, no. 7 (2020).

16  Soo Min Hong, Jeong-Kyung Ko, Jung-Joon Moon, and Youl-Ri Kim, "Oxytocin: A Potential Therapeutic for Obesity," *Journal of Obesity & Metabolic Syndrome* 30, no. 2 (2021).

17  Evan A. Bordt, Caroline J. Smith, Tyler G. Demarest, et al., "Mitochondria, Oxytocin, and Vasopressin: Unfolding the Inflammatory Protein Response," *Neurotoxicity Research* 36, no. 2 (2019).

18  C. Sue Carter, William M. Kenkel, Evan L. MacLean, et al., "Is Oxytocin 'Nature's Medicine'?," *Pharmacological Reviews* 72, no. 4 (2020).

19  C. Sue Carter and Stephen W. Porges, "The Biochemistry of Love: An Oxytocin Hypothesis," *EMBO Reports* 14, no. 1 (2013).

20  D. W. Pfaff, *Drive: Neurobiological and Molecular Mechanisms of Sexual Motivation* (MIT Press, 1999).

21  S. M. Merrill, "An Exploration of the Transition from Romantic Infatuation to Adult Attachment," doctoral thesis, Cornell University, August 30, 2018.

22  Z. Zou, H. Song, Y. Zhang, and X. Zhang, "Romantic Love vs. Drug Addiction May Inspire a New Treatment for Addiction," *Frontiers in Psychology* 7 (2016).

23  G. J. O. Fletcher, J. A. Simpson, L. Campbell, and N. C. Overall, "Pair-Bonding, Romantic Love, and Evolution: The Curious Case of *Homo sapiens*," *Perspectives on Psychological Science* 10, no. 1 (2015).

# 불꽃 활력

**1판 1쇄 인쇄** 2024년 8월 7일
**1판 1쇄 발행** 2024년 8월 14일

**지은이** 몰리 말루프
**옮긴이** 박세연

**발행인** 양원석 **편집장** 김건희 **책임편집** 곽우정
**디자인** 신자용, 김미선 **영업마케팅** 양정길, 윤송, 김지현, 한혜원, 정다은, 백승원

**펴낸 곳** ㈜알에이치코리아
**주소** 서울시 금천구 가산디지털2로 53, 20층(가산동, 한라시그마밸리)
**편집문의** 02-6443-8932 **도서문의** 02-6443-8800
**홈페이지** http://rhk.co.kr
**등록** 2004년 1월 15일 제2-3726호

ISBN 978-89-255-7474-5 (03510)